"十三五"高等教育医药院校规划教材/多媒体融合创新教材

供临床医学类、护理学类（含助产）、医学技术类、预防医学、检验医学、药学等专业使用

病理生理学基础

BINGLI SHENGLIXUE JICHU

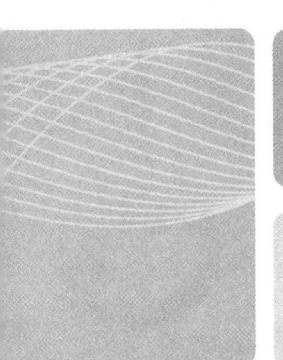

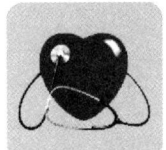
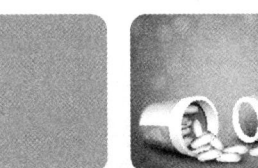

主编 ◎ 孙银平

郑州大学出版社

郑州

图书在版编目(CIP)数据

病理生理学基础/孙银平主编. —郑州:郑州大学出版社,2017.8
ISBN 978-7-5645-4533-8

Ⅰ.①病… Ⅱ.①孙… Ⅲ.①病理生理学-高等学校-教材 Ⅳ.①R363

中国版本图书馆 CIP 数据核字(2017)第 151477 号

郑州大学出版社出版发行
郑州市大学路 40 号　　　　　　　　邮政编码:450052
出版人:张功员　　　　　　　　　　发行部电话:0371-66966070
全国新华书店经销
郑州市诚丰印刷有限公司印制
开本:889 mm×1 194 mm　1/16
印张:16.75
字数:407 千字
版次:2017 年 8 月第 1 版　　　　　印次:2017 年 8 月第 1 次印刷

书号:ISBN 978-7-5645-4533-8　　　　　定价:39.00 元
本书如有印装质量问题,请向本社调换

作者名单

主　编　孙银平
副主编　刘艳波　张艳艳　王向红　郭志刚
编　者（以姓氏笔画为序）
　　　　　王向红　河南科技大学
　　　　　刘艳波　北华大学
　　　　　孙银平　新乡医学院
　　　　　李莎莎　河南科技大学
　　　　　杨婉景　郑州大学
　　　　　张大伟　新乡医学院
　　　　　张艳艳　郑州大学
　　　　　陈新焕　郑州大学
　　　　　郝　雷　内蒙古医科大学
　　　　　施　旻　郑州大学
　　　　　郭　勇　新乡医学院
　　　　　郭志刚　黄河科技学院
　　　　　隋　璐　沈阳医学院

"十三五"高等教育医药院校规划教材/多媒体融合创新教材

建设单位

（以单位名称首字拼音排序）

安徽医科大学	济宁医学院
安徽中医药大学	嘉应学院
北华大学	井冈山大学
蚌埠医学院	九江学院
承德医学院	南华大学
大理学院	内蒙古医科大学
赣南医学院	平顶山学院
广东医科大学	山西医科大学
广州医科大学	陕西中医药大学
贵阳中医学院	沈阳医学院
贵州医科大学	邵阳学院
桂林医学院	泰山医学院
河南大学	西安医学院
河南大学民生学院	新乡医学院
河南广播电视大学	新乡医学院三全学院
河南科技大学	徐州医科大学
河南理工大学	许昌学院医学院
河南中医药大学	延安大学
湖南医药学院	延边大学
黄河科技学院	右江民族医学院
江汉大学	郑州大学
吉林医药学院	郑州工业应用技术学院

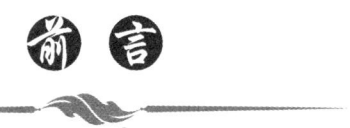

前言

根据国务院办公厅《关于深化医教协同进一步推进医学教育改革与发展的意见》，培养适应新时代发展的医护人才，我们组织全国高等医学院校的病理生理学专家、教授共同编写了这本教材，供本科医学类各专业、护理学类（含助产）、相关医学技术类及其相关专业教学使用。

本教材依据教育部高等教育教学改革精神，以及培养临床实用型人才、提高护理实践能力等护理人才需求，本着"三基、五性、三特定"的编写原则，立足基础，注重能力，密切结合临床，同时结合多年的教学经验，精炼教材内容，选取与临床密切相关的病理生理学知识，使之更加贴近临床。教材内容分15章，分别为：绪论，疾病概论，水、电解质代谢紊乱，酸碱平衡紊乱，缺氧，发热，应激，弥散性血管内凝血，休克，缺血-再灌注损伤，全身炎症反应综合征与多器官功能障碍综合征，心功能不全，肺功能不全，肝功能不全，肾功能不全等。同时设有"问题分析与能力提升""同步练习""模拟试卷"等，针对护理专业知识需求，增加了护理的病理生理基础，知识容量增大，内容充实而形象，使教材更具专业特色，能更好地培养学生学习的自觉性、主动性，提高学生理论联系实际的能力、创新思维能力、综合分析判断能力，以及解决临床实际问题的能力。

本教材的编写人员均来自教学一线，具有丰富的教学经验，为本教材的顺利完稿付出了辛勤的劳动。本教材在编写过程也参考了诸多专家、学者的相关著作和教材，同时还得到了相关领导和同行的关心和帮助，在此对他们表示衷心的感谢！

书稿虽然经过反复修改和审阅，但难免存在疏漏与不足之处，恳请使用本教材的师生和读者不吝指正。

编　者

2017年5月

目录

第一章 绪论 ... 1
第一节 病理生理学的性质、任务及特点 ... 1
第二节 病理生理学的内容 ... 1
第三节 病理生理学的主要研究方法与发展概况 ... 2
一、病理生理学的主要研究方法 ... 2
二、病理生理学的发展概况 ... 3

第二章 疾病概论 ... 4
第一节 健康与疾病 ... 4
第二节 病因学 ... 5
第三节 发病学 ... 6
一、疾病发生发展的一般规律 ... 6
二、疾病发生发展的基本机制 ... 8
第四节 疾病的转归 ... 9

第三章 水、电解质代谢紊乱 ... 11
第一节 水、钠代谢紊乱 ... 11
一、水、钠的正常代谢 ... 11
二、脱水 ... 13
三、体液容量增加 ... 18
第二节 钾代谢紊乱 ... 26
一、正常钾代谢 ... 26
二、低钾血症 ... 27
三、高钾血症 ... 30
第三节 钙、磷代谢紊乱 ... 32
一、正常钙、磷代谢 ... 32
二、异常钙、磷代谢 ... 33

第四章 酸碱平衡紊乱 ... 39
第一节 正常的酸碱平衡 ... 39
一、体内酸碱的来源 ... 39
二、酸碱平衡的调节 ... 41
第二节 反映酸碱平衡的常用指标及意义 ... 46
一、pH 值 ... 46
二、动脉血二氧化碳分压 ... 47

三、标准碳酸氢盐和实际碳酸氢盐 ………………………………………… 47
　　　四、缓冲碱 …………………………………………………………………… 48
　　　五、碱剩余 …………………………………………………………………… 48
　　　六、阴离子间隙 ……………………………………………………………… 48
　第三节　单纯型酸碱平衡紊乱 ……………………………………………………… 49
　　　一、代谢性酸中毒 …………………………………………………………… 49
　　　二、呼吸性酸中毒 …………………………………………………………… 54
　　　三、代谢性碱中毒 …………………………………………………………… 56
　　　四、呼吸性碱中毒 …………………………………………………………… 59
　第四节　混合型酸碱平衡紊乱 ……………………………………………………… 60
　　　一、双重性酸碱平衡紊乱 …………………………………………………… 60
　　　二、三重性酸碱平衡紊乱 …………………………………………………… 61
　第五节　判断酸碱平衡紊乱的基本方法 …………………………………………… 62
　　　一、单纯型酸碱平衡紊乱的判断 …………………………………………… 62
　　　二、混合型酸碱平衡紊乱的判断 …………………………………………… 62
　　　三、酸碱图 …………………………………………………………………… 63

第五章　缺氧 ………………………………………………………………………………… 66
　第一节　常用的血氧指标 …………………………………………………………… 66
　第二节　缺氧的原因和类型 ………………………………………………………… 67
　　　一、乏氧性缺氧 ……………………………………………………………… 67
　　　二、血液性缺氧 ……………………………………………………………… 68
　　　三、循环性缺氧 ……………………………………………………………… 69
　　　四、组织性缺氧 ……………………………………………………………… 70
　第三节　缺氧时机体的功能与代谢变化 …………………………………………… 70
　　　一、呼吸系统的变化 ………………………………………………………… 70
　　　二、循环系统的变化 ………………………………………………………… 71
　　　三、血液系统的变化 ………………………………………………………… 72
　　　四、中枢神经系统的变化 …………………………………………………… 73
　　　五、组织细胞的变化 ………………………………………………………… 73
　第四节　影响机体缺氧耐受性的因素 ……………………………………………… 74
　第五节　缺氧防治与护理的病理生理基础 ………………………………………… 74

第六章　发热 ………………………………………………………………………………… 79
　第一节　发热的病因和体温调节机制 ……………………………………………… 80
　　　一、发热的病因 ……………………………………………………………… 80
　　　二、发热时的体温调节机制 ………………………………………………… 82
　第二节　发热的时相及其热代谢特点 ……………………………………………… 86
　第三节　发热时机体的主要功能与代谢变化 ……………………………………… 87
　第四节　发热的生物学意义 ………………………………………………………… 89
　第五节　发热防治与护理的病理生理基础 ………………………………………… 90

第七章　应激 ………………………………………………………………………………… 94

第一节　应激的原因和发生机制 …………………………………………… 94
　　　　一、应激与应激源 …………………………………………………… 94
　　　　二、应激的分类 ……………………………………………………… 95
　　　　三、应激的发生机制 ………………………………………………… 96
　　第二节　应激时物质代谢与机体功能的变化 …………………………… 102
　　第三节　应激与疾病 ……………………………………………………… 105
　　第四节　应激防治与护理的病理生理基础 ……………………………… 108

第八章　弥散性血管内凝血 ………………………………………………… 111
　　第一节　弥散性血管内凝血的病因和发生机制 ………………………… 111
　　第二节　影响弥散性血管内凝血发生发展的因素 ……………………… 113
　　第三节　弥散性血管内凝血的分期和分型 ……………………………… 114
　　第四节　弥散性血管内凝血时机体的功能与代谢变化 ………………… 115
　　第五节　弥散性血管内凝血防治与护理的病理生理基础 ……………… 118

第九章　休克 ………………………………………………………………… 121
　　第一节　休克的病因和分类 ……………………………………………… 122
　　第二节　休克的微循环发生机制 ………………………………………… 123
　　　　一、微循环缺血期 …………………………………………………… 124
　　　　二、微循环淤血期 …………………………………………………… 127
　　　　三、微循环衰竭期 …………………………………………………… 129
　　第三节　休克时机体的功能与代谢变化 ………………………………… 131
　　第四节　各型休克的特点 ………………………………………………… 134
　　第五节　休克防治与护理的病理生理基础 ……………………………… 135

第十章　缺血-再灌注损伤 …………………………………………………… 139
　　第一节　缺血-再灌注损伤的原因及条件 ………………………………… 139
　　第二节　缺血-再灌注损伤的发生机制 …………………………………… 140
　　　　一、自由基的作用 …………………………………………………… 140
　　　　二、钙超载的作用 …………………………………………………… 143
　　　　三、白细胞的作用 …………………………………………………… 145
　　第三节　缺血-再灌注损伤时机体的功能与代谢变化 …………………… 147
　　　　一、心肌缺血-再灌注损伤的变化 …………………………………… 147
　　　　二、脑缺血-再灌注损伤的变化 ……………………………………… 148
　　　　三、其他器官缺血-再灌注损伤的变化 ……………………………… 149
　　第四节　缺血-再灌注损伤防治与护理的病理生理基础 ………………… 150

第十一章　全身炎症反应综合征与多器官功能障碍综合征 ……………… 155
　　第一节　全身炎症反应综合征 …………………………………………… 156
　　第二节　多器官功能障碍综合征 ………………………………………… 160
　　第三节　多器官功能障碍综合征防治与护理的病理生理基础 ………… 165

第十二章　心功能不全 ……………………………………………………… 171
　　第一节　心功能不全的病因和诱因 ……………………………………… 171
　　第二节　心功能不全的分类 ……………………………………………… 173

第三节　心功能不全发病过程中机体的代偿活动 ……………………… 175
第四节　心力衰竭的发生机制 ……………………………………………… 179
一、正常心肌舒缩的分子基础 …………………………………………… 179
二、心力衰竭的发生机制 ………………………………………………… 181
第五节　心力衰竭时机体的功能和代谢变化 ……………………………… 186
第六节　心功能不全防治与护理的病理生理基础 ………………………… 189

第十三章　肺功能不全

第一节　呼吸衰竭的病因和诱因 …………………………………………… 193
第二节　呼吸衰竭的发生机制 ……………………………………………… 194
一、肺通气功能障碍 ……………………………………………………… 194
二、肺换气功能障碍 ……………………………………………………… 197
第三节　呼吸衰竭时机体的功能与代谢变化 ……………………………… 201
第四节　呼吸衰竭防治与护理的病理生理基础 …………………………… 204

第十四章　肝功能不全

第一节　肝功能不全的原因和分类 ………………………………………… 209
第二节　肝功能不全时机体的功能与代谢变化 …………………………… 211
第三节　肝性脑病 …………………………………………………………… 213
一、肝性脑病的分类和分期 ……………………………………………… 213
二、肝性脑病的发生机制 ………………………………………………… 214
三、肝性脑病的诱发因素 ………………………………………………… 223
四、肝性脑病防治和护理的病理生理基础 ……………………………… 224

第十五章　肾功能不全

第一节　急性肾功能衰竭 …………………………………………………… 227
一、急性肾功能衰竭的分类和病因 ……………………………………… 228
二、急性肾功能衰竭的发生机制 ………………………………………… 229
三、急性肾功能衰竭的功能代谢变化 …………………………………… 232
四、急性肾功能衰竭防治与护理的病理生理基础 ……………………… 234
第二节　慢性肾功能衰竭 …………………………………………………… 235
一、慢性肾功能衰竭的病因 ……………………………………………… 235
二、慢性肾功能衰竭的分期 ……………………………………………… 235
三、慢性肾功能衰竭的发生机制 ………………………………………… 237
四、慢性肾功能衰竭的功能代谢变化 …………………………………… 238
五、慢性肾功能衰竭防治与护理的病理生理基础 ……………………… 241
第三节　尿毒症 ……………………………………………………………… 241
一、尿毒症毒素 …………………………………………………………… 241
二、尿毒症时机体的功能代谢变化 ……………………………………… 243

模拟试卷（一） ……………………………………………………………… 248
模拟试卷（二） ……………………………………………………………… 252
参考文献 …………………………………………………………………… 256

第一章 绪论

第一节 病理生理学的性质、任务及特点

病理生理学是研究疾病发生、发展及转归规律和机制的科学。其任务是阐明疾病的本质,为疾病的预防、诊断和治疗提供科学的理论依据。

病理生理学是一门沟通基础医学与临床医学的"桥梁学科",是从对正常人体知识的学习逐渐引向对患病机体认识的学科,起到承前启后、承上启下的作用,在医学教育体系中具有十分重要的作用与地位。

病理生理学又是一门理论性较强的综合学科,病理生理学研究的对象是疾病、患病机体出现的多种外在的临床表现,归结起来主要是体内功能、代谢及形态结构异常改变导致的结果。病理生理学研究的重点主要是患病机体功能和代谢的变化,进而探讨疾病发生发展过程中的一般规律和基本发病机制。病理生理学与人体解剖学、免疫学、生理学、生物化学、分子生物学等各学科有密切的关系,因此,学习与掌握相关学科的基础理论和专业知识,对学习病理生理学十分必要。通过科学思维,运用这些基本理论和专业知识,综合分析,做出正确判断,进而达到解决问题的目的。

病理生理学还是一门临床属性较强的学科,临床医务工作者在医疗实践中,需要经常运用病理生理学的相关知识对疾病的症状、体征以及实验室检查结果进行分析,通过病例分析,掌握疾病的内在本质,指导和改进对疾病的诊断与治疗。因此,临床医学工作者学习和掌握病理生理学的知识十分重要。

第二节 病理生理学的内容

病理生理学的内容非常广泛,凡是疾病均有病理生理学的存在。从常见病、多发病到各种疑难杂症、临床各科的任何疾病,都涉及病理生理学的相关内容。尽管疾病种类繁多,但是所有的疾病,或者是定位于不同系统器官的许多疾病,都可发生一些共同的变化,都具有一些普遍规律与共同机制。这些共同的规律和机制主要反映在病理生理学的教学内容中。而同一系统器官的疾病以至每一种具体的疾病,又各有其特殊的变化、特殊的规律与机制,这些问题则主要纳入临床学科的教学内容中。

病理生理学的内容主要包括以下三方面：

1. **病理生理学总论** 病理生理学总论又称疾病概论，主要介绍健康和疾病的概念与关系、疾病发生的原因与条件、疾病发生发展的一般规律与共同机制、疾病的转归。

2. **基本病理过程** 基本病理过程简称病理过程，是指在多种疾病中可能出现的共同的、成套的功能、代谢和形态结构的病理变化。例如，水和电解质代谢紊乱、酸碱平衡紊乱、缺氧、发热、应激、弥散性血管内凝血、休克与缺血-再灌注损伤等。须注意病理过程不是一个独立的疾病，可以贯穿在多种疾病中。

3. **病理生理学各论** 病理生理学各论又称系统器官病理生理学，主要讲述体内主要系统的某些疾病在发生发展过程中可能出现的共同而常见的病理过程，临床上又称其为综合征。例如，高血压病、冠心病、风湿性心脏病等心血管系统疾病可引起心力衰竭；肺炎、肺部肿瘤、肺挫伤等呼吸系统疾病可引起呼吸衰竭；病毒性肝炎、肝癌等严重肝疾病可引起肝功能衰竭；急性肾小球肾炎、肾间质性肾炎等泌尿系统疾病可引起肾功能衰竭。

第三节 病理生理学的主要研究方法与发展概况

一、病理生理学的主要研究方法

（一）动物实验

动物实验是病理生理学最主要的研究方法，可分为急性动物实验和慢性动物实验。许多实验禁止在人身上随意进行，因为可能危害人体健康，所以需要在动物身上复制类似人类疾病的模型。所谓人类疾病的动物模型是指生物医学科学研究中建立的具有人类疾病模拟性表现的动物实验对象和材料。应用人类疾病的动物模型进行科学研究具有很多优势，可以人为地控制各种条件，对疾病时动物发生的功能和代谢改变进行动态观察并研究其机制；还能对动物的疾病进行实验性治疗，观察药物的疗效及作用机制。除了整体动物，根据需要还可以从离体器官组织、细胞及分子水平研究，深入探讨疾病发生发展的规律和机制。人类疾病的动物模型可分为两类：①自发性动物疾病模型，如自发性高血压大鼠模型；②诱发性或实验性动物模型，如二肾一夹高血压大鼠模型。

动物实验的结果不能生搬硬套直接用于临床患者。因为人与动物有本质的区别：动物与人类不仅在功能、代谢与形态结构上有很大区别，而且人类的神经系统高度发达，具有语言和思维能力相联系的信号系统。只有把动物实验结果和临床资料相互比较、分析和综合后，才能被临床医学借鉴和引用。

（二）临床研究

病理生理学研究的是患病机体的功能、代谢变化，而人体是其主要对象。因此很多研究必须在对患者做周密细致的临床观察后得出结论，有时甚至在对患者长期的随访中探索疾病动态发展的规律。临床研究是在不损害患者健康的前提下，进行一系列必要的临床检查，也可以对某些药物及治疗方法进行研究。临床研究得到的结果最能够直接反映疾病的本质，也最具有价值。

(三)流行病学调查

采用流行病学的群体研究方法,探讨疾病发生的原因、条件以及疾病发生发展的规律和趋势,从而为疾病的预防、控制和治疗提供依据。目前传染病与非传染病的群体流行病学研究和分子流行病学研究已成为重要的方法与手段。

二、病理生理学的发展概况

病理生理学的发展历史同人类对疾病本质的认识过程密切相关,是随着整个医学实践的需要逐渐发展起来的。

人们对疾病的研究,开始时用临床观察和尸体解剖的方法,但这些方法不足以对疾病的本质获得较全面、深刻的认识。在19世纪中叶,法国生理学家克劳德·贝尔纳(Claude Bernard)开始在动物身上复制类似人类疾病的模型,通过实验方法来研究疾病发生的原因和条件及疾病过程中功能、代谢的动态变化,这样就形成了病理生理学的前身——实验病理学。病理学就包括了对疾病形态结构、功能和代谢三大方面的研究内容。随着医学科学的发展和对疾病研究的不断探讨,病理学逐渐分化为病理解剖学和病理生理学。自1879年开始,俄国及其他东欧国家相继成立病理生理学教研室,开设病理生理学课程。西欧及北美等国家的医学院虽然也开设了病理生理学课程,并出版了多种病理生理学教材,但其教学内容是由生理学专家和相关临床医生讲授的。

我国的病理生理学科创建于20世纪50年代。1954年,卫生部举办全国病理生理学师资进修班,培养了一批从事病理生理学教学和科研的骨干力量,随后在全国各医学院校普遍成立病理生理学教研室,讲授病理生理学课程和进行病理生理学的科学研究;1961年,成立中国生理科学会病理生理专业委员会筹备委员会,召开第一届全国病理生理学术会议,推动了病理生理学科的发展;1985年,成立了国家一级学会——中国病理生理学会(现设15个专业委员会);1991年,成为国际病理生理学的成员和创建者之一;1986年,出版《中国病理生理杂志》。2006年,在北京主办第6届国际病理生理大会,开展国际学术交流活动;2010年,建立病理生理学网站。

当前我国病理生理学的教学和研究正逐渐与国际接轨,我国几代病理生理学工作者经过不懈的努力,在教学、科研、学科建设、人才培养等方面取得了令人瞩目的成就,为医学科学做出了巨大的贡献。

同步练习

一、名词解释

1. 病理生理学 2. 基本病理过程

二、填空题

1. 病理生理学的任务是_____。
2. 病理生理学的主要研究方法包括_____、_____、_____。

三、问答题

1. 病理生理学是怎样的一门学科?病理生理学的研究内容包括什么?
2. 动物实验的研究结果能直接完全地用于临床吗?为什么?

(孙银平)

第二章 疾病概论

第一节 健康与疾病

（一）健康

传统观念认为不生病就是健康。世界卫生组织（World Health Organization，WHO）对健康的定义是：健康不仅是没有疾病和病痛，而且是在躯体上、精神上和社会适应上的完好状态。健康是维持人类生存、生活和工作的基础。躯体上的完好状态是指躯体结构、功能和代谢的正常；精神上的完好状态是指人的情绪、心理、学习、记忆及思维活动等处于正常状态；社会适应上的完好状态是指人的社会道德行为处于正常的规范状态，能保持良好的人际关系，能在社会上承担合适的角色。这个定义也隐含了医学模式从单一的生物医学模式向生物-心理-社会医学模式的转变。心理健康与身体健康相互影响，心理不健康有时可以引起躯体疾病，同样，躯体疾病也有可能引起精神和心理障碍。

（二）疾病

疾病是机体在病因的作用下，因自稳调节紊乱而发生的异常生命活动过程。从中可以看到：①疾病的发生都是有原因的，没有原因就没有疾病；②自稳调节紊乱是疾病发生的基础，机体发生功能、代谢和形态结构的异常变化，这种内在的变化常常以外在的形式表现出来，如各种临床症状、体征和行为异常，实验室检查结果的异常等。

（三）亚健康

亚健康指介于健康与疾病之间的一种生理功能低下状态，临床检查患者并无器质性病变。亚健康的主要表现形式有以下三种。①躯体性亚健康状态：常表现为疲劳乏力、精神不振、头疼、头晕、工作效率差等；②心理性亚健康状态：主要表现为情绪低落、沮丧或者焦虑、烦躁、易怒、睡眠差等；③人际交往性亚健康状态：主要表现为与社会成员的关系不稳定，产生被社会抛弃和遗忘的孤独感、失败感等。

引起亚健康的原因比较复杂，如环境污染，不科学的工作方式，不良的生活习惯，过重的学习负荷，家庭、社会及个人之间的不适应、不和谐等。亚健康状态处于动态变化之中，可以向健康或疾病转化。如果积极应对，采取积极健康的生活和工作方式，调整自我,与社会成员和谐相处等,则可以向健康方向转化,相反则可向疾病方向转化。

第二节 病因学

病因学是研究疾病发生原因和条件的科学。

(一)疾病发生的原因

疾病发生的原因(简称病因)是指引起疾病必不可少的、决定疾病特异性的因素。病因种类繁多,分为以下七类:

1. 生物性因素 主要见于各种病原微生物(如细菌、病毒、真菌、立克次体、衣原体、螺旋体、支原体等)和寄生虫。其致病性不但与病原体侵入宿主的数量、侵袭力和毒力有关,而且与机体本身的防御和抵抗力强弱有关。

2. 理化性因素 物理性因素包括机械性损伤、温度(高温或低温)、压力(高压或低压)、噪声、电流及电离辐射等。其致病性取决于这些因素的强度、作用部位、作用范围、持续时间等。例如,温度越低,作用面积越大,持续时间越久,冻伤越严重。化学性因素包括毒物(如蛇毒、蕈毒、农药)、强酸、强碱等。其致病性与这些因素的性质、剂量(或浓度)及作用时间等有关。如氰化物剂量很小就可导致机体严重的损害甚至死亡。不少毒物对器官系统有选择性损害,如汞主要损害肾,一氧化碳阻碍血红蛋白和氧气的结合导致缺氧。熟悉毒物的选择性作用,对临床采取正确的治疗措施具有重要意义。

3. 营养性因素 氧气、水是生命必需的基本物质,糖、蛋白质、脂肪、维生素、无机盐及微量元素等均是机体必需的营养物质。上述物质的缺乏或过剩都可引起疾病。如营养过剩可以引起肥胖病,相反则营养不良而致病;维生素D摄入过多引起维生素D中毒,缺乏则引起小儿佝偻病。

4. 遗传性因素 能引起遗传性疾病的因素称为遗传性因素,包括基因突变或染色体畸变。基因突变可引起白化病、血友病等,染色体畸变可引起两性畸形、先天愚型等。

遗传易感性指机体具有易患某种疾病的倾向。其疾病的发生与一定环境因素相关,如蚕豆病,因基因突变使红细胞葡萄糖-6-磷酸脱氢酶缺陷,导致维持红细胞膜稳定性所必需的还原型谷胱甘肽不足。一般情况下不发生溶血,但当机体摄入过多的蚕豆或服用氧化性药物时,可发生溶血。

5. 先天性因素 先天性因素是指能够损害胎儿的有害因素。出生时即患有疾病,但与遗传性因素不同之处是此类患者的遗传物质未发生改变。例如,妊娠早期被风疹病毒感染可能引起先天性心脏病,孕妇使用某些致畸药物、有不良的生活习惯(如吸烟、酗酒等)也可影响胎儿的生长发育。

6. 免疫性因素 指因免疫功能异常而导致疾病发生的因素。免疫反应过强或过弱甚至缺失均可引起相应的疾病。①变态反应或超敏反应:指机体免疫系统对抗原刺激产生异常强烈的反应,致使细胞损伤和生理功能障碍,如花粉引起的支气管哮喘、青霉素引起的过敏性休克。此外还有自身免疫性疾病,如系统性红斑狼疮。②免疫缺陷病:由于免疫功能低下而引起免疫缺陷病,如艾滋病、恶性肿瘤。

7. 精神、心理和社会因素 恶劣的环境和生活条件、不和谐的人际关系等均可引发疾病或促使某些疾病的发生和发展。如强烈的精神创伤易导致应激性溃疡,高血压病与长期的焦虑、心理压力等密切相关。因此,开展健康教育,提倡科学的生活和工作方式,及时进行心理干预,可以有效预防疾病的发生。

(二)疾病发生的条件

条件是指能够促进或阻碍疾病发生发展的各种因素。条件可以是多方面的,例如,年龄、性别、居住条件、气温及地理环境等。如小儿呼吸道、消化道的解剖生理特点和防御功能不够完善,易发生呼吸道和消化道疾病;女性易患癔症与甲状腺功能亢进等疾病。条件本身不能直接引起疾病,但能影响疾病的发生发展。例如,并非人人都发生结核病,这时条件往往影响疾病的发生率。

诱因是指能够加强病因或促进某一疾病发生的因素。例如,原有心脏病的人可因为感染、过度体力活动、情绪激动或者妊娠等诱发心力衰竭。

病因与条件在某种条件下可以相互转化,同一因素,对一种疾病来说是条件,而对另一种疾病却可以是原因。例如,寒冷是引起上呼吸道感染、风湿性关节炎的条件,但又是冻伤的原因。

第三节 发病学

发病学是研究疾病发生发展及转归的普遍规律和机制的科学。

一、疾病发生发展的一般规律

疾病的发生发展遵循一定的规律而变化。

(一)损伤与抗损伤

对各种损伤做出抗损伤反应是生物机体的重要特性,也是生物机体维持生存的必要条件。病因作用于机体使自稳调节发生紊乱,引起一系列功能、代谢与结构的变化。这些变化有些属于损伤性反应,有些是机体防御和适应而产生的抗损伤性反应。在疾病发生发展过程中,损伤与抗损伤反应常常同时出现,两者相互对立又相互依存,贯穿于疾病的始终,双方力量的对比决定疾病的走向。例如,严重的创伤引起患者失血,失血导致有效循环血量明显减少、心输出量减少及动脉血压降低等损伤性变化;而剧烈的疼痛、血容量的减少、动脉血压的下降反射性地刺激交感-肾上腺髓质系统兴奋,导致儿茶酚胺分泌增多,从而引起心率加快、心肌收缩力增强、全身血管收缩提高外周血管阻力等抗损伤反应。如果损伤较轻,则通过各种抗损伤反应和及时正确的治疗,病情沿着良性循环方向发展,机体可恢复健康;如果损伤反应占优势,又缺乏适当的治疗,则病情恶化。

值得注意的是,损伤与抗损伤反应之间无严格界限,在一定条件下可以相互转化。例如,失血时机体的小动脉、微动脉收缩,有助于动脉血压的维持,这是抗损伤的表现。但是若收缩时间过久,则加重组织器官的缺血、缺氧,进而引起组织的变性坏死,加重病情,这又是损伤的表现。因此在疾病的防治中,要支持和加强抗损伤反应,抑制或消除损伤反应(图2-1)。

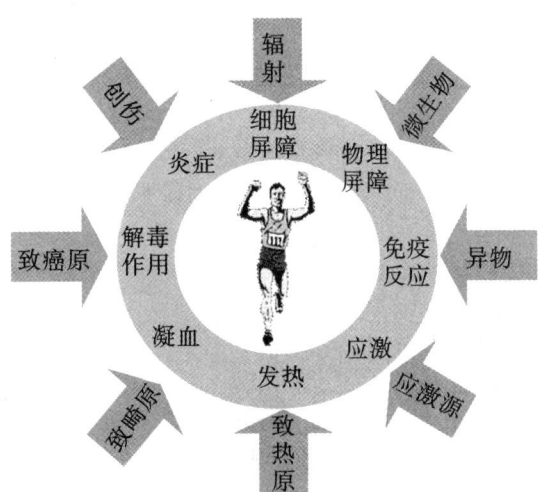

图2-1 疾病时的损伤与抗损伤反应

(二)因果交替

在疾病发生发展过程中,机体的一系列变化并不都是原始病因直接作用的结果。因果交替是指疾病发生发展过程中,原始病因作用于机体所产生的结果又可以作为新的病因引起新的结果。因果不断交替,推动疾病的发生与发展,甚至导致恶性循环。例如,创伤作为原始病因造成失血,失血又可作为新的原因引起心输出量的降低,心输出量降低又导致血压下降等变化,因果不断循环交替进行,由此推动疾病不断发展(图2-2)。

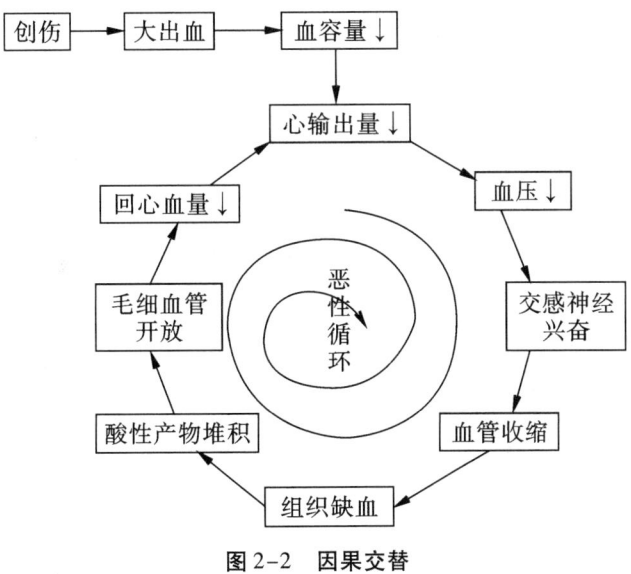

图2-2 因果交替

因果交替规律是疾病发生发展的普遍规律,正确把握此规律,发现疾病因果交替的内在机制,及时阻断这种恶性循环,促使疾病向有利于机体健康的方向发展。

(三)局部与整体

机体是一个局部相互联系而构成的整体,疾病可表现为局部变化、全身变化或二者兼而有之。局部与整体常密切相关和互相影响。局部病变可引起全身性反应,如肺结核除有咳嗽、咯血、胸痛等局部症状外,还可有发热、盗汗、消瘦、乏力、红细胞沉降率加快等全身性反应。全身性疾病亦可表现为局部变化,如糖尿病患者局部皮肤发生瘙痒、溃烂,若单纯给予局部治疗而不控制糖尿病,则得不到预期治疗效果。

因此,医务工作者不能"头痛医头,脚痛医脚",应正确处理局部与整体之间的关系,这对于指导临床治疗具有重要意义。

二、疾病发生发展的基本机制

发病机制是指疾病发生发展的过程中各种变化之所以发生的一般原理。虽然不同的疾病有着各自不同的发病机制,但各种病因均通过影响神经、体液、细胞与分子而致病。因此,各种疾病在发生发展中都存在着共同的发病机制。

(一)神经机制

神经系统在调控人体生命活动中发挥着主导作用。许多致病因素可以直接或间接影响神经系统的功能进而影响疾病的发生发展。某些致病因子可直接损害神经系统,例如,脊髓灰质炎病毒、流行性乙型脑炎病毒可直接破坏神经组织。有些致病因子可通过神经反射引起相应器官系统的功能、代谢变化,例如,失血性休克时,动脉血压降低,通过压力感受器反射性引起交感神经系统强烈兴奋,外周血管收缩,组织缺血、缺氧。

(二)体液机制

体液是维持机体内环境稳定的重要因素。致病因素可以通过改变体液因子的数量或活性,引起内环境紊乱而导致疾病的发生发展。体液因子种类繁多,包括:①全身性的体液因子,如激肽、组胺、胰岛素、儿茶酚胺类、活化的凝血因子、激活的补体等;②局部性的体液因子,如内皮素、神经肽等;③细胞因子,如肿瘤坏死因子、白介素、干扰素、生长因子等。

体液因子作用于靶细胞的方式主要有三种:①内分泌,体内一些特殊的分泌细胞产生的各种化学介质如激素,通过血液运输到达远隔的靶器官而发挥作用;②旁分泌,某些细胞分泌的信息分子如神经递质,对邻近的靶细胞起作用;③自分泌,细胞对自身分泌的信息分子起反应,如多种生长因子。

在许多疾病的发生发展过程中,体液与神经机制常共同参与疾病的发生发展,又称为神经体液机制。例如,长期情绪紧张或者严重的心理压力可以导致大脑皮质和皮质下中枢(主要是下丘脑)功能紊乱,血管运动中枢反应性增强,交感神经兴奋,释放去甲肾上腺素,引起小动脉紧张性收缩。交感神经兴奋还能刺激肾素-血管紧张素-醛固酮系统活性增强,全身血容量增多。上述神经体液共同作用的结果是血压升高,这是形成高血压的机制之一。

(三)细胞机制

细胞是生物机体最基本的结构与功能单位,致病因素可直接或间接损伤细胞膜和细胞器,引起细胞的代谢、功能和结构异常变化,导致细胞自稳调节紊乱。有些因素如暴力、低温等对细胞损伤无选择性；有些因素则选择性损伤细胞，如疟原虫损害红细胞、肝炎病毒损害肝细胞等。目前不同致病因素引起细胞损伤的机制尚不完全清楚，但常常引起细胞膜和细胞器的损伤和功能障碍。例如，细胞膜上钠泵失灵，导致细胞内钠、水潴留，细胞水肿甚至死亡；线粒体损伤，三羧酸循环受阻，ATP 生成不足，细胞功能障碍；溶酶体破裂，释放的溶酶体酶破坏组织细胞，导致组织的自溶与坏死。

(四) 分子机制

分子机制即从分子水平来研究生命现象和解释疾病的发生机制。细胞的生命活动由分子执行，在疾病过程中细胞的损伤均涉及分子的变化。各种病因无论通过何种途径引起疾病，都会以各种形式表现出分子水平上的异常。

第四节　疾病的转归

疾病发展到一定阶段后终将结束，即疾病的转归。疾病的转归分为康复和死亡两种形式。

(一) 康复

康复分为完全康复和不完全康复。

完全康复是指疾病所致的损伤完全消失，机体的功能、代谢及形态完全恢复正常。例如，急性肾功能衰竭，如果得到及时正确的治疗，患者可达到完全康复，某些感染性疾病还可使机体获得特异性免疫力，如天花。

不完全康复是指疾病所致的损伤得到控制，主要症状消失，机体通过代偿机制维持相对正常的生命活动。但疾病基本病理改变并未完全恢复，有些甚至留有后遗症，如冠心病、肢体瘫痪、截肢等。

(二) 死亡

死亡是生命活动的终止。长期以来，临床上判断患者死亡的标志是心搏停止、呼吸停止和各种反射消失。随着心脏起搏器、呼吸机等医疗技术手段的应用，学术界倾向于把脑死亡作为死亡的判定标志。脑死亡是指全脑功能(包括大脑皮质和脑干)不可逆的永久性丧失及机体作为一个整体功能的永久性停止。

脑死亡的判断标准：①自主呼吸停止；②不可逆性深度昏迷；③脑神经反射消失，如瞳孔散大或固定，角膜反射、咳嗽反射、吞咽反射等均消失；④脑电波消失，呈平直线；⑤脑血液循环完全停止。

确定脑死亡的主要意义：①有利于判定死亡时间，停止无效抢救，节约医药资源，减轻社会和家庭经济和情感负担；②有利于器官移植，脑死亡并不意味着各组织器官同时发生死亡，当患者作为一个整体的功能停止后，借助呼吸、循环辅助装置，可以使脑死亡者在一定时间内维持器官组织的低水平血液灌流，为器官移植手术提供良好的供者，为更多的患者提供生存和健康生活的机会。

临床上要注意区别脑死亡与"植物状态"(又称"植物人")。后者是指患者大脑皮质功能严重损害后导致主观意识丧失，但仍保留皮质下中枢功能的一种状态。患者自主呼吸、脉搏、体温、血压、新陈代谢等基本功能仍然存在。

近年来临终关怀和安乐死受到人们的广泛关注。临终关怀是指为临终患者及其家属提供医疗、护理、心理、社会等方面的全方位服务与照顾，患者在较为安详平静的状态中接纳死亡。安乐死是指患有不治之症的患者在濒死状态时，为免除其精神和躯体的极端痛苦，采用医学方法结束生命的一种措施。因安乐死涉及医学、社会学和伦理学，包括我国在内的大多数国家尚未通过立法实施。

同步练习

一、名词解释

1. 病因　2. 条件　3. 诱因　4. 脑死亡

二、填空题

1. 健康不仅是没有_____和_____，而且是在_____、_____和_____上的完好状态。
2. 病因学是研究疾病发生_____和_____的科学。
3. 疾病发生发展的基本机制有_____、_____、_____、_____。
4. 康复分为_____和_____。
5. 死亡的标志是_____。

三、判断题

1. 健康等于没有躯体疾病。（　　）
2. 亚健康是一种非健康、非患病的中间状态。（　　）
3. 病因学是研究疾病发生发展的一般规律和基本机制的科学。（　　）
4. 疾病发生发展的一般规律有损伤与抗损伤、因果交替、局部与整体。（　　）
5. 脑死亡是指心搏呼吸停止。（　　）

四、单项选择题

1. 健康是指（　　）
   A. 不生病　　　　　　　　B. 精神状态正常
   C. 体格健全　　　　　　　D. 社会适应能力强
   E. 没有疾病或病痛，而且是躯体上、精神上和社会上的完好状态
2. 病因和条件之间的关系，错误的是（　　）
   A. 没有病因就没有疾病　　B. 条件是引起疾病必不可少的因素
   C. 条件本身不能直接引起疾病　D. 病因和条件有时可以相互转化
   E. 诱因是特殊的条件，可以促进疾病的发生
3. 导致系统性红斑狼疮的致病因素属于（　　）
   A. 生物性因素　　　　　　B. 理化性因素
   C. 先天性因素　　　　　　D. 营养性因素
   E. 免疫性因素
4. 全脑功能不可逆的永久性丧失及机体作为一个整体功能的永久性停止称为（　　）
   A. 躯体死亡　B. 濒死　C. 脑死亡　D. 临床死亡　E. 植物人

五、简答题

1. 健康、疾病与亚健康三者之间有何联系？
2. 试述病因、条件与诱因三者之间的关系。
3. 论述机体的损伤与抗损伤反应的辩证关系。
4. 简要回答各种疾病的共同发病机制。

（孙银平）

第三章 水、电解质代谢紊乱

水是机体内含量最多亦是最重要的组成成分。机体内并无纯水,各种无机物和有机物大多以水为溶剂而形成水溶液,称为体液。机体的各种代谢活动都是在体液中进行的,因此体液容量、分布和所含物质的含量是否正常对细胞代谢活动和器官功能的正常进行至关重要。水、电解质代谢紊乱在临床上十分常见。许多器官系统的疾病,一些全身性的病理过程,都可以引起或伴有水、电解质代谢紊乱;外界环境的某些变化、某些医源性因素(如药物使用不当)也常可导致水、电解质代谢紊乱。如果得不到及时的纠正,水、电解质代谢紊乱本身又可使全身各器官系统特别是心血管系统、神经系统的生理功能和机体的物质代谢发生相应的障碍,严重时常可导致死亡。因此,水、电解质代谢紊乱的问题是医学科学中极为重要的课题之一,纠正水、电解质代谢紊乱的输液疗法是临床上经常使用和极为重要的治疗手段。

第一节 水、钠代谢紊乱

水和钠是机体必不可少的组成部分,Na^+是细胞外液主要的阳离子,它们共同参与许多重要的生理学和生物化学过程,因而在机体生命活动中起着非常重要的作用。

水、钠代谢紊乱在临床上十分常见,总是同时或先后发生,并且相互影响,关系极为密切,因而在临床上常将两者一起讨论。本节着重讨论脱水、水中毒和水肿。

一、水、钠的正常代谢

(一)体液的容量和分布

正常成人体液总量约占体重的60%,其中40%在细胞内,称细胞内液(intracellular fluid,ICF);20%在细胞外,称细胞外液(extracellular fluid,ECF)。细胞外液又可分为组织间液和血浆,其中组织间液占体重的15%,血浆占体重的5%。组织间液中有极少一部分分布于一些密闭的间隙(如关节囊、胸膜腔、腹膜腔),由于这一部分由上皮细胞分泌产生,称为跨细胞液,又称第三间隙液。组织间液构成了细胞生存的内环境,也是组织细胞之间、机体与外界环境之间进行物质交换的场所。

(二)电解质

细胞内液和细胞外液电解质成分有很大差异。细胞外液的组织间液和血浆的电解质在构成和数量上大致相等,在功能上可以认为是一个体系、细胞外液阳离子主要是 Na^+,其次是 K^+、Ca^{2+}、Mg^{2+} 等;阴离子主要是 Cl^-,其次是 HCO_3^-、HPO_4^{2-}、SO_4^{2-} 及有机酸和蛋白质。两者主要区别在于血浆含有较高浓度的蛋白质(7%),而组织间液蛋白含量仅为 0.05%~0.35%,这对维持血浆胶体渗透压、稳定血管内液(血容量)有重要意义。

细胞内液中,K^+ 是重要的阳离子,其次是 Na^+、Ca^{2+}、Mg^{2+},Na^+ 的浓度远低于细胞外液。主要阴离子是 HPO_4^{2-} 和蛋白质,其次是 HCO_3^-、Cl^-、HPO_4^{2-}、SO_4^{2-} 等。

各部分体液中所含阴离子数的总和是相等的,并保持电中性。绝大多数电解质在体液中是游离状态。

(三)体液的渗透压

溶液的渗透压取决于溶质的分子或离子数目。体液内起渗透作用的溶质主要是电解质。细胞内液和细胞外液的电解质组成和含量尽管差异很大,但渗透压相等。血浆和组织间液的渗透压 90%~95% 来源于单价 Na^+、Cl^-、HCO_3^-。由于血浆 Na^+ 浓度占细胞外液阳离子总量的 90% 以上,故临床工作中常根据血浆 Na^+ 含量来推算细胞外液的渗透浓度。正常血浆渗透浓度范围在 280~310 mmol/L,在此范围内称等渗,低于 280 mmol/L 为低渗,高于 310 mmol/L 为高渗。血浆为等渗液;消化液的电解质含量与血浆相近,近于等渗液;汗液的电解质含量较血浆少,一般为低渗液。

(四)水的平衡

正常人每日水的来源和排出处于动态平衡。水的来源有饮料、食物水和代谢水。成人每日饮水量 1 000~1 500 mL,食物含水量约 700 mL,糖、脂肪、蛋白质在代谢过程中生成的代谢水约 300 mL,故正常成人每天进水量为 2 000~2 500 mL。

机体排出水分的途径有四条,即消化道(粪便)、皮肤(显性出汗、不显性出汗)、肺(水蒸气)和肾(尿)。健康成人每天排水量为:粪便水约 100 mL,皮肤蒸发约 500 mL,呼吸蒸发约 400 mL,尿量 1 000~1 500 mL。从肺呼吸蒸发的水蒸气不含电解质,不显性出汗不是通过汗腺活动产生的,仅含少量电解质,故此两种不感蒸发排出的体液可以当作纯水看待。在显性出汗时汗液是一种低渗溶液,含 NaCl 约为 0.2%,并含少量的 K^+,因此,在炎夏或高温环境下活动导致大量出汗时,会伴有电解质的丢失。这时补水不能缺少,否则体温升高。此外,成人每天最少需排出约 500 mL 尿液(称最低尿量)才能将体内代谢终产物完全排出。所以,成人每天即使不进水,仍从皮肤、呼吸道和泌尿系统排出水分,每天由此丢失的量约占体重 2%。

(五)钠平衡

正常成人体内含钠总量为每千克体重 40~50 mmol,其中 50% 在细胞外液,10% 在细胞内液,40% 存在于骨骼之中。正常成人每天随饮食摄入钠量 100~200 mmol(氯化钠 5~10 g)。摄入的钠几乎全部经小肠吸收,钠主要经肾随尿排出,摄入多排出也多,摄入少排出也少。如完全禁食钠数天至数十天,则尿钠的排出量几乎接近于零。

(六)水、钠平衡的调节

细胞外液容量和渗透浓度的相对稳定是通过神经-内分泌系统的调节而实现的。

机体通过改变肾对水的排出量以维持体液容量的恒定,通过控制肾对Na^+的重吸收以维持体液的等渗性。神经、内分泌和肾三方面作用密切相关,在肾功能良好的条件下,最重要的是神经、内分泌调节。

1. **渴感的调节作用** 渴感机制是机体调节体液容量和渗透压相对恒定的重要机制之一,控制着水的摄入。口渴中枢位于下丘脑视上核侧面,与渗透压感受器邻近。血浆渗透压升高是口渴中枢兴奋的主要刺激,血浆渗透压升高可使口渴中枢兴奋,机体产生渴感,促使机体主动饮水,从而使血浆渗透压回降。此外,有效循环血量减少和血浆血管紧张素Ⅱ水平升高也可引起渴感。反之,血浆渗透压降低和血容量升高可抑制渴感。

2. **抗利尿激素的调节作用** 抗利尿激素(antidiuretic hormone,ADH)由下丘脑视上核和室旁核的神经元合成,并沿着这些轴突运至神经垂体储存。ADH能提高肾远曲小管和集合管对水的通透性,从而使水分的重吸收增加。促使ADH分泌或释放的主要刺激是血浆渗透压升高和有效循环血量的显著减少,如血浆渗透压升高,则ADH分泌增加,肾排水减少,从而使血浆渗透压有所回降。反之,血浆渗透压下降时,则ADH合成和释放减少,肾排水增多,血浆渗透压得以回升。当有效循环血量减少时,则ADH分泌增加,肾排水量减少,有利于血容量的恢复。血浆渗透压改变对ADH的调节非常灵敏,但在低渗性脱水时这种有效循环血量减少促进ADH分泌的作用可超过由低渗所致的抑制效应,说明机体要优先维持血容量,血容量的维持比渗透性浓度的维持对生命更重要。

3. **肾素-血管紧张素-醛固酮系统(renin-angiotensin-aldosterone system,RAAS)** 醛固酮是肾上腺皮质球状带分泌的一种激素,其主要作用是促进肾远曲小管和集合管对Na^+的主动重吸收,同时通过Na^+-K^+和Na^+-H^+交换而促进K^+和H^+的排出。因此,醛固酮具有保钠排钾的作用。随着Na^+主动重吸收增加,Cl^-和水的重吸收也增多。醛固酮的分泌主要受肾素-血管紧张素系统和血浆Na^+、K^+浓度的调节。当各种原因引起循环血量减少,动脉血压降低时,可激活肾素-血管紧张素-醛固酮系统,使醛固酮分泌增多。血浆Na^+浓度降低或血浆K^+浓度升高可直接刺激肾上腺皮质球状带,使醛固酮分泌增多。

4. **心房利钠肽的调节作用** 心房利钠肽(atrial natriuretic peptide,ANP)是合成并储存于心房肌细胞中的小分子肽类激素,故又称心房肽。其主要的生物学特性是具有强烈而短暂的利钠、利尿及扩血管的作用。

血容量增加、心房的牵张感受器兴奋、提高心房压的血管收缩剂或血钠浓度增高,可刺激心房肌细胞合成和释放ANP。反之,限制钠、水摄入或减少静脉回心血量则能减少ANP的释放。

渴感的调节作用、ADH的调节作用、醛固酮以及ANP的调节作用对维持细胞外液容量和渗透浓度的相对稳定具有十分重要的作用。

二、脱水

脱水是指各种原因引起的体液容量明显减少,并出现一系列功能、代谢改变的病理过程。脱水时常常是既有水的丢失又伴有电解质(Na^+)的丢失,在不同情况下水、钠丢失的比例也不尽相同。按细胞外液渗透压高低可将脱水分为高渗性脱水、低渗性脱水和等渗性脱水。

（一）高渗性脱水

高渗性脱水又称缺水性脱水、低容量性高钠血症，其特征为失水大于失钠，血清钠浓度>150 mmol/L，血浆渗透浓度>310 mmol/L。细胞外液量和细胞内液量均减少，而且以细胞内液减少为主。

1. 原因和机制

（1）水摄入不足　主要见于以下情况：①不能饮水，如口腔、咽部和食管疾患伴有吞咽困难、频繁呕吐等导致不能进水。中枢神经系统损伤、极度衰弱患者和昏迷患者可因为渴感丧失不能主动饮水或不愿饮水而致进水不足。②没有水源，如沙漠迷路及灾难性事故发生等，这时，一方面饮水不足，另一方面通过皮肤和呼吸道的不感蒸发而又不断丢失水分，因而导致失水大于失钠，从而使血浆渗透压升高。成人一日不饮水，丢失水约1 200 mL（约占体重2%）；婴儿一日不饮水，丢失水可达体重的10%，对水的丢失更敏感，临床上更应特别注意。

（2）水丢失过多　①经胃肠道丢失：严重的呕吐、腹泻及消化道引流等导致消化液大量丧失，再加上不感蒸发，引起失水多于失钠。婴幼儿腹泻时，可排泄大量水样便（粪钠浓度在60 mmol/L以下）引起失水大于失钠，导致高渗性脱水的发生。②经皮肤丢失：高温作业引起大量出汗，高热时皮肤蒸发水量增加，均可通过皮肤丢失大量低渗液体。③经肺丢失：见于各种原因引起的过度通气，经呼吸道丢失水分增多。如发热时，体温每升高1.5 ℃，皮肤的不感蒸发每天约增加500 mL。④经肾丢失：如中枢性尿崩症时，ADH合成、分泌不足，肾性尿崩症患者因肾远曲小管和集合管对ADH反应性下降，都可排出大量低渗尿。此外，反复静脉注射甘露醇或高渗葡萄糖溶液，以及昏迷患者鼻饲高蛋白饮食等情况下，均可引起渗透性利尿，从而导致排水大于排钠。

在临床实践中，引起高渗性脱水的原因往往不是单一的，如婴幼儿腹泻时除了丢失肠液、摄水不足外，还有发热、出汗、呼吸增快等因素引起失水过多。在渴感正常者，可以饮水和能够饮水的情况下，高渗性脱水很少发生。因为水分丢失的早期，血浆渗透压稍有升高就会刺激口渴中枢，在饮水以后，血浆渗透压即可恢复。但如果没有及时得到水分的补充，再加上通过皮肤和呼吸道的不感蒸发丧失的水分增多，就容易造成高渗性脱水。

2. 对机体的影响　高渗性脱水时，由于失水大于失钠，血清钠浓度和血浆渗透压增高，机体首先通过一系列代偿反应，尽可能恢复体液的容量和渗透压，但同时也带来一些损伤性反应。

（1）明显口渴　主要是由于血浆渗透压升高，刺激下丘脑渗透压感受器引起口渴中枢兴奋，产生渴感。此外，口渴中枢细胞脱水亦可兴奋口渴中枢引起口渴；唾液腺细胞脱水，唾液分泌减少，口腔黏膜干燥，亦可引起口渴或使口渴加重。临床上严重的口渴称为烦渴。渴感的产生迫使患者饮水，对体液容量的恢复和渗透压回降起到一定的代偿作用。这是重要的保护机制，但在衰弱的患者和老年人，口渴反应可不明显。

（2）尿量减少　血浆渗透压增高可反射性引起ADH分泌增加，肾重吸收水增多（尿崩症除外），尿量减少。重度脱水时，还可因血容量明显减少，使ADH分泌增加，尿量减少。

（3）尿钠变化　早期或轻度脱水时，由于血容量减少不明显，血清钠浓度升高为主要矛盾,醛固酮分泌不增多甚至减少,故尿中仍有钠排出,其浓度还可因水重吸收增多而增高。也可出现肾重吸收钠减少而导致尿钠增多。晚期或重度脱水时,血容量减少成为主要矛盾,可激活肾素-血管紧张素-醛固酮系统使醛固酮分泌增多,尿钠减少。

(4)细胞内液明显减少　血浆渗透压升高造成了细胞内外渗透压的不平衡,水分就从渗透压相对较低的部位移向渗透压相对较高的部位,即细胞内液的水分移向细胞外液,导致细胞脱水。由此可见,高渗性脱水时细胞内、外液容量都减少。但因细胞外液可通过饮水、排尿减少和细胞内液转移而得到补充,故除非在严重或晚期患者,血容量的减少可以不甚明显,发生休克者也较少,主要是细胞内液丢失(图3-1)。

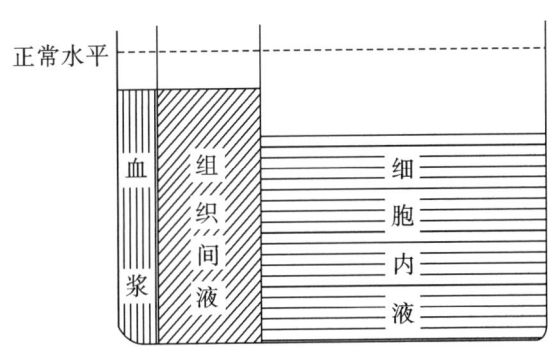

图3-1　高渗性脱水体液变动

(5)脱水热　严重高渗性脱水患者(尤其是婴幼儿)出现的体温升高,称为脱水热。其发生机制为:严重脱水引起循环血量减少,通过交感神经和肾素-血管紧张素系统,使皮肤血管收缩,蒸发水分减少,散热减少;同时高渗性脱水时,细胞内液的水分移向细胞外液,可造成汗腺细胞脱水,汗液分泌减少,引起散热障碍,产热大于散热而使体温升高。尤其是婴幼儿体温调节功能发育不完善,更容易发生脱水热。

(6)主要器官功能障碍　①中枢神经系统功能障碍:严重患者,细胞外液高渗,使脑细胞严重脱水时,可导致脑体积缩小,颅压降低,颅骨与脑皮质之间的血管张力增大,因而可引起脑出血,特别以蛛网膜下腔出血较为常见,从而发生一系列中枢神经系统功能障碍的症状,如烦躁、谵妄,严重时可出现抽搐、昏迷甚至死亡。②脱水早期或轻度脱水时,细胞外液减少不明显,故一般不出现外周循环障碍;晚期或重度脱水时,血容量明显减少,以致血压下降,甚至发生休克。

根据脱水程度将高渗性脱水分为轻、中、重三度。①轻度:失水量相当于体重的2%~5%,患者皮肤黏膜干燥,弹性降低,尿量减少,口渴,尿渗透浓度通常>600 mmol/L,尿比重>1.020,可出现酸中毒,但一般不发生休克。婴幼儿患者啼哭无泪,前囟凹陷,眼球张力低下。②中度:失水量相当于体重的5%~10%,患者表现为严重口渴,恶心,皮肤弹性差,体位性低血压,中心静脉压降低,少尿,血浆肌酐及尿素氮水平升高,代谢性酸中毒,尿渗透浓度通常>800 mmol/L,尿比重>1.025(肾浓缩功能障碍者除外)。③重度:失水量相当于体重的10%~15%,患者通常发生休克,主要表现有少尿或无尿,血压下降,脉搏细速,心音弱,代谢性酸中毒。

3. 防治与护理的病理生理基础　首先,积极治疗原发病,同时尽快补充体液。高渗性脱水患者既有水的丢失又有钠的丢失,且以失水为主。因此补液的原则是尽快补水,适当补钠,一般为2份5%葡萄糖注射液和1份生理盐水,先输注葡萄糖再输注生理盐水,补液速度不宜过快。因为细胞脱水时,分解代谢亢进,细胞内小分子物质增多,吸水性强,若补液速度过快,就可能发生细胞水肿,特别是脑细胞水肿,造成严重后果。此外,要适当补钾,因为细胞脱水,细胞内钾浓度增高,与细胞外钾浓度差增大,部分细胞内钾释出,引起血钾升高,肾排钾增多。若RAAS被激活,也可导致肾小管排钾增多,因此患者尿量逐渐恢复后,可适当补钾。

(二) 低渗性脱水

低渗性脱水又称缺钠性脱水、低容量性低钠血症,其特征为:失钠大于失水,血清钠浓度<130 mmol/L,血浆渗透浓度<280 mmol/L。低渗性脱水时,细胞外液明显减少,细胞内液增加。

1. 原因和机制　低渗性脱水的发生往往与临床上治疗不当有关,常见的原因是肾内、肾外丢失大量体液后只补水而未补钠,因此又称继发性脱水。

(1) 肾外性失钠　①经消化道丢失体液,只补充水。如严重呕吐、腹泻、胃肠减压、胃肠引流等丢失大量消化液,水和钠都有大量丢失,如只补充水分,可致细胞外液低渗。这是引起低渗性脱水最常见的原因。②经皮肤丢失体液,只补充水分。一般来说汗液是一种低渗体液,但大汗时汗液中钠含量可以增高到接近细胞外液浓度,常见于高温作业、高热患者等,这时如只补充水分而忽视了补钠,则可造成细胞外液低渗。大面积烧伤时,大量血浆自创面渗出,水、钠均有丢失,如只补水也可造成细胞外液低渗。③大量抽放胸、腹水后只补水。如胸膜炎形成大量胸水,腹膜炎、胰腺炎等形成大量腹水,造成体液在第三间隙积聚,反复放胸、腹水后,若只补充水,亦可导致低渗性脱水。

(2) 经肾丢失钠　①长期连续使用高效利尿药,如呋塞米、依他尼酸、噻嗪类利尿剂。这些利尿剂主要作用是抑制髓袢升支粗段对Na^+的重吸收,体内Na^+大量丢失,而补液中又忽视了Na^+的补充,就可发生低渗性脱水。再加上水肿患者常须限制钠盐摄入,则钠的缺乏更明显。②肾实质性疾病,如慢性间质性肾病可使髓质正常间质结构破坏,使肾髓质不能维持正常的浓度梯度和髓袢升支功能受损等,浓缩功能降低,可使Na^+随尿液排出增加。急性肾衰竭多尿期,肾小管上皮细胞功能尚未恢复,对Na^+重吸收减少亦可导致失钠大于失水。③肾上腺皮质功能不全,由于醛固酮分泌不足,肾小管对Na^+的重吸收减少,如艾迪生(Addison)病。④肾小管性酸中毒,是一种以肾小管排酸障碍为主的疾病,主要发病环节是集合管分泌H^+功能降低,H^+-Na^+交换减少,导致Na^+随尿排出增加。

2. 对机体的影响　低渗性脱水时由于失钠大于失水,血清钠浓度降低,血浆渗透压下降,可反射性引起ADH分泌减少,醛固酮分泌增加,因此早期患者可排出较多低渗尿,尿钠含量减少,这一变化有利于细胞外液低渗透压的恢复。通过以上代偿调节,若病因去除或病情较轻,可恢复正常;若病因未能去除或病情严重,将出现损伤性变化。

(1) 周围循环衰竭　低渗性脱水以丢失细胞外液为主,同时由于低渗状态,水分可从细胞外液向渗透压较高的细胞内转移(图3-2),从而进一步减少细胞外液量,使血容量明显减少,早期即可引发外周循环障碍,表现有直立性眩晕、血压下降、容易发生低血容量性休克。这是本型脱水的特征之一。

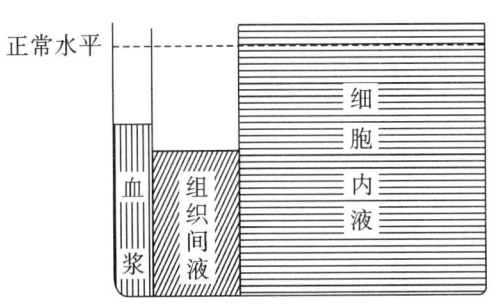

图3-2 低渗性脱水体液变动

（2）一般无口渴　血浆渗透压降低，脱水早期一般无口渴。机体虽缺水，但却不思饮，难以自觉口服补充液体。

（3）组织脱水　由于细胞外液量减少，血液被浓缩，血浆胶体渗透压升高，一部分组织间液会移向渗透压高的血管内。因此，低渗性脱水时，组织间液减少最明显。患者出现明显的脱水征，如眼窝凹陷、婴幼儿囟门凹陷、皮肤弹性降低和面容憔悴等。

（4）尿量变化　早期或轻度脱水时，由于细胞外液渗透压降低，ADH合成、分泌减少，尿量可稍增多。晚期或重度脱水时，由于血容量明显减少，ADH合成、分泌增加，可导致尿量减少。

（5）尿钠变化　由于血浆渗透压降低，血容量减少，使醛固酮分泌增加，肾排Na^+减少，因此尿钠很少（低于10 mmol/L）或消失。如果是经肾失钠引起的低渗性脱水患者，则尿钠增多（高于30 mmol/L）。

（6）中枢神经系统功能障碍　由于水分从渗透压较低的细胞外移向渗透压较高的细胞内，细胞内液容量增加，渗透压降低。脑细胞水肿可导致脑组织代谢紊乱，严重者可引起颅内压升高，出现头痛、头晕、嗜睡、昏迷等一系列中枢神经系统功能紊乱的症状。

临床上低渗性脱水也分三度：①轻度，相当于每千克体重缺失氯化钠0.5 g，患者常感乏力、头晕、直立性晕厥、尿中氯化物很少或缺如。②中度，每千克体重缺失氯化钠0.5~0.75 g，患者可有厌食、恶心、呕吐、视力模糊、收缩压轻度降低、心率增快、皮肤弹性降低等表现。③重度，每千克体重缺失氯化钠0.75~1.25 g，患者可有表情淡漠、木僵、昏迷等神经症状，并有严重休克。高渗性脱水与低渗性脱水的比较见表3-1。

表3-1　高渗性脱水与低渗性脱水的区别

区别	高渗性脱水	低渗性脱水
原因	水摄入不足，水丢失过多	各种原因（呕吐、腹泻、出汗、经肾丢失）引起体液丢失而只补充水分
失水部位	细胞内液为主	细胞外液为主
细胞外液渗透压	升高	降低

续表 3-1

区别	高渗性脱水	低渗性脱水
口渴	早期即有	早期轻症时无,严重时出现
口腔黏膜干燥	体重减少6%开始出现	无
站立时昏倒	无(除非严重患者)	有
血压	正常(严重时降低)	降低,常发生休克
尿量	减少	早期、轻症时不减少,休克时减少
尿比重	1.025 以上	低
尿钠	早期较高,晚期低	极低

3. 防治与护理的病理生理基础 积极防治原发病,去除病因,避免不恰当的医疗措施。补液的原则为先补钠后补水,一般情况下给予生理盐水即可。重症患者,可考虑应用高渗盐水(3% NaCl)以恢复细胞外液容量和渗透压,然后再补充适量 5% 葡萄糖注射液。如出现休克,要按休克的处理方法积极抢救。

(三)等渗性脱水

等渗性脱水是水和钠按其在血浆中的浓度成比例丢失,其特征为:失水等于失钠,血清钠浓度在 130~150 mmol/L,血浆渗透浓度在 280~310 mmol/L。临床上有时水和钠不成比例丢失后,经过机体的调节,血清钠浓度仍可维持在 130~150 mmol/L,血浆渗透浓度保持在 280~310 mmol/L 者,亦属此型脱水。

1. 原因和机制 任何等渗体液在短期内大量丢失引起的脱水均属等渗性脱水,主要见于:①消化液在短期内大量丢失,如严重呕吐、腹泻;②大量抽放胸、腹水;③大面积烧伤早期。

2. 功能代谢变化 等渗性脱水主要是细胞外液量明显减少,细胞内液量变化不大,血清钠浓度和血浆渗透压在正常范围。由于细胞外液大量减少,可通过容量感受器使 ADH 分泌增加,亦可使醛固酮分泌增加,肾远曲小管和集合管对水和钠的重吸收增强,从而使细胞外液容量得到部分补充,患者尿量减少,尿氯化物减少,尿钠减少,尿比重增高。

等渗性脱水患者由于细胞外液量明显减少,临床上通常有低渗性脱水表现,如血压下降。同时,由于等渗性脱水患者有演变成高渗性脱水的倾向,因此具有高渗性脱水的部分表现,如尿少、口渴、体温升高等。

等渗性脱水的患者,如处理不及时,可转变为高渗性脱水;如处理不当,只补水而忽视了补盐,则可转变为低渗性脱水。

3. 防治与护理的病理生理基础 在积极防治原发病的基础上,应补水补盐,以偏低渗为宜,通常输入 2 份生理盐水加 1 份 5% 葡萄糖注射液。

三、体液容量增加

(一)水中毒

由于水在体内潴留过多,导致体液容量增大,渗透压降低,并有一系列临床表现的综合征称为水中毒,又称低渗性体液增多。水中毒的特点:①体液容量增加;②血清钠浓度<130 mmol/L;③血浆渗透浓度<280 mmol/L。但机体钠的总量正常或增多,故又称高容量性低钠血症。

正常人摄入较多的水时,通过神经、内分泌和肾的调节作用,可以将体内多余的水分很快排出体外,不会发生水的潴留,更不会发生水中毒。当在病理情况下如ADH分泌过多或肾排水功能不足时患者又输入过多的水分,则可引起水的潴留,导致水中毒的发生。

水中毒在临床上虽然比较少见,但一旦发生将会给机体带来严重后果,甚至死亡。因此,必须对其发生的原因及功能、代谢变化有所认识。

1. 原因和机制

(1) ADH分泌过多 由于ADH能促进远曲小管和集合管对水的重吸收,因此任何原因引起的ADH分泌过多,均可使水经肾排出减少,发生水中毒。ADH分泌过多主要见于以下几种情况。①各种应激反应:如恐惧、疼痛、失血、休克、外伤等,由于交感神经兴奋解除了副交感神经对ADH分泌的抑制作用而使其分泌增多。②ADH分泌异常增多症:中枢神经系统疾病,如外伤、感染;肺部疾患,如严重肺炎、肺结核;恶性肿瘤,如肺部燕麦细胞癌。③糖皮质激素不足:糖皮质激素对下丘脑分泌ADH具有抑制作用。如肾上腺皮质功能低下时糖皮质激素分泌减少,ADH分泌增多,如果此时大量进水可发生水中毒。④药物:如异丙肾上腺素、环磷酰胺、吗啡、长春新碱等能够刺激ADH释放或能增强肾对ADH的敏感性。

(2) 肾排水功能不足 肾具有强大的调节水平衡的能力,只要肾功能正常,即使摄入较多水,一般也不会发生水潴留,更不会引起水中毒。因此水中毒常发生于肾功能不好又同时摄入了大量水的患者。在急性肾功能衰竭的少尿期、慢性肾功能衰竭的晚期,由于肾小球滤过率极度下降,肾排水功能极度降低,如果入水量不加限制,水则在体内潴留导致水中毒的发生。此外,慢性充血性心力衰竭或肝硬化时,肾血流量减少致肾排水功能不足,增加水负荷亦容易引起水中毒。

2. 对机体的影响

(1) 细胞外液量增加,血钠浓度降低 由于细胞外液量增加,血钠浓度降低,血浆渗透压下降,水在体内潴留,细胞外液被稀释。

(2) 细胞内液量增加,细胞内液渗透压下降 血钠浓度降低,细胞外液低渗,水从细胞外移向细胞内,直到细胞内、外渗透压达到新的平衡。由于细胞内液的容量大于细胞外液,因此过多的水分大都积聚在细胞内,会引起细胞水肿。轻度水中毒患者,组织间隙中水潴留的程度尚不足以引起明显的凹陷性水肿,晚期或重度患者则可出现凹陷性水肿症状。

(3) 血液稀释,细胞外液量增加 血液稀释,实验室检查可见血浆蛋白、血红蛋白浓度降低,血细胞比容降低,红细胞计数降低。

(4) 中枢神经系统症状 急性水中毒时,中枢神经系统症状出现最早而且突出,这是由脑细胞水肿和颅内压升高导致的。可表现为凝视、失语、精神错乱、定向能力失常、嗜睡、烦躁甚至惊厥、昏迷,并可出现视神经盘水肿。严重者可发生脑疝而致呼吸、心搏骤停。如在24 h内发生血清钠浓度低于125 mmol/L,则病死率可高达50%。轻症或慢性患者,发病缓慢,症状常不明显,易被原发病的症状、体征所掩盖,一般表现为软弱无力、恶心、头痛、嗜睡等症状。

3. 防治与护理的病理生理基础　首先应防治原发病,如急性肾功能衰竭及心力衰竭患者,应严格限制水的摄入,预防水中毒的发生。一般的轻症患者,只要停止或限制水分摄入,即可自行恢复。对于重症急性水中毒患者,除严格禁水外,尚应给予高渗(3%~5%)盐水以缓解体内的低渗状态和纠正脑细胞水肿,静脉注射甘露醇、山梨醇等渗透性利尿剂及呋塞米等强利尿剂以促进体内水分的排出。

(二) 水肿

体液在组织间隙或体腔内积聚过多称为水肿。如果发生在体腔内又称为积水,如胸腔积水(胸水)、腹腔积水(腹水)、心包积水等。由于水肿液来自血浆,与血浆的成分相近,因此水肿是等渗液的积聚,一般不伴有细胞内液体增多。水肿不是独立的疾病,而是一种重要的病理过程。

1. 水肿的分类　按发病原因可分为心性水肿、肾性水肿、肝性水肿、营养不良性水肿、淋巴性水肿、炎性水肿等。按水肿波及的范围可分为全身性水肿和局部性水肿。前者指水肿液不同程度地遍及全身各处组织间隙,并可伴有不同程度体腔积液,如心性水肿、肾性水肿、肝性水肿等;后者指水肿液仅局限于机体的某一范围或器官,如脑水肿、炎性水肿等。按发生水肿的器官组织可分为脑水肿、肺水肿、皮下水肿等。按水肿发生的程度可分为隐性水肿和显性水肿,前者是指体液积聚不足以达到指压试法阳性,常需要根据发病前后体重变化的对比来判断该型水肿的存在;后者是指出现明显的指压试法阳性,这是临床上确立显性水肿的依据。

水肿是由多种原因引起的。全身性水肿多见于充血性心力衰竭(心性水肿)、肾病综合征和肾炎(肾性水肿)以及肝脏疾病(肝性水肿),也见于营养不良(营养不良性水肿)和某些内分泌疾病。有的全身性水肿至今原因不明,称"特发性水肿"。局部性水肿常见于器官组织的局部炎症(炎性水肿)、静脉阻塞及淋巴管阻塞(淋巴性水肿)等情况,比较少见的血管神经性水肿也属局部性水肿。

2. 水肿的发生机制　正常人组织间液量占机体总重量的15%,这个量是相对恒定的,既不会过多,也不会过少。这种恒定主要依赖于机体的血管内外液交换平衡和体内外液交换平衡。如果某些因素破坏了这种平衡,致使组织间液生成大于回流或(和)体内钠、水潴留,即可引起水肿。

(1) 血管内外液体交换失衡——组织间液的生成大于回流　组织液是血浆经毛细血管壁滤过生成的,同时它又通过重吸收回到毛细血管。正常情况下血浆和组织液之间不断进行液体交换,使组织液的生成和回流保持动态平衡。液体通过毛细血管壁移动的方向取决于有效滤过压大小。有效滤过压大小与毛细血管血压、组织液流体静水压、血浆胶体渗透压和组织液胶体渗透压有关。其中促使液体滤出毛细血管靠毛细血管血压和组织液胶体渗透压,称为滤过压;促使液体吸收回毛细血管是靠血浆胶体渗透压和组织液静水压,称为重吸收力。有效滤过压可用下式表示:有效滤过压=(毛细血管血压+组织液胶体渗透压)-(血浆胶体渗透压+组织液静水压)。

现已知毛细血管血压,动脉端平均为30 mmHg(1 mmHg=0.133 kPa),静脉端平均为12 mmHg,组织液静水压平均为-6.5 mmHg。血浆胶体渗透压为28 mmHg,组织液胶体渗透压为5 mmHg。那么在毛细血管动脉端有效滤过压为13.5 mmHg,在毛细血管静脉端为-4.5 mmHg。也就是说在毛细血管动脉端,有效滤过压为正值,液体滤出毛细血管,而在毛细血管静脉端,有效滤过压为负值,液体被重吸收回毛细血管,并且滤出的量多于重吸收的量,机体每天生成约 24 L 组织液,由静脉回流约 21 L,其余部分约 3 L 则进入毛细淋巴管,再由淋巴系统流回血液。淋巴回流不仅可把略多生成的组织液送回体循环,而且可把毛细血管漏出的少量蛋白质、细胞代谢产生的大分子物质回吸收入体循环(图 3-3)。

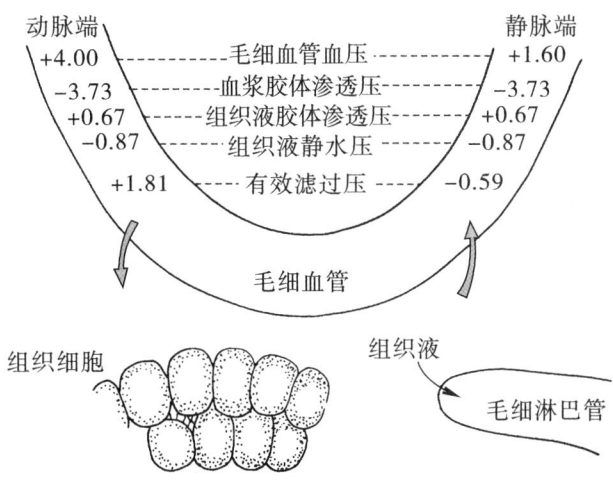

图 3-3 组织液生成与回流

"+"表示促使液体滤出毛细血管的力,"-"表示阻止液体滤出毛细血管的力;图中数字的单位均为 kPa

在病理情况下,以下四种情况可打破这种平衡,使组织液生成大于回流。

1) 毛细血管血压增高　毛细血管血压增高可致滤过压升高,液体从毛细血管内向外滤出增多,组织间液生成增多,当超过淋巴回流的代偿能力时,便可引起水肿。毛细血管血压增高的常见原因是静脉压增高。如肝硬化时,门静脉血回流受阻,门静脉压升高,是导致腹水发生的一个原因。充血性心力衰竭时,静脉回流受阻,静脉淤血,静脉压增高,是导致全身性水肿的重要原因。肿瘤压迫静脉或静脉血栓形成,可直接引起相应部位静脉压增高,引起局部水肿。此外,动脉充血也可使毛细血管血压增高,成为炎性水肿发生的重要原因之一。

2) 血浆胶体渗透压降低　血浆胶体渗透压降低,促使液体回吸收入毛细血管的力量减弱,即组织液回流减少,当超过淋巴回流的代偿能力时,便可引起水肿。血浆胶体渗透压的高低主要取决于血浆白蛋白的含量。正常血浆白蛋白含量为 40~50 g/L,一般认为当血浆白蛋白低于 20 g/L 时,就会发生水肿。由血浆白蛋白降低而产生的水肿,称低蛋白血症水肿。引起血浆白蛋白降低的主要原因有:①蛋白质摄入不足,见于营养不良及胃肠道吸收功能降低;②蛋白质合成不足,见于严重肝脏疾病如肝硬化等,肝细胞功能降低或丧失,白蛋白合成不足;③蛋白质丢失过多,最常见于肾病综合征,大量蛋白质从尿中排出,每天可从尿中丢失白蛋白 10~20 g;④蛋白质消耗过多,见于慢性消耗性疾病,如恶性肿瘤、慢性感染等,由于蛋白质分解代谢增强,血浆白蛋白含量降低。

3) 毛细血管壁通透性增加　正常情况下,毛细血管仅能允许微量蛋白质滤出,因此,在毛细血管内外形成了很大的胶体渗透压梯度。当毛细血管壁通透性增高时血浆蛋白从毛细血管和微静脉壁滤出,其结果造成血浆胶体渗透压下降,组织间液的胶体渗透压升高,从而有利于液体滤出,而不利于液体回吸收,结果导致组织液生成多于回流,而引起水肿。毛细血管壁通透性增加见于各种炎症,如感染、烧伤、冻伤、化学伤、昆虫咬伤及某些变态反应(荨麻疹、药物过敏等),以上因素可直接损伤微血管壁或通过组胺、激肽类等炎症介质的作用而使毛细血管壁的通透性增高。这种水肿液的特点是蛋白质含量较高,可达 30~60 g/L(正常组织间液为 4~6.9 g/L)。临床上可作为炎性水肿与非炎性水肿的鉴别指标之一。

4)淋巴回流受阻　淋巴回流是静脉回流的一个很重要的辅助部分,通过淋巴回流能把组织间隙中多余的组织液和从毛细血管漏出的血浆蛋白重新运回血液循环,而且在组织液生成增多时还能代偿回流,具有重要的抗水肿作用。在某些病理条件下,当淋巴干道被堵塞时,淋巴回流受阻,一方面使组织间液回流减少;另一方面,从微血管滤出的少量蛋白不能运走而使组织间液渗透压增高,促使水肿发生。含蛋白的水肿液在组织间隙中积聚,形成淋巴性水肿。常见原因有:恶性肿瘤侵入并阻塞淋巴管,乳腺癌根治术等摘除主干通过的淋巴结,可致相应部位水肿;丝虫病时,主要的淋巴管道被成虫堵塞,可引起下肢和阴囊的慢性水肿。这种水肿液的特点也是蛋白质含量较高,可达 40~50 g/L,其原因是水和晶体物质通过血管壁回吸收到血管内,导致蛋白浓缩。

(2)体内外液体交换失衡——钠、水潴留　正常情况下,钠、水的摄入量和排出量处于动态平衡状态,从而保持体液量的相对恒定。这种平衡的维持主要有赖于肾的调节作用,通过肾小球的滤出和肾小管的重吸收保持体液总量及细胞外液量的相对恒定。肾小球滤过的钠、水 99%~99.5% 被肾小管重吸收,只有 0.5%~1% 排出,肾小球滤过率与肾小管重吸收率保持正常比例的现象,称为球-管平衡。正常情况不会发生钠、水潴留,但在某些因素导致球-管平衡失调时,便可导致钠、水潴留,成为水肿发生的重要原因(图 3-4)。

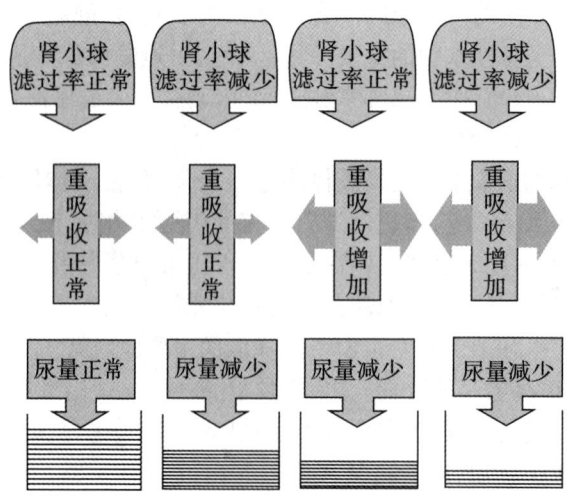

图 3-4　球-管失衡基本形式示意

1)肾小球滤过率下降　当肾小球滤过率下降,在不伴有肾小管重吸收相应减少时,就会导致钠、水在体内潴留。常见原因有:①广泛的肾小球病变,如急性肾小球肾炎,因肾小球内皮细胞肿胀和炎性渗出物增多而阻碍滤过,使肾小球滤过率(glomerular filtration rate,GFR)明显下降。慢性肾小球肾炎时,大多数肾单位严重破坏,肾小球滤过面积显著减少,亦可使 GFR 下降。②有效循环血量明显减少,如充血性心力衰竭、肾病综合征等使有效循环血量减少,肾血流量下降,并可反射性引起交感-肾上腺髓质系统及肾素-血管紧张素系统兴奋,使入球小动脉收缩,肾血流量进一步减少,有效滤过压降低,GFR 下降,导致钠、水潴留。

2)近曲小管重吸收钠、水增多　①ANP 分泌减少:当充血性心力衰竭、肾病综合征、肝硬化伴腹水等有效循环血量减少时,心房的牵张感受器所受的刺激减弱,ANP 分泌减少,近曲小管对钠、水重吸收增多。②肾小球滤过分数(filtration fraction,FF)增加:肾小球滤过分数增加是肾内物理因素的作用。肾小球滤过分数=肾小球滤过率/肾血浆流量。充血性心力衰竭、肾病综合征时,肾血流量随有效循环血量的减少而下降,由于出球小动脉收缩比入球小动脉收缩明显,肾小球滤过率比肾血浆流量相对增多。因此,通过肾小球后,流入肾小管周围毛细血管的血液,其血浆胶体渗透压增高,同时流体静压下降,导致近曲小管重吸收钠、水增多。

3)远曲小管和集合管重吸收钠、水增加　远曲小管和集合管重吸收钠、水受激素调节。

醛固酮分泌增多:醛固酮的作用是促进肾远曲小管重吸收钠,进而引起钠、水潴留,引起醛固酮增加的原因有以下两点。①分泌增加:当有效循环血量减少及肾血流量减少时,肾血管灌注压下降,可刺激入球小动脉壁的牵张感受器,肾小球滤过率的降低使流经致密斑的钠量减少,均可使近球细胞的肾素分泌增多,肾素-血管紧张素-醛固酮系统被激活,使醛固酮分泌增多。临床上见于充血性心力衰竭、肾病综合征、肝硬化伴腹水时。②灭活减少:肝硬化患者肝细胞灭活醛固酮的功能减退,也是血中醛固酮含量增高的原因。

抗利尿激素分泌增多:抗利尿激素的作用是促进肾远曲小管和集合管对水重吸收,是引起钠、水潴留的原因之一。引起 ADH 分泌增加的原因有以下两点。①有效循环血量减少使左心房和胸腔大血管的容量感受器所受的刺激减弱,反射性地引起 ADH 分泌的增加。②肾素-血管紧张素-醛固酮系统激活后,血管紧张素Ⅱ生成增多,进而导致醛固酮分泌增加,并促进肾小管对钠的重吸收增多,血浆渗透压增高,刺激下丘脑渗透压感受器,使 ADH 分泌与释放增加。

以上所述是水肿发生的几个基本因素。由单一因素引起的水肿并不多见,通常是多种因素先后或同时发挥作用。在不同的水肿或同一类型水肿的不同阶段,同一因素所占的比重也不尽相同。引起组织液生成大于回流的一些因素是引起水肿的最基本因素,而且这些因素一般引起局部水肿。全身性水肿除有组织间液生成大于回流外,还常常同时有体内钠、水潴留的参与,两者是相互促进的。因此,在医疗实践中,必须对不同患者进行具体分析,这对于选择适宜的治疗方案具有重要意义。

3. 常见全身性水肿的类型

(1)心性水肿　心性水肿分为两种,一种是左心衰竭引起的肺水肿,另一种是右心衰竭引起的全身性水肿,通常所说的心性水肿是指后者。

因血流动力学受重力因素的影响,心性水肿一般先出现于身体的低垂部位。如能起床活动及坐位的患者以足部、踝内侧及胫前区较为明显,仰卧或侧卧患者以背、骶部或对侧明显,严重时可波及全身,并可出现胸水、心包积液和腹水。心性水肿归因于心输出量减少及静脉回流障碍。

1)心输出量减少——钠、水潴留

肾小球滤过率降低:心力衰竭患者心脏泵血功能减弱,故心输出量减少,有效循环血量减少,全身各器官组织供血不足,肾血流量减少,同时由于颈动脉窦和主动脉弓的压力感受器所受的牵张作用减弱,反射性引起交感神经兴奋,肾血管收缩,也使肾血流量减少,从而导致肾小球滤过率下降。

肾小管重吸收增加:心力衰竭时,心输出量减少,有效循环血量减少,肾血流量减少,激活肾素-血管紧张素-醛固酮系统,一方面血管紧张素Ⅱ增多使出球小动脉收缩甚于入球小动脉,肾小球滤过分数升高,近曲小管对钠、水重吸收增加,引起钠、水潴留;另一方面,醛固酮分泌增多,使远曲小管和集合管对钠的重吸收增加,随之水的重吸收也增加,同时有效循环血量减少还可通过容量感受器反射性引起ADH分泌增多,使远曲小管和集合管对水的重吸收增多,随之钠的重吸收亦增多。醛固酮和ADH分泌过多使肾小管对钠、水重吸收增多,发生钠、水潴留。

2)静脉回流受阻——毛细血管血压升高 右心衰竭时,右心室收缩力减弱,不能把体静脉回流的血液充分搏出,右心房淤血,右心房内压升高,静脉回流受阻,体静脉淤血,毛细血管血压升高,血浆从毛细血管内向外滤出增多,组织液生成大于回流,导致水肿的发生。由于重力作用,越是机体低垂部位,毛细血管血压升高越明显,所以低垂部位是机体发生水肿最早的部位。

(2)肾性水肿 由肾原发性疾病引起的全身性水肿称为肾性水肿。肾性水肿是肾病患者常见的重要临床表现之一。其特点是首先表现为眼睑或面部水肿,严重时可进一步扩展到全身。

1)肾病性水肿 肾病综合征时,肾小球基底膜通透性增加,大量的血浆蛋白,尤其是白蛋白随尿丢失,导致低蛋白血症,使血浆胶体渗透压降低,组织液回流减少,大量体液潴留在组织间隙,形成低蛋白血症性水肿。同时,组织间液增多,使有效循环血量减少,继发性醛固酮和抗利尿激素分泌增多,进一步加剧钠、水潴留,加重水肿。

2)肾炎性水肿 急性肾小球肾炎时,肾小球发生弥漫性炎症反应,肾小球内皮细胞肿胀及炎性渗出物的阻塞作用,使肾小球滤过率降低,而肾小管受损较轻,对钠、水吸收基本正常,故发生球-管平衡失调引起钠、水潴留。慢性肾小球肾炎时,肾小球进行性破坏导致大量肾小球纤维化,肾小球滤过面积明显减少,肾小球滤过率下降。部分患者若伴有尿蛋白排出增多,则可引起血浆胶体渗透压降低,也是肾小球肾炎患者引起水肿的发生机制之一。

(3)肝性水肿 继发于肝脏疾患的水肿,称为肝性水肿,多由肝硬化所致。其特点是以腹水为主要表现,而皮下水肿不明显,其发生机制可能与下列因素有关,按其主次作用分述如下:

1)肝静脉回流受阻 肝硬化时,由于肝内结缔组织增生和假小叶形成,肝内血管,特别是肝静脉的分支可被扭曲和挤压,甚至闭塞,从而引起肝静脉回流受阻,肝静脉压和肝窦内压增高,大量血浆成分进入肝组织间隙,淋巴液生成明显增多,当超过肝淋巴回流代偿能力时,过多的肝淋巴液从肝表面漏出到腹腔,形成腹水,这是构成腹水的主要来源。

2）门静脉高压 门脉性肝硬化时，肝窦内压增高，同时肝内门静脉分支与肝动脉分支之间的吻合支开放，使门脉压升高及静脉淤血。门静脉高压致所属毛细血管血压升高，大量血浆进入肠壁，肠壁及肠系膜水肿，并进一步漏入腹腔形成腹水，也是腹水产生不容忽视的原因。

3）钠、水潴留 肝硬化腹水时，有效循环血量减少，反射性引起醛固酮和 ADH 分泌增多，肾小管重吸收钠、水增多，发生钠、水潴留。此外，由于严重肝疾病时肝对醛固酮和 ADH 灭活作用减弱，也可使醛固酮及 ADH 增多，促进或加重肝性水肿（腹水）的发生及发展。

4）低蛋白血症 严重的肝疾病，一方面，肝合成蛋白质减少，发生低蛋白血症；另一方面，由于门静脉高压时胃肠淤血、黏膜水肿，影响蛋白质的吸收，也促进低蛋白血症的发生，低蛋白血症使血浆胶体渗透压降低，在腹水形成中起一定的作用。

4. 水肿的特点及对机体的影响

（1）水肿液的性状 水肿液含血浆的全部晶体成分，根据蛋白质含量的不同分为漏出液和渗出液。①漏出液的特点是水肿液的比重低于 1.015，蛋白质的含量低于 25 g/L，细胞数少于 5 000/L。②渗出液的特点是水肿液的比重高于 1.018，蛋白质的含量可达 30~50 g/L，可见较多的白细胞。后者由毛细血管通透性增高所致，见于炎性水肿。此外，淋巴性水肿时微血管通透性不高，水肿液比重可不低于渗出液。

（2）水肿的皮肤特点 皮下水肿是全身或躯体局部水肿的重要体征。当皮下组织有过多的液体集聚时，皮肤肿胀、弹性差、皱纹变浅，用手指按压时可能有凹陷，称为凹陷性水肿，又称显性水肿。实际上，全身性水肿患者在出现凹陷之前已有液体的集聚，并可达原体重的 10%，称为隐形水肿。未出现凹陷是因为分布在组织间隙中的胶体网状物（化学成分是透明质酸、胶原及黏多糖等）对液体有强大的吸附能力和膨胀性。液体被吸附呈凝胶状态就不能自由移动，受到压力时也不易移动；只有当液体的集聚超过胶体网状物的吸附能力时，才能成为游离的液体，后者在组织间隙中具有高度的移动性，当液体集聚到一定量时，用手指按压该部位皮肤，游离的液体从按压点向周围扩散，形成凹陷，数秒后自然平复。

水肿对机体既有有利的一面，也有不利的一面，但大多数水肿对机体有害。

从生物学效应来说，炎性水肿液可以稀释毒素，运送抗体、补体，其中的蛋白质及纤维蛋白在组织间隙形成网状物，可限制细菌的扩散；在某种程度上水肿是循环系统的"安全阀"，因为当血容量明显增加时，水肿的出现可避免循环系统压力极度上升，避免引起血管破裂和急性心力衰竭的危险，这些都是水肿有利的一面。

水肿对机体不利影响的程度取决于水肿的部位、程度、发生速度及持续时间。①重要部位水肿或脏器水肿可引起致命性后果，如喉头水肿可发生窒息，严重脑水肿可因颅内压升高而发生脑疝，致呼吸、心搏骤停。②主要脏器水肿或水肿液压迫脏器可引起功能障碍，如肺水肿可使呼吸功能不全而发生缺氧，胸腔积液压迫肺也能引起同样后果。③细胞营养障碍，过量的液体在组织间隙中积聚，使细胞与毛细血管间的距离增大，增加了营养物质在细胞间弥散的距离。同时压迫局部微血管，引起局部微循环障碍，造成组织细胞缺氧，可致细胞发生营养不良。受骨壳坚实包裹限制的器官和组织，如发生急性重度水肿，可造成严重后果，如脑水肿，甚至脑疝致死。

第二节 钾代谢紊乱

钾代谢紊乱主要是指细胞外液钾离子浓度的异常变化,包括低钾血症和高钾血症。在临床上钾代谢紊乱比水、钠代谢紊乱显得更重要,这是因为迅速而严重的钾代谢紊乱,尤其是高钾血症,可以危及生命。而钾代谢紊乱所引起的临床表现,又往往易与原发病混淆,贻误治疗。所以,应给予足够的重视。

一、正常钾代谢

(一)体内钾含量及分布

正常人体内的含钾量为每千克体重 50~55 mmol,在机体电解质中含量仅次于 Na^+,是机体内最重要的无机阳离子之一。钾的分布特点是:总钾的约 98% 在细胞内,只有约 2% 在细胞外。因此,钾是细胞内含量最多的阳离子。正常情况下,细胞内液钾浓度为 140~160 mmol/L,而血清钾正常浓度为 3.5~5.5 mmol/L,两者浓度相差很大。测定血钾可取血浆或血清,血清钾浓度通常比血浆钾浓度高约 0.4 mmol/L,主要原因可能与凝血过程中血小板释放一定数量的钾有关。

正常膳食中含有丰富的钾,成人每天钾的摄入量为 50~200 mmol,远大于生理需要量,但由于正常机体有完善的排钾机制,所以高钾血症一般也不会发生。反之,机体每天最少的排钾量也大于 10 mmol,所以在临床上,即使钾摄入很少或无钾盐摄入时肾仍会排出一定量的钾,可导致低钾血症的发生。

(二)钾平衡的调节

机体内钾平衡的维持主要依赖于内外两种自稳调节机制。

1. **外自稳调节** 通过机体与外环境之间的交换,调节摄入及排泄量来维持体内钾总量的恒定,实现机体与外环境间的钾平衡。

(1)肾对钾排泄的调节 这是外自稳调节的最重要机制。肾排钾过程大致分为肾小球滤过、近曲小管和髓袢对钾的重吸收、远曲小管和集合管对钾排泄的调节三个部分。钾可以自由通过肾小球滤过膜,而且无论机体是缺钾或是钾过多,近曲小管和髓袢对钾的重吸收率一般都在滤量的 90%~95%。如果不发生肾小球滤过率明显下降,这两部分对钾平衡影响不大。而对不断变动着的钾摄入量,机体主要依赖远曲小管和集合管对钾的分泌来调节。一般情况下,该两段肾小管是向肾小管腔内分泌钾。在高钾血症严重时,分泌钾量甚至可超过肾小球滤过的排钾量。钾的分泌由该段肾小管上皮的主细胞完成。当醛固酮增高、血钾升高、远曲小管内原尿流速增大、碱中毒时,肾远曲小管和集合管分泌、排钾增多;反之,肾小管对钾分泌量减少。

(2)结肠的排钾功能 正常情况下,摄入机体内的钾大约 90% 由肾排出,约 10% 由肠道排出,结肠上皮细胞泌钾多少亦受醛固酮的控制。当肾排钾障碍时,结肠泌 K^+ 可成为另一重要排钾途径。

此外,汗液中也含有少量的钾,约为 9 mmol/L。一般情况下由汗液排钾极少,但当大量出汗时亦可丢失相当数量的钾。

2. 内自稳调节 维持血钾正常浓度的内自稳调节是靠细胞内外离子转移来实现的。当细胞外液 K^+ 浓度发生变化时,通过 K^+ 在细胞内外的移动,可维持 K^+ 在细胞外液的正常浓度。调节 K^+ 跨细胞转移的基本机制被称为泵-漏机制:泵是指钠钾 ATP 酶,将 K^+ 逆浓度差摄入细胞内;漏是指 K^+ 沿浓度差通过各种 K^+ 通道进入细胞外液。影响细胞内外 K^+ 浓度的主要因素是:①增加细胞对 K^+ 摄取而使血清 K^+ 降低的因素有胰岛素、β肾上腺素能药物、血钾升高、碱中毒等;②减少细胞对钾的摄取而使血清 K^+ 升高的因素有α肾上腺素能药物、酸中毒以及细胞外液渗透压急促升高和运动等。

(三)钾的生理功能

钾的生理功能包括:①维持体液的渗透压平衡和酸碱平衡;②维持细胞的静息电位;③维持许多酶的生理活性,参与代谢过程和功能活动;④构成组织成分。

二、低钾血症

血清 K^+ 浓度低于 3.5 mmol/L,并出现一系列功能代谢改变,称为低钾血症。大多数情况下,低钾血症患者往往伴有 K^+ 总量的减少。但在一些原因引起的细胞外钾向细胞内转移而导致低钾血症时,机体的含钾总量并不一定减少。

1. 原因和机制

(1)钾摄入不足 主要见于不能进食或禁食者。因长时间不能进食或进食量不足,长期输液未补钾或补钾不够,而肾又不断排钾,则可引起低钾血症。

(2)钾丢失过多 是引起低钾血症的最主要原因。钾可以通过消化道、肾或经皮肤丢失。其中,通过消化道和肾丢失是临床上最常见和最主要的失钾原因。

经消化道失钾:因消化液的钾含量比血浆高,当大量丢失消化液,如呕吐、腹泻、肠瘘、胃肠减压时,由于大量消化液丢失,可引起失 K^+。大量丢失消化液又可引起血容量降低,使醛固酮分泌增加,也可使肾排钾增多。

经肾失钾:经肾失钾是成人失钾的最重要原因。常见于:①利尿剂(噻嗪类、呋塞米等)应用不当。这类药物因抑制髓袢升支对 Cl^- 和 Na^+ 吸收,可使远曲小管和集合管的原尿流速增大、Na^+-K^+ 交换增加、低氯血症等导致尿钾增多。②原发性和继发性醛固酮增多症、肾上腺皮质功能亢进等使醛固酮分泌增多、肾小管 Na^+-K^+ 交换增加,致尿 K^+ 增多。③某些肾疾病,在急性肾功能衰竭多尿期,因原尿中尿素增多所致的渗透性利尿,以及新生肾小管对水、电解质重吸收功能较低,患者尿量增多,可使尿钾增多。肾小管性酸中毒患者,肾小管重吸收 HCO_3^- 减少,H^+-Na^+ 交换减弱,而 K^+-Na^+ 交换增强,肾排钾增多。

经皮肤失钾:大量出汗或大面积烧伤,K^+ 随体液的丢失而减少。

(3)细胞外钾转到细胞内 这种情况下机体的含钾总量并未减少。较常见的原因有以下几点。①碱中毒:无论是代谢性还是呼吸性碱中毒,均可促使钾进入细胞内。其发生机制是碱中毒时 H^+ 从细胞内溢出到细胞外,细胞外 K^+ 进入细胞内,以维持体液的离子平衡;肾小管上皮细胞也发生此种离子转移,使 H^+-Na^+ 交换减弱,而 K^+-Na^+ 交换增强,尿钾排出增多。②某些药物:如外源性胰岛素、沙丁胺醇等。胰岛素一方面可直接激活细胞膜上钠钾 ATP 酶的活性,使细胞外钾转入细胞内,另一方面可促进细胞糖原合成,使细胞外钾随同葡萄糖进入细胞内。β肾上腺素能受体活性增强,可激活细胞膜上钠钾 ATP 酶,使细胞外钾转入细胞内。③毒物作用:如粗制棉籽油中毒(主要毒素为棉酚)、钡中毒。由于钾通道被阻滞,K^+外流减少而致血钾降低。④低钾性周期性麻痹:这是一种少见的常染色体显性遗传性疾病,其特征是反复发作的肌肉软弱甚至麻痹,发作时出现低钾血症和骨骼肌瘫痪,剧烈运动、应激等是其常见的诱发因素,多数不经治疗可在 6~24 h 自行缓解。导致低钾血症的机制尚不清楚。肌肉麻痹可能是骨骼肌膜上电压依赖性钙通道的基因位点突变,使 Ca^{2+} 内流受阻,肌肉的兴奋收缩耦联障碍所致。

2. 对机体的影响　低钾血症对机体的影响与血钾降低的程度、速度和持续时间有关。血钾浓度越低,降低速度越快,对机体的影响越大,临床表现越显著。其机制主要与引起静息电位异常及细胞代谢障碍有关。

(1)神经肌肉的兴奋性降低　低钾血症最突出的表现是骨骼肌松弛无力,甚至引起迟缓性瘫痪。一般当血清钾浓度低于 3.0 mmol/L 时,即有四肢无力的症状,首先累及下肢,以后影响上肢及躯干的肌群。当低于 2.5 mmol/L 时可出现软瘫,严重者可因呼吸肌麻痹而致死。急性低钾血症时,由于细胞外液 K^+ 浓度急剧降低,细胞内液 K^+ 浓度变化不明显,使细胞内外钾浓度差增大,$[K^+]_i/[K^+]_o$ 比值增大,细胞内 K^+ 外流增多,致细胞静息电位负值增大,静息电位(E_m)与阈电位(E_t)间的距离增大,细胞发生超极化阻滞,兴奋性降低甚至消失(图3-5)。慢性低钾血症时,细胞外液 K^+ 浓度降低缓慢,细胞外钾能通过细胞内钾逸出得到补充,细胞内 K^+ 浓度也降低,细胞内外 K^+ 浓度比值接近正常,静息电位变化不大,神经肌肉兴奋性变化不明显。但患者可有感觉异常和周身困痛,这与细胞代谢障碍、细胞肿胀、横纹肌萎缩及灶状坏死有关。

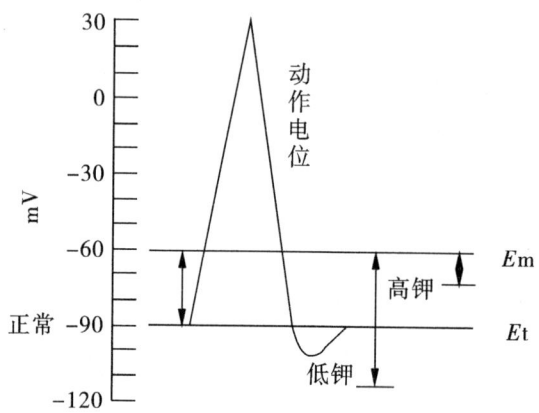

图 3-5　细胞外液 K^+ 浓度与骨骼肌静息电位、阈电位的关系

平滑肌无力表现为胃肠蠕动减弱、肠鸣音减少或消失、腹胀,甚至发生麻痹性肠梗阻。神经系统受累表现为肌肉酸痛或感觉异常、肌张力降低,腱反射减弱或消失。

(2)对心脏的影响　①心肌兴奋性增高:心肌兴奋性大小主要与 E_m 与 E_t 间的距离长短有关。低钾血症时心肌细胞膜 K^+ 通道开放减少,对 K^+ 的通透性降低,细胞内 K^+ 外流减少,使心肌细胞静息电位负值减小,与阈电位的差距减小,心肌兴奋性升高。由于心肌兴奋性增高,即使阈下刺激,也可引起心肌兴奋收缩,加之心肌动作电位时程缩短、有效不应期缩短及心肌超常期延长,故很容易发生快速型心律失常。②心肌传导性降低:因静息电位负值减小,除极时 Na^+ 内流速度减慢,造成 0 期去极的速度和动作电位上升幅度减小,因此兴奋的扩布减慢,传导性降低。③心肌自律性升高:低钾血症时,心肌细胞膜钾电导降低,舒张期(复极第 4 期)K^+ 外流速度减慢而 Na^+ 内流速度相对增加,使快反应细胞的舒张期自动除极化速度加快,自律性升高。④心肌收缩性增强:当细胞外液 K^+ 浓度降低时,其对 Ca^{2+} 内流的抑制作用也降低,Ca^{2+} 内流加速,使心肌细胞内 Ca^{2+} 的浓度增加,兴奋收缩耦联加强,心肌收缩性增强。但严重的慢性缺钾过程,可使细胞内 K^+ 浓度降低,细胞代谢障碍,致心肌细胞发生变性坏死,此时心肌收缩性减弱。

低钾血症时,心电图会发生以下改变。①T 波低平:T 波反映心室肌 3 相复极化,低钾血症时心肌细胞膜对 K^+ 的通透性降低,3 期钾外流减慢,该过程延缓,表现为 T 波低平、增宽。②U 波明显:U 波正常为浦肯野纤维 3 期复极化形成的波,正常心电图中常被 T 波掩盖,低钾血症时,浦肯野纤维复极化时间延长,使 U 波凸显出来。U 波是低钾血症较具特征的心电图改变。③S-T 段压低:S-T 段反映动作电位 2 相平台期,低钾血症时,心肌细胞膜对 K^+ 的通透性降低,2 期 Ca^{2+} 内流相对加速,使 S-T 段不能回到基线而呈下移状。④心率增快和异位心律:由自律性增高所致。⑤P-R 间期延长,QRS 波增宽:传导性降低所致。低钾血症对心肌和心电图的影响如图 3-6 所示。

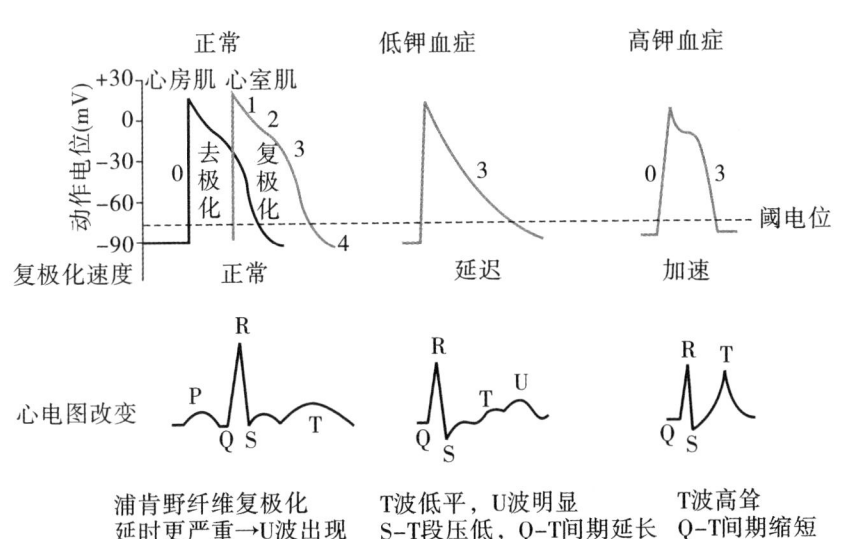

图 3-6 血钾浓度对心肌细胞膜电位和心电图的影响

(3) 对酸碱平衡的影响　低钾血症时易引起代谢性碱中毒,其发生机制是:①除了由钾分布异常引起的低钾血症外,低钾血症时细胞内 K^+ 外逸,细胞外液 H^+ 内移,使细胞内酸中毒,细胞外碱中毒。②肾小管上皮细胞内 K^+ 浓度降低,肾 K^+-Na^+ 交换减弱,H^+-Na^+ 交换增强,尿液 H^+ 增多,加重代谢性碱中毒。此时,虽然细胞外液处于碱中毒状态,但尿液却呈酸性,一般将这种低钾血症时出现代谢性碱中毒,而尿液反而呈酸性的现象,称为反常性酸性尿。

(4) 对肾的影响　浓缩功能障碍,在慢性缺钾伴有低钾血症时,常出现尿浓缩障碍。由此可以理解,慢性缺钾的患者常有多尿和低比重尿的临床表现。

尿浓缩功能障碍的发生机制在于:①远曲小管对ADH的反应性不足;②低钾血症时髓袢升支NaCl的重吸收不足,以致髓质尿渗透压梯度的形成发生障碍。

3. 防治与护理的病理生理基础　①防治原发病;②治疗时可适当补钾。

补钾原则:补钾最好口服,因恶心、呕吐、昏迷等原因不能口服或病情严重时,才考虑静脉滴注补钾。静脉补钾一般应遵循以下原则:①见尿补钾,即当每日尿量大于500 mL时,静脉补钾才比较安全,以免因肾排钾障碍而产生高钾血症;②少量低速,每小时滴入量以10~20 mmol为宜,每日补钾不宜超过120 mmol,输入钾浓度不得超过40 mmol/L;③密切观察心率、心律,定时测定血钾浓度;④细胞内缺钾恢复较慢,勿操之过急,一般须补钾4~6 d细胞内外的钾才能达到平衡,严重病例须补15 d以上;⑤严禁通过静脉注射补钾。

三、高钾血症

血清钾浓度高于5.5 mmol/L,并出现一系列的功能代谢改变,称为高钾血症。

1. 原因和机制

(1) 肾排钾障碍　肾排钾障碍是引起高钾血症的最常见原因,以下几种情况较常见。①GFR的显著下降:在急性肾衰竭的少尿期,慢性肾衰竭的晚期,或因失血、休克等使血压明显降低时都可引起GFR显著下降,出现少尿或无尿致肾排钾障碍,血钾浓度上升。在无尿时,血钾浓度以每日0.7 mmol/L的速度上升。高钾血症是急性肾衰竭患者最常见的死亡原因之一。②肾远曲小管、集合管泌钾受阻:各种疾病导致的醛固酮分泌不足,或肾小管对醛固酮的反应性降低均可导致钾排泌减少,使血钾升高。如肾上腺皮质功能不全(艾迪生病)、间质性肾炎、系统性红斑狼疮等疾病所致的肾小管损害,使钾分泌减少,造成钾的潴留。③长期使用抗醛固酮利尿药:在应用螺内酯、氨苯蝶啶等保钾利尿药时,肾小管的保钠排钾作用受抑制,造成钾的潴留。

(2) 钾输入、摄入过多　在治疗低钾血症时,静脉输入钾过快或用量过大时,可使血钾浓度骤增,加之细胞外液的K^+转移进细胞内的速度是比较缓慢的,所以会引起高钾血症。此外,当静脉输入大量含钾药物,如青霉素钾盐,每100万U含K^+ 1.5 mmol/L;输入大量的库存血易发生高钾血症,这是因为血液储存中,红细胞将K^+释入血浆,库存2周后血钾增加4~5倍,储存越久,血钾越高。

(3) 细胞内钾转到细胞外　当细胞内K^+大量外移时,可致血钾升高,此时机体总钾量可正常。①酸中毒:酸中毒时细胞外液H^+浓度升高,过多的H^+进入细胞内,由细胞内缓冲系统缓冲,而细胞内K^+则外移以维持电荷的平衡;肾小管上皮细胞内外也发生此种离子转移,使肾远曲小管H^+-Na^+交换增强,而K^+-Na^+交换减弱,尿钾排出减少。②胰岛素缺乏:胰岛素不足的糖尿病患者,钾进入细胞内减少,加上糖代谢障碍,细胞中分解代谢加强,大量K^+释放到细胞外液,使血钾升高。③组织细胞的损伤:如挤压伤、烧伤、恶性淋巴瘤或白血病化疗后及溶血反应等,由于细胞内K^+含量极高,当细胞破坏后,细胞内K^+释出至细胞外,加上肌红蛋白、血红蛋白引起急性肾功能不全,可导致严重的高钾血症。④缺氧:缺氧时能量代谢障碍,ATP生成不足,细胞膜钠钾ATP酶功能减弱,引起细胞内钠增多而细胞外钾增多。⑤某些药物:β受体阻滞剂、洋地黄类药物中毒等通过干扰钠钾ATP酶功能妨碍细胞摄钾。肌肉松弛药氯化胆碱可增大骨骼肌细胞膜的 K^+ 通透性,钾外漏增多。⑥高钾性周期性麻痹:是一种常染色体显性遗传性疾病,发作时细胞内钾外移引起血钾升高,可能与肌细胞膜功能异常有关。

2. 对机体的影响　高钾血症对机体的影响主要与血钾升高的程度、速度有关,血钾升高越快、越高,对机体的影响越大。

(1)对神经肌肉的影响　急性高钾血症对神经肌肉有明显影响。轻度高钾血症(5.5~7.0 mmol/L)时,因细胞内外 K^+ 的浓度梯度减小,钾外流减少,所以 Em-Et 间距缩小,细胞膜处于部分去极化状态,神经肌肉兴奋性增高,临床上有手足感觉异常、肌束震颤、肌痛等表现。严重高钾血症(7.0~9.0 mmol/L),则使 Em 接近或超过 Et 水平,细胞膜上快钠通道失活而不易形成动作电位,细胞处于去极化阻滞状态,于是神经肌肉的兴奋性降低或消失,临床上有肌肉软弱、弛缓性麻痹等表现。

(2)对心脏的影响　高钾血症对心肌的毒性作用极强,可发生致命性心室颤动和心脏停搏。高钾血症时,心肌细胞膜对钾离子的通透性增强,心肌电生理发生相应的改变。

对心脏的影响表现为:①心肌兴奋性轻症增高、重症降低,轻度高钾血症(5.5~7.0 mmol/L)时,Em-Et 间距轻度减小,心肌兴奋性增高;当血钾浓度迅速显著升高(7.0~9.0 mmol/L)时,由于心肌细胞膜上快钠通道失活,使 Em 接近或超过 Et 水平,心肌兴奋性降低或消失。②心肌传导性降低,由于心肌 Em 减小,0 期去极化的速度减慢和幅度降低,兴奋的扩布减慢,心肌传导性降低。③心肌自律性降低,高钾血症时心肌细胞膜对 K^+ 通透性增加,自律细胞复极化 4 期 K^+ 外流增加,而持续性的 Na^+ 内流相对减慢,自动去极化减慢,因而自律性降低。④心肌收缩性降低,K^+ 外流增加,可抑制复极化 2 期钙内流,使心肌细胞内 Ca^{2+} 浓度降低,影响兴奋收缩耦联,收缩性降低。

高钾血症时,心电图的改变为:①T 波高尖,高钾血症时,心肌细胞膜对 K^+ 通透性增加,复极化 3 期 K^+ 外流加速,3 期复极化时间缩短,心电图上反映 3 期复极化的 T 波变得高尖,这是高钾血症特征性心电图改变。这在高钾血症早期,血清 K^+ 超过 5.5 mmol/L 时即可出现。②高钾血症时传导性降低,反映心房去极化的 P 波因传导减慢而变得压低、增宽或消失。传导性降低,使 P-R 间期延长,反映心室去极化的 QRS 综合波压低、增宽,还会出现宽而深的 S 波,严重时与后面的 T 波相连成正弦波,此时心室停搏或心室颤动迫在眉睫。③由于自律性降低,可出现窦性心动过缓,窦性停搏;由于传导性降低,可出现各种类型的传导阻滞;因传导性、兴奋性异常等的共同影响,出现室颤。

(3)对酸碱平衡的影响　高钾血症时,易引起代谢性酸中毒,其机制是:①血钾升高,细胞外 K^+ 内移增多,而细胞内的 H^+ 移向细胞外,使细胞内碱中毒、细胞外酸中毒引起代谢性酸中毒。②肾小管上皮细胞内 K^+ 增多,H^+ 减少,使 H^+-Na^+ 交换减弱,K^+-Na^+ 交换增强而使尿 H^+ 减少,尿液呈碱性。一般将这种高钾血症时出现的代谢性酸中毒,而尿液反而呈碱性的现象,称为反常性碱性尿。

3. 防治与护理的病理生理基础　在去除引起高钾血症的原因和诱因的同时,迅速采取措施,尽快使血钾浓度恢复正常。

(1)治疗原发病　去除引起高钾的原因。

(2)降低血钾　①减少钾的摄入,腹膜透析或血液透析促进钾的排出;②静脉输入葡萄糖和胰岛素或输入碳酸氢钠促进钾向细胞内转移;③静脉给予钠盐和钙制剂,对抗高钾对心肌的毒性作用。

第三节 钙、磷代谢紊乱

一、正常钙、磷代谢

钙和磷是人体内含量最丰富的无机元素。正常成人体内钙总量为700~1 400 g,磷总量为400~800 g。

(一)钙、磷的吸收

体内钙、磷均由食物供给。正常成人每日摄取钙约1 g、磷约0.8 g。儿童、孕妇需要量增加。钙主要含于牛奶、乳制品及蔬菜、水果中。食物中的钙必须转变为游离钙(Ca^{2+})才能被肠道吸收。肠道Ca^{2+}吸收受肠管pH值的影响,pH值偏碱时对Ca^{2+}吸收减少,偏酸时对Ca^{2+}吸收增多。Ca^{2+}在十二指肠吸收率最高,吸收率通常为30%。磷在空肠吸收最快,吸收率达70%。食物缺乏或生理需要增加时,两者的吸收率增高。

(二)钙、磷的排泄

人体Ca^{2+}约80%随粪便排出,约20%经肾排出。肾小球滤过的钙,95%以上被肾小管重吸收。血钙升高,则尿钙排出增多。

肾是排磷的主要器官,总磷的70%由肾排出,30%由粪便排出。肾小球滤过的磷,85%~95%被肾小管(主要为近曲小管)重吸收。

(三)钙、磷的分布

体内约99%的钙和86%的磷以羟磷灰石形式存在于骨和牙齿,其余呈溶解状态分布于体液和软组织中。血钙指血清中所含的总钙量,正常成人为2.25~2.75 mmol/L,儿童稍高。血钙分为非扩散钙和可扩散钙。非扩散钙是指与血浆蛋白(主要为白蛋白)结合的钙(CaBP),约占血浆总钙的40%,不易透过毛细血管壁。可扩散钙主要为游离Ca^{2+}(约占45%),少量与柠檬酸、碳酸根等形成不解离钙(约占15%)。发挥生理作用的主要为游离Ca^{2+},CaBP与游离Ca^{2+}可互相转化,并呈动态平衡关系。此平衡受血浆pH值影响,血液偏酸时游离Ca^{2+}升高,血液偏碱时CaBP增多、游离Ca^{2+}下降。碱中毒时常伴有抽搐现象,与血浆游离钙降低有关。

血浆中钙、磷浓度关系密切。正常时,二者的乘积为30~40。若>40,则钙、磷以骨盐形式沉积于骨组织;若<35,则骨骼钙化障碍,甚至发生骨盐溶解。

血液中的磷以有机磷和无机磷两种形式存在。有机磷酸酯和磷脂存在于血细胞和血浆中,含量大。血磷通常是指血浆中的无机磷,正常人为1.1~1.3 mmol/L,婴儿为1.3~2.3 mmol/L。

血浆无机磷酸盐的80%~85%以HPO_4^{2-}形式存在。血浆磷的浓度不如血浆钙稳定。

二、异常钙、磷代谢

(一)低钙血症

当血清蛋白浓度正常时,血钙低于 2.2 mmol/L,或血清游离 Ca^{2+} 水平低于 1 mmol/L,称为低钙血症(hypocalcemia)。

1. 原因

(1) 维生素 D 代谢障碍　①维生素 D 缺乏:食物中维生素 D 缺少或紫外线照射不足;②维生素 D 肠吸收障碍:梗阻性黄疸、慢性腹泻、脂肪泻等。③维生素 D 羟化障碍:肝硬化、肾功能衰竭、遗传性 1α-羟化酶缺乏症等,活性维生素 D 减少,引起肠钙吸收减少和尿钙增多,导致血钙降低。

(2) 甲状旁腺功能减退　①甲状旁腺激素(parathyroid hormne,PTH)缺乏:甲状旁腺切除或甲状腺手术误切除甲状旁腺,遗传因素或自身免疫导致甲状旁腺发育障碍或损伤。②PTH 抵抗:假性甲状旁腺功能低下患者,PTH 的靶器官受体异常,此时,破骨减少,成骨增加,造成一过性低钙血症。

(3) 慢性肾功能衰竭　发生机制主要有:①肾排磷减少,血磷升高,因血液钙磷乘积为一常数,故血钙降低;②肾实质破坏,1,25-$(OH)_2D_3$ 生成不足,肠钙吸收减少;③血磷升高,肠道分泌磷酸根增多,与食物钙结合形成难溶的磷酸钙随粪便排出;④肾毒物损伤肠道,影响肠道钙、磷吸收;⑤慢性肾衰竭时,骨骼对 PTH 敏感性降低,骨动员减少。

(4) 低镁血症　可使 PTH 分泌减少,PTH 靶器官对 PTH 反应性降低,骨盐 Mg^{2+}-Ca^{2+} 交换障碍。

(5) 急性胰腺炎　机体对 PTH 的反应性降低,胰高血糖素和降钙素分泌亢进,胰腺炎症和坏死释放出的脂肪酸与钙结合成钙皂而影响肠吸收。

(6) 其他　低白蛋白血症(肾病综合征)、妊娠、大量输血等。

2. 对机体的影响

(1) 对神经肌肉的影响　低血钙时神经、肌肉兴奋性增加,可出现肌肉痉挛、手足搐搦、喉鸣与惊厥。

(2) 对骨骼的影响　维生素 D 缺乏引起的佝偻病,表现为囟门闭合迟缓、方头、鸡胸、念珠胸、手镯、O 形或 X 形腿等;成人可表现为骨质软化、骨质疏松和纤维性骨炎等。

(3) 对心肌的影响　Ca^{2+} 对心肌细胞 Na^+ 内流具有竞争抑制作用,称为膜屏障作用。低血钙对心肌细胞 Na^+ 内流膜屏障作用减小,心肌兴奋性和传导性升高。但因膜内外 Ca^{2+} 的浓度差减小,Ca^{2+} 内流减慢,致动作电位平台期延长,不应期亦延长。心电图表现为 Q-T 间期和 S-T 段延长,T 波低平或倒置。

(4) 其他　婴幼儿缺钙时,免疫力低下,易发生感染。慢性缺钙可致皮肤干燥、脱屑,指甲易脆和毛发稀疏等。

3. 防治与护理的病理生理基础　病因治疗,补充钙剂和维生素 D 是治疗低钙血症的基本措施。

(二)高钙血症

当血清蛋白浓度正常时,血钙高于 2.75 mmol/L,或血清 Ca^{2+} 高于 1.25 mmol/L,称为高钙血症。

1. 原因

(1)甲状旁腺功能亢进　原发性常见于甲状旁腺腺瘤、增生或腺癌,这是高血钙的主要原因。继发性见于维生素 D 缺乏或慢性肾衰竭等所致的长期低血钙,刺激甲状旁腺代偿性增生。PTH 过多,促进溶骨、肾重吸收钙和维生素 D 活化,引起高钙血症。

(2)恶性肿瘤　恶性肿瘤(白血病、多发性骨髓瘤等)和恶性肿瘤骨转移是引起血钙升高的最常见原因。这些肿瘤细胞可分泌破骨细胞激活因子。这种多肽因子能激活破骨细胞。肾癌、胰腺癌、肺癌等即使未发生骨转移亦可引起高钙血症,与前列腺素的增多导致溶骨作用有关。

(3)维生素 D 中毒　治疗甲状旁腺功能减退或预防佝偻病而长期服用大量维生素 D 可造成维生素 D 中毒。所致高钙、高磷血症,可引起头痛、恶心等一系列症状及软组织和肾的钙化。

(4)甲状腺功能亢进　甲状腺素具有溶骨作用,中度甲状腺功能亢进患者约 20% 伴高钙血症。

(5)其他　肾上腺皮质功能不全(如艾迪生病)、维生素 A 摄入过量、类肉瘤病、应用使肾对钙的重吸收增多的噻嗪类药物等。

2. 对机体的影响

(1)对神经、肌肉的影响　高钙血症可使神经、肌肉兴奋性降低,表现为乏力、表情淡漠、腱反射减弱,严重患者可出现精神障碍、木僵和昏迷。

(2)对心肌的影响　Ca^{2+} 对心肌细胞 Na^+ 内流具有竞争性抑制作用,称为膜屏障作用。高血钙膜屏障作用增强,心肌兴奋性和传导性降低,Ca^{2+} 内流加速,以致动作电位平台期缩短,复极加速。心电图表现为 Q-T 间期缩短,房室传导阻滞。

(3)肾损害　肾对血钙升高较敏感,主要损伤肾小管,病理改变为肾小管水肿、坏死、基底膜钙化。早期表现为浓缩功能障碍,晚期可见肾小管纤维化、肾钙化、肾结石,可发展为肾功能衰竭。

(4)其他　多处异位钙化灶的形成,例如,血管壁、关节、肾、软骨、胰腺、鼓膜等,引起相应组织器官功能的损害。

血清钙高于 4.5 mmol/L,可发生高钙血症危象,如严重脱水、高热、心律失常、意识不清等,患者易死于心搏骤停、坏死性胰腺炎和肾衰竭等。

3. 防治与护理的病理生理基础　①一般疗法,停用钙剂,大量输液以纠正水、电解质紊乱等;②病因治疗,针对不同病因积极控制原发病;③降钙治疗,使用利尿剂、降钙素、糖皮质激素及透析疗法等。

(三)低磷血症

血清无机磷浓度小于 0.8 mmol/L 称为低磷血症。

1. 原因

(1)磷吸收不足　长期营养不良或剧烈呕吐、腹泻,$1,25-(OH)_2D_3$ 不足,吸收不良综合征,过量应用结合磷酸的制酸剂(氢氧化铝凝胶、碳酸铝、氢氧化镁)等。

(2)尿磷排泄增加　急性乙醇中毒,甲状旁腺功能亢进症(原发性、继发性),肾小管性酸中毒,维生素D抵抗性佝偻病,代谢性酸中毒,糖尿病,糖皮质激素和利尿剂的使用。

(3)磷向细胞内转移　在应用促进合成代谢的胰岛素、雄性激素和糖类(静脉注射葡萄糖、果糖、甘油),营养恢复综合征,呼吸性碱中毒等病理过程中常发生磷向细胞内转移而导致低磷血症,与高能磷酸化合物如6-磷酸葡萄糖、1,3-二磷酸甘油酸及ATP等的形成有关。

2. 对机体的影响　通常无特异症状。低磷血症主要引起ATP合成不足和红细胞内2,3-双磷酸甘油酸(2,3-bisphoshogly cerate,2,3-BPG)减少。轻者无症状,重者可有肌无力、感觉异常、鸭态步、骨痛、佝偻病、病理性骨折、易激惹、精神错乱、抽搐、昏迷。

3. 防治与护理的病理生理基础　通常无特异症状,易被原发病的临床症状所掩盖,应及时诊断,适当补磷。

(四)高磷血症

血清无机磷成人高于1.6 mmol/L,儿童高于1.90 mmol/L,称高磷血症。

1. 原因

(1)急、慢性肾功能不全　肾小球滤过率在20 mL/min以下时,肾排磷减少,血磷上升。继发性PTH分泌增多,骨盐释放增加,加重高磷血症。

(2)甲状旁腺功能低下(原发性、继发性和假性)　尿排磷减少,导致血磷增高。

(3)维生素D中毒　促进小肠及肾对磷的重吸收。

(4)磷向细胞外移出　急性酸中毒、骨骼肌破坏、高热、恶性肿瘤(化疗)、淋巴性白血病。

(5)其他　甲状腺功能亢进,促进溶骨。肢端肥大症活动期生长激素增多,促进肠钙吸收和减少尿磷排泄。使用含磷缓泻剂及磷酸盐静脉注射。

2. 对机体的影响　高磷血症可抑制肾1α-羟化酶,导致低钙血症,常发生迁移性钙化、心衰、低血压、急性多发性关节痛等与低钙血症和异位钙化有关的临床表现。

3. 防治与护理的病理生理基础　治疗原发病,降低肠吸收磷,必要时使用透析疗法。

问题分析与能力提升

案例一　患者黄某,男,40岁。因食不洁食物出现频繁呕吐、腹泻伴发热4 d而住院。患者自诉虽口渴厉害但饮水即吐。体格检查:体温38.2 ℃,呼吸、脉搏正常,血压110/80 mmHg,烦躁不安,口唇干裂。实验室检查:血清钠150 mmol/L,尿钠25 mmol/L,尿量约为700 mL/d。立即给予静脉滴注5%葡萄糖注射液(2 000 mL/d)和抗生素等。2 d后,患者情况不见好转,反而面容憔悴,软弱无力,嗜睡,浅表静脉萎陷,脉搏加快,尿量约为300 mL/d,血压72/50 mmHg,血清钠122 mmol/L,尿钠8 mmol/L。

思考题:①该患者治疗前发生了哪型脱水?阐述其发生的原因和发生机制。②为什么该患者治疗后不见好转?应如何正确补液?③阐述该患者治疗前后临床表现与检查结果变化的发生机制。

案例二 患者刘某,男,45岁。胃溃疡穿孔修补术后2周并发肠梗阻进行手术,术后持续胃肠减压7 d,共抽吸液体2 500 mL。平均每天静脉输入5%葡萄糖注射液2 200 mL,尿量平均每天2 000 mL。患者精神不振,全身乏力,面无表情,食欲减退,腱反射迟钝。血压100/60 mmHg,心率90次/min,血Na^+ 140 mmol/L,血Cl^- 103 mmol/L,血K^+ 2.6 mmol/L。心电图显示:窦性心律,各导联T波低平,V_3、V_5有U波。立即开始每日给氯化钾加入5%葡萄糖注射液静脉滴注,4 d后,血钾升至4.6 mmol/L,一般情况好转,食欲增进,面带笑容,四肢活动自如,膝反射恢复,心电图正常。

思考题:①该患者发生了何种电解质紊乱?依据是什么?②患者出现腱反射减弱及心电图变化的机制是什么?③给患者补钾4 d后,病情有所好转,为什么需要这么久的时间?给患者直接静脉注射氯化钾溶液,血清钾浓度可以很快提高,能不能如此补钾?为什么?

同步练习

一、名词解释

1. 高渗性脱水 2. 脱水热 3. 高钾血症 4. 反常性碱性尿

二、填空题

1. 低渗性脱水的特点是_____、_____、_____,细胞外液_____。
2. 水肿的发病机制主要是_____和_____。
3. 低钾血症时细胞外液pH值_____,细胞内液pH值_____,尿pH值_____。
4. 急性低血钾时神经肌肉细胞静息电位_____,细胞处于_____状态,细胞兴奋性_____。
5. 轻度高血钾时神经肌肉细胞静息电位_____,细胞膜处于_____状态,神经肌肉兴奋性_____。
6. 高血钾时心电图T波_____,QRS波_____;低血钾时T波_____,可出现_____波。

三、单项选择题

1. 正常成人每天至少排出多少尿液才能清除体内的代谢废物( )
   A. 800 mL B. 1 000 mL C. 500 mL D. 1 200 mL E. 1 500 mL

2. 低渗性脱水的特点是( )
   A. 失钠多于失水 B. 血清钠浓度<130 mmol/L
   C. 血浆渗透浓度<280 mmol/L D. 伴有细胞外液量减少
   E. 以上都是

3. 下列哪项不是引起低渗性脱水的原因( )
   A. 肾上腺皮质功能亢进 B. 长期持续使用呋塞米或依他尼酸
   C. 慢性间质性肾疾患 D. 消化道失液(呕吐、腹泻)
   E. 大量出汗和大面积烧伤

4. 高容量性低钠血症最常发生于( )
   A. 用无盐水灌肠 B. 急性肾功能不全患者补液不当时
   C. 精神性饮水 D. 持续大量饮水
   E. ADH分泌过多

5. 水中毒对机体的影响,下列哪项是不正确的( )
   A. 细胞外液量增多,血液稀释 B. 细胞内水肿
   C. 无中枢神经系统症状 D. 血细胞比容降低
   E. 早期尿量增加(肾功能障碍者例外),尿比重下降

6. 下列关于高渗性脱水的叙述,哪项是错误的( )
   A. 失水>失钠 B. 血清 Na^+ 浓度>150 mmol/L
   C. 血浆渗透浓度>310 mmol/L D. 细胞外液量和细胞内液量均减少
   E. 细胞外液减少,细胞内液量维持不变

7. 哪一类水、钠代谢障碍更易发生休克( )
   A. 低渗性脱水 B. 等渗性脱水
   C. 高渗性脱水 D. 水中毒
   E. 原发性高钠血症

8. 造成钠、水潴留的机制,下列哪项是不正确的( )
   A. GFR 降低 B. 心房肽分泌减少
   C. 肾小球滤过分数降低 D. 醛固酮分泌增多
   E. ADH 分泌增多

9. 高渗性脱水患者只静脉滴注5%葡萄糖注射液治疗,最可能的结果是( )
   A. 脱水治愈 B. 等渗性脱水
   C. 低渗性脱水 D. 水中毒
   E. 水肿

10. 水中毒的病理特点,下列哪项是错的( )
    A. 细胞内液增多 B. 细胞外液增多
    C. 细胞外液渗透压下降 D. 细胞外液减少
    E. 细胞内液渗透压下降

11. 等渗性脱水时,细胞内外液的变化特点一般是( )
    A. 内液增多,外液减少 B. 内液明显减少
    C. 内液减少,外液正常 D. 内液增多,外液增多
    E. 内液变化不大,外液减少

12. 水肿首先出现于身体低垂部,可能是( )
    A. 肾炎性水肿 B. 肾病性水肿
    C. 心性水肿 D. 肝性水肿
    E. 肺水肿

13. 微血管壁受损引起水肿的主要机制是( )
    A. 毛细血管流体静压升高 B. 淋巴回流障碍
    C. 静脉端的流体静压下降 D. 组织间液的胶体渗透压增高
    E. 血液浓缩

14. 引起缺钾和低钾血症的最主要原因是( )
    A. 钾丢失过多 B. 碱中毒
    C. 长期使用β受体激动剂 D. 钾摄入不足
    E. 低钾性周期性麻痹

15. 严重低钾血症的患者导致死亡的主要原因是( )
    A. 肠麻痹 B. 呼吸肌麻痹
    C. 心肌收缩力减弱 D. 肾功能衰竭
    E. 心肌自律性升高

16. 高钾血症对酸碱平衡的影响是( )
    A. 细胞内外均酸中毒
    B. 细胞内酸中毒,细胞外碱中毒
    C. 细胞内外均碱中毒

D. 细胞内碱中毒,细胞外酸中毒
E. 无影响

17. 下列情况可引起低血钾,除了(　　)
   A. 进食减少或禁食　　　　B. 严重呕吐、腹泻
   C. 酸中毒　　　　　　　　D. 长期使用呋塞米
   E. 家族性周期性麻痹

18. 高钙血症对机体的影响中下列哪一项不存在(　　)
   A. 肾小管损害　　　　　　B. 心肌传导性降低
   C. 心肌兴奋性升高　　　　D. 异位钙化
   E. 神经肌肉兴奋性降低

19. 低蛋白血症引起水肿的机制是(　　)
   A. 毛细血管内压升高
   B. 血浆胶体渗透压下降
   C. 毛细血管通透性升高
   D. 组织间液的胶体渗透压升高
   E. 组织间液的流体静压下降

20. 下列关于血磷的描述哪项不正确(　　)
   A. 正常血磷浓度波动于 0.8~1.3 mmol/L
   B. 甲状腺素是调节钙、磷的主要激素
   C. 磷主要由小肠吸收,由肾排出
   D. 肾衰竭常引起高磷血症
   E. 高磷血症是肾性骨营养不良的主要发病因素

四、简答题

1. 哪种类型脱水易发生休克？为什么？
2. 简述引起高渗性脱水的原因。
3. 低钾血症和严重高钾血症导致骨骼肌兴奋性降低的机制有何不同？
4. 低钾血症和轻度高钾血症均可导致心肌兴奋性增高,其机制是什么？
5. 简述低钙血症对机体的影响。

五、论述题

1. 试述低渗性脱水对机体的影响及其机制。
2. 试述高渗性脱水对机体的影响及其机制。
3. 试述引起血管内外液交换失衡的主要因素。
4. 试述高钾对心肌的影响及其机制。
5. 严重腹泻患者可能出现哪些水、电解质代谢紊乱？为什么？应该给患者做哪些必要的实验室检查？

(王向红)

第四章 酸碱平衡紊乱

体液环境适宜的酸碱度是机体维持正常的生理功能和代谢的必要条件之一。正常生命活动过程中,机体不断生成酸性和碱性物质,也经常摄取一些酸性和碱性食物,但是体液酸碱度总能保持相对稳定,如动脉血 pH 值为 7.35~7.45,平均值为 7.40,呈弱碱性。体液的酸碱度在这样范围很窄的环境内变动,是依靠体内各种缓冲系统以及肺和肾的调节功能来实现的。机体这种处理酸碱物质的含量和比例,以维持 pH 值在恒定范围内的过程称为酸碱平衡。健康机体如是,疾病过程中机体仍要极力维持血液的 pH 值在正常范围内。

在病理条件下,许多因素引起酸碱负荷过度、严重不足或调节机制障碍,则导致体液酸碱度稳定性破坏,称为酸碱平衡紊乱。在临床上许多原因可以直接导致酸碱平衡紊乱,但很多情况下,酸碱平衡紊乱是某些疾病或病理过程的继发性变化。病情一旦伴发酸碱平衡紊乱,则会更加严重和复杂,甚至严重威胁患者的生命。及时发现和正确处理酸碱平衡紊乱常常是治疗成败的关键。随着对酸碱平衡理论认识的不断深入,血气分析等诊疗技术的不断提高,酸碱平衡的判断和处理已成为临床日常诊疗的常用手段,血气检测已成为临床护理工作非常重要的一部分。

第一节 正常的酸碱平衡

一、体内酸碱的来源

在化学反应中,凡能释放出 H^+ 的化学物质称为酸,例如 HCl、H_2SO_4、NH_4^+ 和 H_2CO_3 等;凡能接受 H^+ 的化学物质称为碱,如 OH^-、SO_4^{2-}、NH_3、HCO_3^- 等。酸释放出 H^+ 的同时,必然形成一种碱性物质;而碱接受 H^+ 的同时,也必然形成一种酸性物质。因此,酸与其相应的碱形成一个共轭体系。例如:

$$H_2CO_3 \longrightarrow H^+ + HCO_3^-$$

$$NH_4^+ \longrightarrow H^+ + NH_3$$

$$H_2PO_4^- \longrightarrow H^+ + HPO_4^{2-}$$

$$HPr \longrightarrow H^+ + Pr^-$$

蛋白质（Pr^-）在体液中可与 H^+ 结合成为蛋白酸（HPr），而且结合较牢固，所以 Pr^- 也是一种碱。

体内酸性或碱性物质可以来自细胞物质代谢，也可以来自外界摄入。酸性物质主要由机体代谢产生，碱性物质主要来自食物。在普通膳食条件下，酸性物质产生量远远多于碱性物质。

1. 酸的来源

（1）挥发酸　机体分解代谢过程中，产生最多的酸性物质是 H_2CO_3。体内糖、脂肪和蛋白质氧化分解产生的 CO_2 与水结合生成 H_2CO_3。H_2CO_3 可释出 H^+，也可形成气体 CO_2，CO_2 从肺排出体外，所以 H_2CO_3 被称为挥发酸。

$$CO_2 + H_2O \longrightarrow H_2CO_3 \longrightarrow H^+ + HCO_3^-$$

CO_2 和 H_2O 结合为 H_2CO_3 的可逆反应可以自发进行，但在碳酸酐酶（carbonic anhydrase，CA）的催化作用下反应进行更迅速。CA 主要存在于肾小管上皮细胞、红细胞、肺泡上皮细胞及胃黏膜上皮细胞等细胞中。静息状态下正常成人每天可产生 300~400 L CO_2，如果这些 CO_2 全部与 H_2O 结合生成 H_2CO_3，可释出 15 mol 左右 H^+，成为体内酸性物质的主要来源。通常将肺对 H_2CO_3（CO_2）排出量的调节，称为酸碱平衡的呼吸性调节。

（2）固定酸　不能由肺呼出只能通过肾由尿排出的酸性物质，称为固定酸，又称非挥发酸。固定酸主要包括三大营养物质糖、脂肪和蛋白质氧化分解过程中产生的酸性物质。如蛋白质分解代谢产生的硫酸、磷酸和尿酸，无氧糖酵解产生的甘油酸、丙酮酸和乳酸，糖有氧氧化产生的三羧酸，脂肪代谢产生的 β-羟丁酸和乙酰乙酸等。机体酸性物质的另一来源包括酸性食物和一些酸性药物摄取，如服用氯化铵、水杨酸等，但数量较少。一般情况下，固定酸主要来源于蛋白质的分解代谢。因此，固定酸的生成与蛋白质的摄入量成正比。正常成人每日由固定酸释出的 H^+ 为 50~100 mmol，相比每天产生的挥发酸少很多。固定酸主要通过肾进行调节，称为酸碱平衡的肾性调节。

2. 碱的来源　体内碱性物质主要来源是食物，特别是蔬菜、瓜果中所含的有机酸盐，如柠檬酸盐、苹果酸盐和草酸盐，在代谢过程中与 H^+ 结合生成有机酸，经过三羧酸循环生成碱性盐。体内物质代谢过程中也可产生碱性物质，如氨基酸脱氨基所产生的 NH_3，这种氨经肝代谢后生成尿素，血中氨含量极低，对体液的酸碱度影响不大。人体在生理情况下生成碱的量与酸相比少得多。另外，服用一些碱性药物，如 $NaHCO_3$ 等也是体内碱性物质的来源之一（图 4-1）。

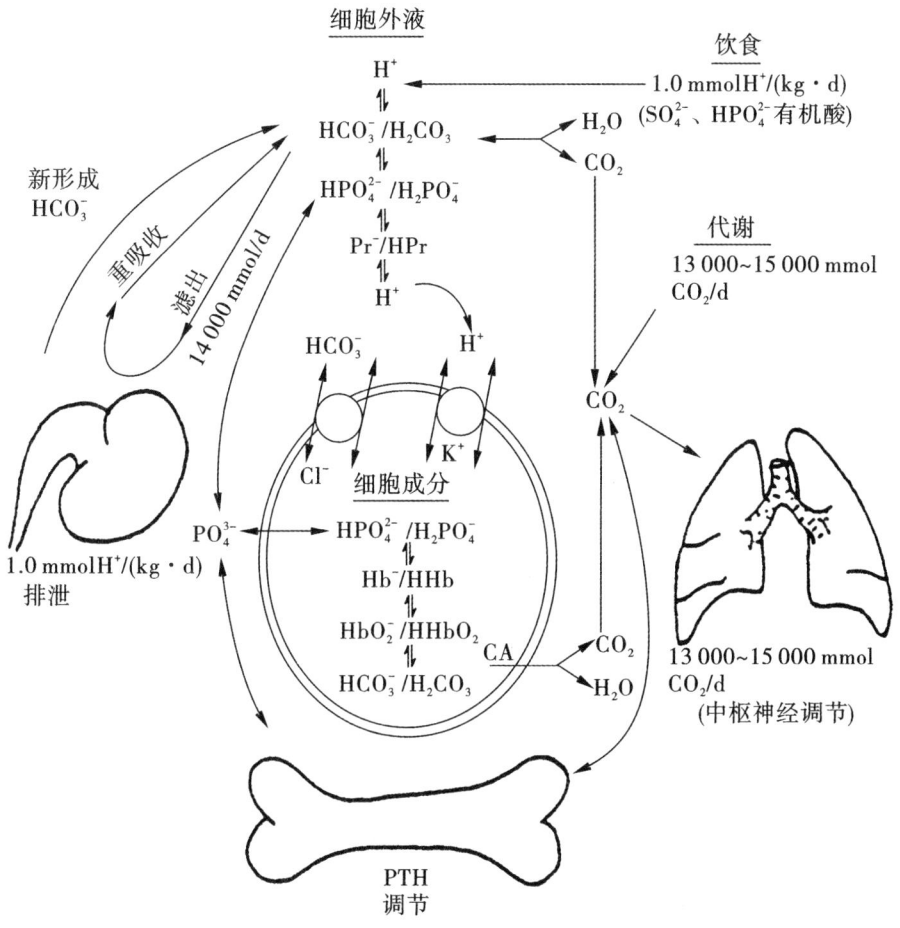

图 4-1 酸碱的生成、缓冲和调节

二、酸碱平衡的调节

正常情况下机体生成酸性物质远多于碱性物质,也可因摄取碱性物质而改变二者的比例,但血液 pH 值却能保持在正常较窄的范围内变化。这是由于机体可以通过体液的缓冲,组织细胞和肺、肾等对酸碱负荷进行缓冲和有效调节。

(一) 血液的缓冲作用

缓冲系统由弱酸(缓冲酸)及其共轭的缓冲碱组成。血液缓冲系统主要有碳酸氢盐缓冲系统、磷酸盐缓冲系统、血浆蛋白缓冲系统、血红蛋白和氧合血红蛋白缓冲系统五种(表 4-1)。这些缓冲对的缓冲能力不同,可分为血浆缓冲系统和红细胞内缓冲系统。此外,在某些特殊情况下,其他组织也可发挥一定的缓冲作用,如骨骼对慢性代谢性酸中毒的缓冲作用。

当血中 H^+ 过多时,反应向左移动,使 H^+ 的浓度不至于发生大幅度的增高,同时缓冲碱的浓度降低;当 H^+ 减少时,反应则向右移动,使 H^+ 的浓度得到部分的恢复,同时缓冲碱的浓度增加。

表 4-1　血液的五种缓冲系统

缓冲酸	缓冲碱
H_2CO_3	$\rightleftharpoons HCO_3^- + H^+$
H_2PO_4	$\rightleftharpoons HPO_4^{2-} + H^+$
HPr	$\rightleftharpoons Pr^- + H^+$
HHb	$\rightleftharpoons Hb^- + H^+$
$HHbO_2$	$\rightleftharpoons HbO_2^- + H^+$

例如,碳酸氢盐缓冲系统由 HCO_3^-/H_2CO_3 组成,当强酸(如 HCl)或强碱(如 NaOH)进入血液时,可发生如下的缓冲反应:

$$HCl + HCO_3^- \longrightarrow Cl^- + H_2CO_3 \quad\quad H_2CO_3 \longrightarrow CO_2 + H_2O$$

$$NaOH + H_2CO_3 \longrightarrow NaHCO_3 + H_2O$$

碳酸氢盐缓冲系统是最重要的体液缓冲系统,其特点如下:①含量最多(表4-2),可以缓冲所有的固定酸,不能缓冲挥发酸;②开放性调节,能通过肺和肾对 H_2CO_3 (CO_2) 和 $NaHCO_3$ 进行调节。

表 4-2　全血各缓冲体系的含量与分布

缓冲体系	占全血缓冲系统的比例
血浆 HCO_3^-	35%
细胞内 HCO_3^-	18%
HbO_2 及 Hb	35%
磷酸盐	5%
血浆蛋白	7%

血红蛋白和氧合血红蛋白缓冲系统主要缓冲挥发酸。磷酸盐缓冲系统存在于细胞内外液中,主要在细胞内液(K_2HPO_4/KH_2PO_4)中发挥缓冲作用;血浆蛋白缓冲系统存在于血浆及细胞内,在其他缓冲对都被调动后,其作用才显示出来,平时缓冲作用不大。

(二)组织细胞的调节作用

机体大量的组织细胞对酸碱平衡起到非常重要的调节作用。其缓冲作用主要是通过细胞内外的离子交换进行的。红细胞、肌细胞和骨细胞均能发挥这种作用。如 H^+-K^+、H^+-Na^+、Na^+-K^+ 交换等。细胞外液 H^+ 浓度过高时,H^+ 可顺浓度梯度差弥散入细胞内,而 K^+ 从细胞内移出,以维持细胞电中性;反之,当细胞外液 H^+ 浓度降低时,H^+ 从细胞内移出,K^+ 从细胞外进入细胞内。因此酸中毒往往伴有高血钾,碱中毒时则伴有低血钾。此外,$Cl^--HCO_3^-$ 的交换也很重要,因为 Cl^- 是可以自由通过细胞膜的阴离子,当 HCO_3^- 增高时,它的排出可由 $Cl^--HCO_3^-$ 交换来完成。

(三)肺的调节作用

肺是通过改变呼吸运动的频率和幅度,调节CO_2的排出量,从而改变血浆挥发酸(H_2CO_3)浓度,使血浆中HCO_3^-与H_2CO_3比值接近20∶1,来保持pH值相对恒定,在酸碱平衡的调节中发挥作用的。

呼吸运动的调节分为中枢调节和外周调节两方面。①呼吸运动的中枢调节:延髓呼吸中枢可以调控肺泡通气量。呼吸中枢可接受来自中枢化学感受器和外周化学感受器的刺激。呼吸中枢化学感受器可感受脑脊液和局部细胞外液中H^+浓度变化,H^+浓度升高可刺激呼吸中枢兴奋,使呼吸运动加深加快,增加CO_2的排出量。但是,血液中的H^+不易通过血-脑屏障对中枢化学感受器发挥直接作用,而血液中CO_2作为脂溶性物质能迅速通过血-脑屏障,使化学感受器周围H^+浓度升高,pH值降低,从而使呼吸中枢兴奋,反射性地使呼吸加深、加快,增加肺泡通气量,使CO_2排出增多,从而降低动脉血二氧化碳分压(arterial partial pressure of carbon dioxide,$PaCO_2$)和血浆中H_2CO_3浓度。反之,当$PaCO_2$降低时,中枢化学感受器的兴奋性降低,出现呼吸变浅、变慢甚至出现呼吸暂停,CO_2排出减少,则使$PaCO_2$和血浆中H_2CO_3浓度出现一定程度的增高。中枢化学感受器对不同$PaCO_2$的反应性是不同的。$PaCO_2$的正常值为40 mmHg,$PaCO_2$只需升高2 mmHg,就可刺激中枢化学感受器,出现肺通气增强,从而降低血中H_2CO_3浓度,实现反馈调节。但如果$PaCO_2$过高,超过80 mmHg时,呼吸中枢反而受到抑制,产生CO_2麻醉。②呼吸运动的外周调节:呼吸中枢还能接受外周化学感受器的刺激而兴奋,外周化学感受器包括主动脉体和颈动脉体感受器,尤其是颈动脉体对缺氧、pH值和$PaCO_2$的改变敏感。当动脉血氧分压(arterial partial pressare of oxygen,PaO_2)降低、pH值降低或$PaCO_2$升高时,可以刺激外周化学感受器使呼吸中枢兴奋,引起呼吸加深、加快,使CO_2排出增多,血浆H_2CO_3浓度降低。PaO_2降低对呼吸中枢的直接作用是抑制效应。外周化学感受器对PaO_2的改变较为敏感,缺氧能够刺激外周化学感受器,间接引起呼吸中枢兴奋,使通气量增加,增加CO_2排出量。当PaO_2<60 mmHg时可反射性兴奋呼吸中枢,使呼吸加深加快;但PaO_2过低对呼吸中枢的直接效应则是抑制,从而使$PaCO_2$和血浆中H_2CO_3浓度增高。

(四)肾的调节作用

肾主要通过排出机体代谢过程中产生的酸性或碱性物质,来调节血浆中$NaHCO_3$含量,使血浆pH值保持在正常范围内。普通膳食条件下机体代谢产生酸的量远多于碱的量,因此肾主要通过调节固定酸发挥调节酸碱平衡的作用。机体代谢过程中产生的大量酸性物质不断消耗$NaHCO_3$和其他碱性物质,如果不能及时补充碱性物质和排出多余的H^+,血液pH值就会发生变动。$NaHCO_3$可自由通过肾小球,因此肾小球滤液中$NaHCO_3$含量与血浆相等,其中85%~90%的$NaHCO_3$在近曲小管被重吸收,剩余部分在远曲小管和集合管被重吸收(图4-2)。正常情况下,随尿液排出体外的$NaHCO_3$仅为滤出的0.1%,几乎无$NaHCO_3$的丢失。所以,尿液常呈酸性,pH值一般在6.0左右,但在酸碱失衡时,pH值可在4.4~8.0之间波动,其间H^+浓度相差有1 000倍。由此可见,肾对酸碱的调节能力非常强大,主要机制如下:

1. 近曲小管泌H^+和对HCO_3^-的重吸收　近曲小管上皮细胞泌H^+和重吸收HCO_3^-的方式是H^+-Na^+交换。①近曲小管上皮细胞内含有大量的CA,能催化CO_2与H_2O

结合生成 H_2CO_3，而 H_2CO_3 可解离出 H^+ 和 HCO_3^-。②肾小球滤液中的 $NaHCO_3$ 在近曲小管管腔内解离为 Na^+ 和 HCO_3^-，Na^+ 可顺电化学梯度被重吸收进入肾小管上皮细胞内，同时通过 H^+-Na^+ 交换将细胞内 H_2CO_3 解离产生的 H^+ 分泌到管腔中，其能量来源于基侧膜的钠钾 ATP 酶。③H^+ 分泌入肾小管管腔后，与管腔内的 HCO_3^- 结合生成 H_2CO_3。H_2CO_3 在刷状缘 CA 的作用下被分解为 CO_2 和 H_2O。H_2O 随尿液排出，CO_2 由于其脂溶性，可迅速通过细胞膜弥散进入肾小管上皮细胞内，在细胞内 CA 的作用下再与 H_2O 结合生成 H_2CO_3。④经 H^+-Na^+ 交换进入小管上皮细胞内的 Na^+ 在小管上皮细胞内与细胞内重吸收的 HCO_3^- 同向转运进入血液循环，实现 $NaHCO_3$ 的重吸收（图4-2左）。以上 4 个步骤是一个连续的过程，完成了一次近曲小管上皮细胞泌 H^+ 和重吸收 HCO_3^- 的循环。酸中毒越严重，CA 的活性越强，H^+-Na^+ 交换也增强，肾的泌氢保碱作用也越强。

2. 远曲小管及集合管泌 H^+ 和对 HCO_3^- 的重吸收　远曲小管和集合管泌氢是小管上皮闰细胞内氢 ATP 酶主动泌氢的过程。该闰细胞又称为泌氢细胞，它不能转运 Na^+，是一种非 Na^+ 依赖性的泌氢。在远曲小管和集合管部位借助于氢 ATP 酶的作用向管腔泌氢，同时在基侧膜以 Cl^--HCO_3^- 交换的方式重吸收 HCO_3^- 使尿液酸化，称为远端酸化作用（图 4-2 右）。当肾小球滤液中 $NaHCO_3$ 重吸收后，仍不能满足细胞外液 $NaHCO_3$ 浓度，就要增加尿可滴定酸的生成。刚从肾小球滤出的滤液中可滴定酸 Na_2HPO_4 与 NaH_2PO_4 的比例为 4∶1，原尿的 pH 值为 7.4，与血浆相同。管腔滤液流经远曲小管和集合管时，不断接受泌氢细胞的泌 H^+，碱性盐 Na_2HPO_4 结合 H^+ 形成酸性盐 NaH_2PO_4，使尿液不断酸化。但是通过磷酸盐缓冲增强泌酸是有限的，当尿液 pH 值降至 4.8 左右时，两者比值由原来的 4∶1 变为 1∶99，几乎尿液中所有碱性盐都已转变为酸性盐，已不能进一步发挥缓冲作用了。

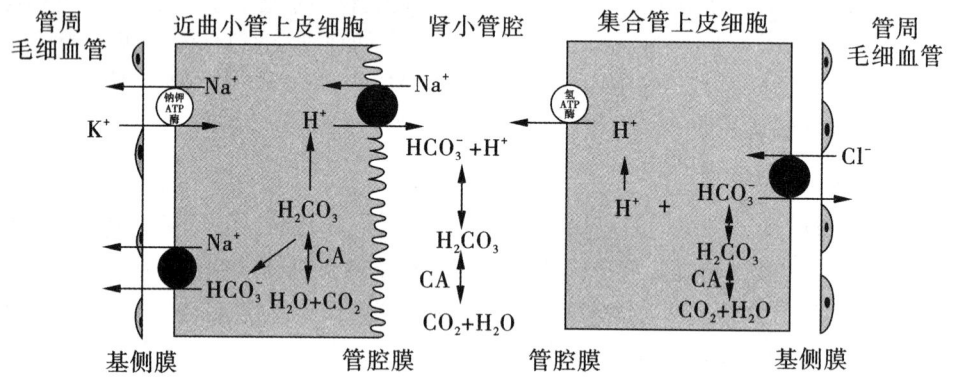

图 4-2　近曲小管和集合管泌 H^+、重吸收 HCO_3^- 过程

○表示主动转运；●表示继发性主动转运

3. 产 NH_3 和铵盐（NH_4^+）的排出　正常情况下，NH_4^+ 的排泄速率为 20～40 mmol/d，当尿液 pH 值稍有下降时，肾小管上皮细胞即分泌 NH_3 来阻止尿液 pH 值的下降，因此 NH_4^+ 的生成和排出是 pH 值依赖性的，且机体酸中毒程度越严重，尿 NH_4^+ 排出量越多，甚至能增加到 10 倍以上。近曲小管上皮细胞是产 NH_3 的主要场所，主要由谷氨酰胺酶水解谷氨酰胺产生，酸中毒时谷氨酰胺酶活性增强，谷氨酰胺在谷氨酰胺酶作用下

水解产生氨(NH_3)和谷氨酸,谷氨酸脱 NH_3 生成 α-酮戊二酸,后者进一步代谢生成 HCO_3^-,此反应加速进行。酸中毒越严重,谷氨酰胺酶活性越高,产生 NH_3 和 HCO_3^- 越多。HCO_3^- 与 Na^+ 同向转运进入血液循环。在近曲小管 NH_3 与细胞内碳酸解离的 H^+ 结合成 NH_4^+,通过 NH_4^+-Na^+ 交换进入肾小管管腔,随尿排出。NH_3 是脂溶性的,远曲小管和集合管泌 NH_3,可通过小管上皮细胞膜自由扩散进入小管腔,和尿液中 H^+ 结合成 NH_4^+,从尿中排泄(图4-3);也可通过基侧膜进入细胞间隙。酸中毒严重,远曲小管和集合管磷酸盐缓冲系统不能缓冲时,不仅近曲小管泌 NH_4^+ 增加,远曲小管和集合管泌 NH_3 也增加,弥散至管腔与 H^+ 结合成 NH_4^+,随尿排出体外。管腔中 NH_4^+ 的不断形成维持了管腔内外 H^+ 的浓度梯度,促进 H^+ 的持续分泌,是机体在严重酸中毒情况下排 H^+ 的补充过程。

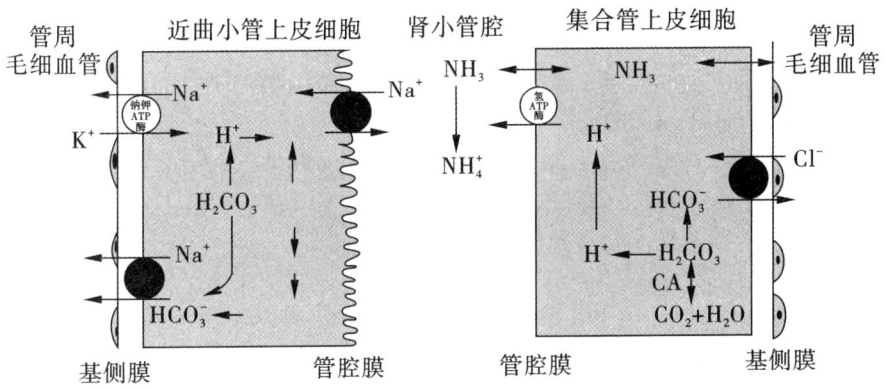

图4-3 尿中铵盐(NH_4^+)的排出

综上所述,肾对酸碱平衡的调节主要是通过肾小管上皮细胞的活动来实现的。肾小管上皮细胞在不断分泌 H^+ 的同时,将 HCO_3^- 重吸收入血,维持机体 $NaHCO_3$ 浓度的稳定。

此外,肝可以通过合成尿素清除 NH_3 调节酸碱平衡;慢性酸中毒时,骨骼的钙盐溶解有利于对 H^+ 的缓冲,如:

$$Ca_3(PO_4)_2 + 4H^+ \longrightarrow 3Ca^{2+} + 2H_2PO_4^-$$

机体通过以上四方面因素共同调节维持酸碱平衡状态,但各因素在作用时间和作用强度上是有差别的。血液缓冲系统反应最为迅速,一旦有酸性或碱性物质入血,缓冲物质就立即与其反应,将强酸或强碱中和转变成弱酸或弱碱,缓冲系统自身被消耗,故缓冲作用不能持久。肺的调节作用效能最大,也很迅速,在几分钟内开始,30 min 时达最高峰,通过改变肺泡通气来控制血浆 H_2CO_3 浓度的高低。但呼吸过深过快会增加耗氧,过浅过慢又会导致缺氧,因此肺的呼吸调节难以持久,仅在急性酸碱平衡紊乱时起呼吸代偿作用,且肺仅对挥发酸有调节作用,不能缓冲固定酸。组织细胞的缓冲作用也较强,但 3~4 h 后才发挥调节作用,酸碱平衡调节是通过细胞内外离子的转移来维持的,可引起血钾浓度的改变。肾的调节作用发挥较慢,常在数小时后起效,3~5 d 达高峰。肾的调节作用持久,通过排出固定酸及保留 $NaHCO_3$ 起重要作用。

机体对酸碱度的调节是有限度的,如果机体的酸碱变化超过了机体的调节能力,或者调节机制某一方面出现了问题,机体的酸碱平衡状态就会改变。

第二节　反映酸碱平衡的常用指标及意义

临床上及时准确地判断酸碱平衡紊乱是否发生、属何种类型,及时纠正酸碱平衡紊乱是非常重要的。目前解决以上问题时,主要依靠病因和通过血气分析仪测定的血气指标来分析判断患者的酸碱情况。本节介绍常用的主要指标:pH 值、动脉血二氧化碳分压、标准碳酸氢盐、实际碳酸氢盐、缓冲碱、碱剩余、阴离子间隙等。

一、pH 值

pH 值是表示溶液酸碱度的指标。由于血液中 H^+ 很少,因此常用 H^+ 浓度的负对数即 pH 值来表示。动脉血 pH 值受血液缓冲对的影响,特别是 H_2CO_3 及 HCO_3^- 的影响。根据 Henderson-Hasselbalch 方程式:

$$pH = pKa + \lg[HCO_3^-]/[H_2CO_3]$$

H_2CO_3 由 CO_2 溶解量(dCO_2)决定,而

$$dCO_2 = 溶解度(\alpha) \times PaCO_2 (Henry 定律)$$

所以上述公式可改写为:

$$pH = pKa + \lg\frac{[HCO_3^-]}{\alpha \times PaCO_2} \quad (\alpha = 0.03)$$

$$= 6.1 + \lg\frac{24}{0.03 \times 40} = 6.1 + \lg\frac{24}{1.2} = 7.4$$

以上公式反映了 pH 值、HCO_3^- 和 $PaCO_2$ 三者的相互关系。可以看出,血液 pH 值的变化取决于血液中 HCO_3^-/H_2CO_3 比值。

血气分析仪可直接用 pH 值和 CO_2 电极测出 pH 值或 H^+ 及 $PaCO_2$,并根据 Henderson-Hasselbalch 方程式计算出 HCO_3^- 的量。

通常将 HCO_3^- 看成是代谢性的,将 H_2CO_3 看成是呼吸性的。血液 pH 值的变化可以由代谢性因素引起,也可以由呼吸性因素引起。正常人动脉血 pH 值范围为 7.35~7.45,平均值是 7.40。当测得患者血液 pH 值降低或增高时,可以判断是酸中毒或是碱中毒:凡 pH 值低于 7.35 为酸中毒,凡 pH 值高于 7.45 为碱中毒。但并不能区别是呼吸因素还是代谢因素所致。如果 pH 值在正常范围内,机体可能处于酸碱平衡状态,也可能处于代偿性酸中毒或碱中毒状态,或同时存在程度相近的混合型酸碱中毒,使 pH 值变动相互抵消,因此 pH 值在判断酸碱平衡紊乱上有局限性,必须借助其他一些指标来区分酸碱平衡紊乱及其类型(图 4-4)。

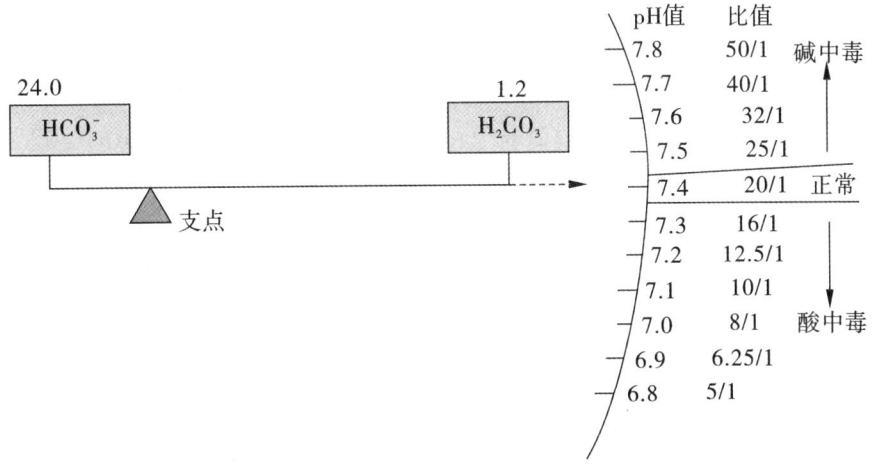

图 4-4　Henderson-Hasselbalch 方程式与 pH 值的关系

二、动脉血二氧化碳分压

动脉血二氧化碳分压（$PaCO_2$）是指动脉血中呈物理溶解状态的 CO_2 分子产生的张力。由于 CO_2 通过呼吸膜弥散快，$PaCO_2$ 相当于肺泡气 CO_2 分压，因此测定 $PaCO_2$ 可反映肺泡通气量的情况。$PaCO_2$ 与肺泡通气量成反比：通气不足，$PaCO_2$ 升高；通气过度，$PaCO_2$ 降低。所以 $PaCO_2$ 是反映呼吸性酸碱平衡紊乱的重要指标，其变动直接影响着血浆呼吸性因素 H_2CO_3 浓度的高低。根据 Henderson-Hasselbalch 方程式，原发性的 $PaCO_2$ 升高引起的 pH 值降低称为呼吸性酸中毒，原发性的 $PaCO_2$ 降低引起的 pH 值升高称为呼吸性碱中毒。$PaCO_2$ 正常值为 33～46 mmHg，平均值为 40 mmHg。$PaCO_2$ <33 mmHg，表示肺通气过度，CO_2 排出过多，见于呼吸性碱中毒或代偿后的代谢性酸中毒；$PaCO_2$ >46 mmHg，表示肺通气不足，有 CO_2 在体内潴留，见于呼吸性酸中毒或代偿后代谢性碱中毒。

三、标准碳酸氢盐和实际碳酸氢盐

标准碳酸氢盐（standard bicarbonate，SB）是指全血在标准条件下，即 $PaCO_2$ 为 40 mmHg、温度 38 ℃、血红蛋白氧饱和度为 100% 测得的血浆中 HCO_3^- 的含量。由于标准化后 HCO_3^- 不受呼吸因素的影响，因此是判断代谢因素的指标。SB 正常范围是 22～27 mmoL/L，平均为 24 mmol/L。SB 在代谢性酸中毒时降低，在代谢性碱中毒时升高。

实际碳酸氢盐（actual bicarbonate，AB）是指隔绝空气的血液标本，在实际 $PaCO_2$、实际体温和血氧饱和度条件下测得的血浆 HCO_3^- 浓度。因此 AB 受呼吸和代谢两方面因素的影响。正常人 AB 与 SB 相等。两者数值均低表明有代谢性酸中毒，两者数值均高表明有代谢性碱中毒，AB 与 SB 不相等时表明呼吸因素对酸碱平衡有影响。若 SB 正常，而 AB>SB，表明有 CO_2 潴留，可见于呼吸性酸中毒；AB< SB，则表明 CO_2 排出过多，见于呼吸性碱中毒。SB 在慢性呼吸性酸碱中毒时，由于有肾代偿，也可发生继

发生性升高或降低。

四、缓冲碱

缓冲碱(buffer base, BB)是指血液中一切具有缓冲作用的负离子碱的总和。包括血浆和红细胞中碳酸氢盐和非碳酸氢盐缓冲系统中的负离子,如 HCO_3^-、Hb^-、HbO_2^-、Pr^- 和 HPO_4^{2-} 等。通常以氧饱和的全血在标准状态下即 $PaCO_2$ 为 40 mmHg、温度 38 ℃、血红蛋白氧饱和度为 100% 时测定。正常值为 45~51 mmol/L（平均值 48 mmol/L）。虽然缓冲碱中 HCO_3^- 受 $PaCO_2$ 影响,但负离子总和基本不受呼吸性因素的影响,因此也是反映代谢因素的指标。BB 减少常见于代谢性酸中毒,BB 升高常见于代谢性碱中毒。

五、碱剩余

碱剩余(base excess, BE)是指标准条件下即 $PaCO_2$ 为 40 mmHg、温度 38 ℃、血红蛋白氧饱和度为 100%,在体外用酸或碱滴定全血标本至 pH 值 7.40 时所需的酸或碱的量(mmol/L)。此指标排除了呼吸因素的影响,是反映代谢因素的指标,既包括 HCO_3^-,也包括非碳酸氢盐缓冲碱。

全血 BE 正常值为 -3.0~+3.0 mmoL/L,常用正值增大或负值增大来表示。若用酸滴定,使血液 pH 值达 7.40,表明患者血液中碱剩余高于正常,BE 正值增大;如需用碱滴定,才使血液 pH 值达 7.40,表明患者血液中碱剩余低于正常,被测血液的碱缺失,BE 用负值来表示。BE 负值增大见于代谢性酸中毒,BE 正值增大见于代谢性碱中毒。BE 也可由全血 BB 和 BB 正常值(NBB)算出:BE = BB - NBB = BB - 48。

以上各指标均可通过血气分析仪测得。

六、阴离子间隙

阴离子间隙(anion gap, AG)是指血浆中未测定的阴离子(unmeasured anion, UA)与未测定的阳离子(unmeasured cation, UC)的差值,即 AG = UA - UC。正常机体血浆中的阳离子与阴离子总量相等,从而维持电中性。临床实际测定时,常规测定的阳离子 Na^+ 占血浆阳离子总量的 90%,称为可测定阳离子。常规测定的阴离子 HCO_3^- 和 Cl^- 占血浆阴离子总量的 85%,称为可测定阴离子。血浆中未测定的阳离子 UC 包括 K^+、Ca^{2+} 和 Mg^{2+}。血浆中未测定的阴离子 UA 包括 Pr^-、HPO_4^-、SO_4^{2-} 和有机酸阴离子等。

AG 可用血浆中常规测定的阳离子与常规测定的阴离子的差算出,即:

$$Na^+ + UC = HCO_3^- + Cl^- + UA$$
$$AG = UA - UC = Na^+ - (HCO_3^- + Cl^-) = 140 - (24 + 104) = 12 \text{ mmoL/L}$$

正常范围是 10~14 mmoL/L(图 4-5)。

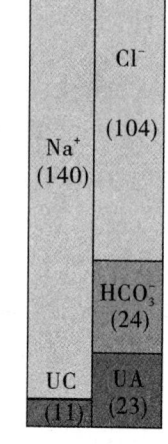

图 4-5 血浆阴离子间隙图解(单位 mmol/L)

AG不是血气分析仪测出的指标,但它在区分代谢性酸中毒的类型和诊断混合型酸碱紊乱中具有非常重要的作用。AG可增高也可降低,但增高的意义较大。

通常AG>16 mmol/L,结合病因判断是否有AG增高型代谢性酸中毒。AG增高多见于固定酸增多,如乳酸堆积、酮体增多及水杨酸中毒、甲醇中毒等。AG增高还可见于混合型酸碱失衡,如代谢性酸中毒合并代谢性碱中毒、三重酸碱失衡以及与代谢性酸中毒无关的情况,如脱水、钠盐药物摄入过多和骨髓瘤患者释出本周蛋白过多等情况。

AG降低在诊断酸碱失衡方面意义不大,仅见于未测定阴离子减少或未测定阳离子增多,如低蛋白血症等。

第三节 单纯型酸碱平衡紊乱

根据Henderson-Hasselbalch方程式我们知道,血液pH值正比于代谢因素HCO_3^-与呼吸因素H_2CO_3的浓度之比,pH值为7.40时其比值为20/1。如果机体在病理条件下出现器官功能障碍和细胞代谢障碍,超过了机体的调节能力,则会出现pH值、代谢因素和呼吸因素的变动。根据血液pH值的变化,可将酸碱平衡紊乱分为两大类:pH值降低称为酸中毒,pH值升高称为碱中毒。根据代谢因素或呼吸因素谁为原发因素可将酸碱平衡紊乱分为两大类:呼吸性酸中毒或呼吸性碱中毒、代谢性酸中毒或代谢性碱中毒。HCO_3^-浓度主要受代谢性因素的影响,由其浓度原发性降低或升高引起的酸碱平衡紊乱称为代谢性酸中毒或代谢性碱中毒;H_2CO_3浓度含量主要受呼吸性因素的影响,由其浓度原发性增高或降低引起的酸碱平衡紊乱。称为呼吸性酸中毒或呼吸性碱中毒。

发生某种单纯型酸或碱中毒时,体内酸性或碱性物质的含量可能发生改变,但血液pH值可在正常范围之内,这是机体动员各种缓冲系统和调节机制的结果,称为代偿性酸中毒或代偿性碱中毒。如果血液pH值低于或高于正常范围,则称为失代偿性酸中毒或失代偿性碱中毒,这可以反映机体酸碱平衡紊乱的代偿情况和严重程度。

在临床工作中,病情往往是复杂的,同一患者可以发生一种酸碱平衡紊乱,还可以同时发生两种或两种以上的酸碱平衡紊乱;若是单一的失衡,称为单纯型酸碱平衡紊乱,若是两种或两种以上的酸碱平衡紊乱同时存在,称为混合型酸碱平衡紊乱。

单纯型酸碱平衡紊乱分为四种类型,即代谢性酸中毒、呼吸性酸中毒、代谢性碱中毒和呼吸性碱中毒。

一、代谢性酸中毒

代谢性酸中毒是指血浆HCO_3^-原发性减少引起pH值下降的酸碱平衡紊乱,是临床上最常见的酸碱平衡紊乱类型。

(一)原因和机制

1. **酸负荷增多** 主要见于固定酸过多。

(1)外源性固定酸摄入过多而HCO_3^-缓冲消耗 ①水杨酸中毒:大量摄入阿司匹

林(乙酰水杨酸)可引起酸中毒,经缓冲作用的HCO_3^-浓度下降,水杨酸根潴留。②含氯酸性药物摄入过多:长期或大量服用含氯的盐类药物,如氯化铵、盐酸精氨酸等,在体内易解离出 HCl,引起血氯增高型代谢性酸中毒。如氯化铵,经肝合成尿素,并释放出 HCl,反应式如下:$2NH_4Cl+CO_2 \Longrightarrow (NH_2)_2CO+2HCl+H_2O$。

(2)体内固定酸产生过多　①乳酸酸中毒:任何原因引起的缺氧都可以使细胞内糖的无氧酵解增强而引起乳酸生成增加,产生乳酸性酸中毒。常见于休克、心搏骤停、低氧血症、严重贫血、肺水肿、一氧化碳中毒和心力衰竭等。乳酸代谢在肝中进行,严重肝病使乳酸利用障碍也可引起血浆乳酸过高。②酮症酸中毒:见于体内脂肪被大量动员的情况下,多发生于糖尿病、严重饥饿和酒精中毒。糖尿病时由于胰岛素不足,葡萄糖利用减少,脂肪分解加速,使大量脂肪酸进入肝,形成过多的酮体(其中 β-羟丁酸和乙酰乙酸为酸性物质),超过外周组织的氧化能力及肾排出能力时可发生酮症酸中毒。在严重饥饿或禁食情况下,当体内糖原消耗后,大量动用脂肪供能,也可出现酮症酸中毒。

(3)酸性物质排出过少　①肾衰竭:严重肾衰竭患者,GFR 严重降低,体内固定酸不能由尿中排泄,特别是硫酸和磷酸在体内积蓄,H^+浓度增加导致HCO_3^-浓度降低,硫酸根和磷酸根浓度在血中增加,引起 AG 增高型代谢性酸中毒。②肾小管功能障碍:Ⅰ型肾小管性酸中毒(renal tubular acidosis-Ⅰ,RTA-Ⅰ)的发病环节是由于远曲小管和集合管的泌H^+功能障碍,H^+在体内蓄积,导致血浆HCO_3^-浓度进行性下降。肾小管酸中毒常引起 AG 正常型(血氯增高型)代谢性酸中毒。

2. HCO_3^-丢失过多　主要见于碱性消化液丢失及肾重吸收HCO_3^-减少。

(1)HCO_3^-经消化道直接丢失　胰液、肠液和胆液中碳酸氢盐含量均高于血浆,严重腹泻、肠道瘘管或肠道引流等均可引起HCO_3^-大量丢失。

(2)肾重吸收HCO_3^-减少　①Ⅱ型肾小管性酸中毒(renal tubular acidosis-Ⅱ,RTA-Ⅱ):近曲小管Na^+-H^+转运体功能障碍,导致近曲小管泌H^+障碍和HCO_3^-在近曲小管重吸收减少,血浆HCO_3^-浓度降低,尿中排出较多的HCO_3^-,引起"反常性碱性尿"。由于HCO_3^-的重吸收减少出现Cl^-重吸收增加,血Cl^-增高,因此 RTA-Ⅱ常引起 AG 正常型(血氯增高型)代谢性酸中毒。②应用碳酸酐酶抑制剂:大量使用碳酸酐酶抑制剂如乙酰唑胺可抑制肾小管上皮细胞内 CA 活性,使H_2CO_3生成减少,泌H^+和重吸收HCO_3^-减少。

肾功能障碍是导致代谢性酸中毒非常重要的原因,既可以影响固定酸的排出,导致血浆酸负荷增多而消耗HCO_3^-,也可直接影响到HCO_3^-重吸收,导致血浆HCO_3^-浓度降低。一般的代谢性酸中毒,肾功能正常时可通过增强泌H^+、泌NH_4^+使尿液酸化,保持血液的 pH 值正常。但是肾小管性酸中毒时HCO_3^-生成和重吸收障碍,导致HCO_3^-从尿中排出增多,尿液呈中性或碱性。

3. 高K^+血症　各种原因引起细胞外液K^+增多时,K^+与细胞内H^+交换,引起细胞外H^+增加,导致代谢性酸中毒。这种酸中毒时体内H^+总量并未增加,仅有H^+从细胞内逸出,造成细胞内H^+下降,故细胞内呈碱中毒。在远曲小管处由于小管细胞内H^+下降,小管细胞泌H^+减少,也可引起"反常性碱性尿"。

4. 血液稀释　见于快速输入大量无HCO_3^-的液体,如葡萄糖注射液或生理盐水,

使血液中 HCO_3^- 稀释,HCO_3^- 浓度下降,造成稀释性代谢性酸中毒。

(二)分类

根据 AG 值的不同,将代谢性酸中毒分为两类:AG 正常型代谢性酸中毒和 AG 增高型代谢性酸中毒。

1. AG 正常型代谢性酸中毒　其特点是 AG 正常,血 Cl^- 升高。这类酸中毒的发生主要是由于各种原因导致 HCO_3^- 丢失及肾重吸收 HCO_3^- 减少。其特点为血浆 HCO_3^- 浓度降低,细胞内 Cl^- 移出细胞,血 Cl^- 代偿性升高,呈血氯增高型代谢性酸中毒(图 4-6B)。常见于消化道直接丢失 HCO_3^-,轻度或中度肾功能衰竭泌 H^+ 减少,RTA 时 HCO_3^- 重吸收减少或泌 H^+ 障碍,使用碳酸酐酶抑制剂,高钾血症、含氯的酸性盐摄入过多和稀释性代谢性酸中毒等。

2. AG 增高型代谢性酸中毒　其特点是 AG 增高,血 Cl^- 正常。除了含 Cl^- 以外的其他任何固定酸的血浆浓度增高的代谢性酸中毒都属于 AG 增高型代谢性酸中毒。这类酸中毒的发生机制主要是固定酸产生或摄入过多、排出障碍。这部分固定酸根属于未测定阴离子,所以 AG 值增大,而 Cl^- 值正常,故又称血氯正常型代谢性酸中毒(图 4-6C)。如水杨酸中毒、乳酸酸中毒、酮症酸中毒、磷酸和硫酸排泄障碍等。其固定酸的 H^+ 被 HCO_3^- 缓冲,其酸根(水杨酸根、乳酸根、β-羟丁酸根、乙酰乙酸根、$H_2PO_4^-$、SO_4^{2-})增高。

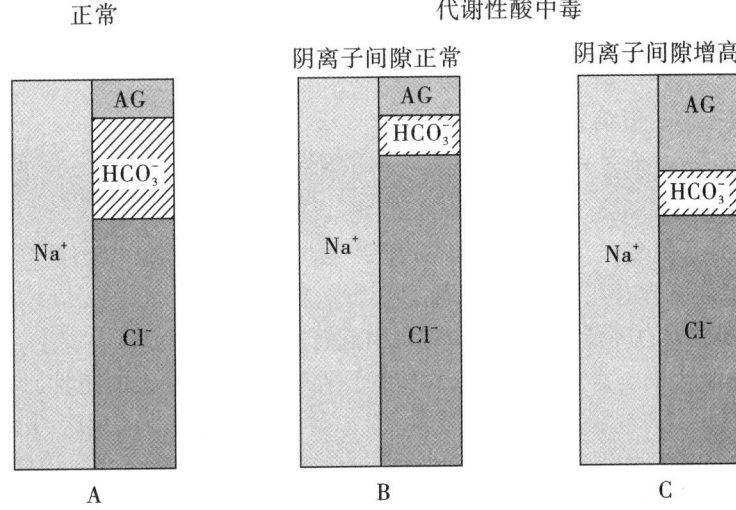

图 4-6　正常和代谢性酸中毒时阴离子间隙

A. 正常情况下 AG;B. AG 正常型(血氯增高型)代谢性酸中毒;C. AG 增高型(血氯正常型)代谢性酸中毒

(三)机体的代偿调节

1. 血液的缓冲　代谢性酸中毒时,血液中增多的 H^+ 立即被血浆缓冲系统缓冲,结果 HCO_3^- 及其他缓冲碱不断被消耗。

2. 细胞内缓冲　细胞内的缓冲多在酸中毒 2~4 h 后,约 1/2 的 H^+ 通过离子交换方式进入细胞内,被细胞内液缓冲系统缓冲。为维持细胞内外电荷平衡 K^+ 移向细胞外液,结果造成血 K^+ 增高。

3. 肺的代偿调节　代谢性酸中毒时血液 H^+ 浓度增加可通过刺激颈动脉体和主动脉体外周化学感受器,反射性地引起呼吸中枢兴奋,使呼吸加深加快,增加肺的通气量。肺的代偿意义是使 CO_2 排出增多,降低血浆 H_2CO_3 浓度,有利于维持 HCO_3^-/H_2CO_3 的比值,使血液 pH 值趋向正常。代谢性酸中毒时,当 pH 值由 7.4 降到 7.0 时,肺泡通气量可由正常的 4 L/min 增加到 30 L/min 以上。呼吸加深加快是代谢性酸中毒的主要临床表现。肺的代偿调节非常迅速,一般在酸中毒数分钟后就出现呼吸加深加快,30 min 后即达代偿,12~24 h 达代偿高峰,代偿最大极限时,$PaCO_2$ 可降到 10 mmHg。

4. 肾的代偿调节　除肾功能障碍引起的代谢性酸中毒外,其他原因引起的代谢性酸中毒可以通过肾的排酸保碱能力加强来发挥代偿作用。代谢性酸中毒时,肾通过增强泌 H^+、产 NH_3、泌 NH_4^+ 及重吸收 HCO_3^-,使 HCO_3^- 在细胞外液的浓度有所恢复,pH 值得到一定代偿。且代谢性酸中毒时肾小管上皮细胞中的碳酸酐酶和谷氨酰胺酶活性增强,使 HCO_3^- 生成和谷氨酰胺的分解增强,尿中可滴定酸和 NH_4^+ 排出增加。严重代谢性酸中毒时肾小管产 NH_3 增加是最主要的代偿机制,因为 H^+-Na^+ 交换增加,肾小管腔内 H^+ 浓度增加,降低了肾小管上皮细胞与管腔液 H^+ 的浓度差,使肾小管上皮细胞继续排 H^+ 受限。但管腔内 H^+ 浓度越高,NH_3 的生成与排出越快,产生的 HCO_3^- 越多。通过以上反应,肾排酸保碱能力增强,由于从尿中排出的 H^+ 和 NH_4^+ 增多,因此尿液呈酸性。肾的代偿作用较慢,一般要 3~5 d 才能达高峰。

血气指标的变化特点如下:由于 HCO_3^- 降低,所以 AB、SB、BB 值均降低,BE 负值增大,pH 值下降,通过呼吸代偿,$PaCO_2$ 继发性下降,AB<SB。

(四)对机体的影响

代谢性酸中毒主要引起心血管系统、中枢神经系统功能障碍以及呼吸的代偿性增强,慢性代谢性酸中毒还会对骨骼系统产生影响。

1. 心血管系统改变　严重的代谢性酸中毒能导致心肌收缩力降低,产生致死性室性心律失常,使血管对儿茶酚胺的反应性降低。

(1)心肌收缩力降低　轻度酸中毒可引起肾上腺髓质释放肾上腺素,发挥其对心脏的正性肌力作用,但严重酸中毒 pH 值小于 7.2 时,肾上腺素的正性肌力作用被阻断,出现心肌收缩力减弱,心输出量减少。Ca^{2+} 是心肌的兴奋收缩耦联因子,酸中毒引起心肌收缩力降低的机制主要与 H^+ 和 Ca^{2+} 竞争有关,相关机制如下:①H^+ 影响 Ca^{2+} 内流;②H^+ 影响心肌细胞肌浆网释放 Ca^{2+};③H^+ 增多可竞争性抑制 Ca^{2+} 与心肌肌钙蛋白亚单位结合,从而抑制心肌的兴奋收缩耦联,降低心肌收缩性。

(2)心律失常　代谢性酸中毒时出现的心律失常与血钾升高密切相关。酸中毒时细胞外 H^+ 进入细胞内与 K^+ 交换,K^+ 逸出细胞,另外酸中毒时肾小管上皮细胞泌 H^+ 增加,而排 K^+ 减少,这两方面因素共同导致血钾升高。重度高血钾可导致严重的传导阻滞和心室纤颤,心肌兴奋性消失,可造成致死性心律失常和心跳停止。

(3)血管系统对儿茶酚胺的反应性降低　酸中毒时 H^+ 增多,可降低外周血管对儿茶酚胺的反应性,使血管扩张,血压下降。尤其是毛细血管前括约肌最为明显,血管扩张使血管床容积不断扩大,回心血量减少,甚至发生休克。因此休克时首先需要纠正酸中毒,才能减轻血流动力学的障碍,不然会导致休克加重。

2. 中枢神经系统改变 中枢神经系统的代谢障碍主要表现为意识障碍、乏力、知觉迟钝,甚至嗜睡或昏迷,最后可因呼吸中枢和血管运动中枢麻痹而死亡。其发生机制有:①酸中毒时生物氧化酶类的活性受到抑制,氧化磷酸化过程减弱,致使 ATP 生成减少,因而脑组织能量供应不足。②pH 值降低时,脑组织内谷氨酸脱羧酶活性增强,使 γ-氨基丁酸增多,后者对中枢神经系统具有抑制作用。

3. 呼吸的代偿性增加 代谢性酸中毒时由于血浆 HCO_3^- 浓度下降,机体通过呼吸加深加快增加 CO_2 的排出量,降低血浆 H_2CO_3 浓度,保持 pH 值相对恒定。

4. 骨骼系统改变 慢性肾功能衰竭出现酸中毒时,骨骼释放钙盐以进行缓冲,造成骨质脱钙,在小儿可表现为骨骼发育、生长延迟,严重者表现为肾性佝偻病。在成人则可导致骨软化症和纤维性骨炎。

(五) 防治与护理的病理生理基础

1. 预防和治疗原发病 去除引起代谢性酸中毒的发病原因、治疗原发病是治疗代谢性酸中毒的病因学防治原则。要结合患者的临床表现和血气分析的结果及时分析处理。

2. 碱性药物的应用 对代谢性酸中毒患者主要的处理措施是补充碱性药物。补碱的剂量和方法应根据酸中毒的严重程度区别对待。一般轻度代谢性酸中毒 HCO_3^- >16 mmol/L 时,可以少补,甚至不补,因为肾有排酸保碱的能力,约有 50% 的酸要靠非碳酸氢盐缓冲系统来调节。严重的代谢性酸中毒患者需静脉滴注碱性药物治疗,一般主张在血气监护下分次补碱,补碱量宜小不宜大。如果患者的原发病因是 HCO_3^- 减少,则首选的碱性药物是碳酸氢钠,因其可直接补充血浆缓冲碱,作用迅速,为临床治疗所常用。其他碱性药物如乳酸钠等也是常用来治疗代谢性酸中毒的药物,通过肝可转化为 HCO_3^-。但乳酸钠与 H^+ 结合变为乳酸,所以肝功能不全或乳酸酸中毒时不宜使用。三羟甲基氨基甲烷(trihydroxymethyl aminomethane,Tris)是不含钠的有机胺碱性药,可避免 $NaHCO_3$ 和乳酸钠使用导致的血钠升高。在体内的作用是 Tris+H_2CO_3 ⟶ Tris·H^+ + HCO_3^-,由该式可见 Tris 不仅可缓冲挥发酸,而且在中和 H_2CO_3 后可产生 HCO_3^-。所以此药既可以治疗呼吸性酸中毒又可以治疗代谢性酸中毒。缺点是对呼吸中枢有抑制作用,故治疗时要注意输入的速度。

3. 防止药物外渗 碱性药物外渗,可引起剧烈疼痛,严重时可致组织坏死。

4. 纠正水和电解质紊乱 代谢性酸中毒患者容易出现 K^+ 和 Ca^{2+} 代谢障碍。如严重腹泻造成酸中毒时由于细胞内 K^+ 外流,往往掩盖了低血钾;补碱纠正酸中毒后,K^+ 又返回细胞内,可明显地出现低血钾。血钾异常常影响心律失常的发生,因此要密切注意心电监护;酸中毒时游离钙增多,酸中毒纠正后,游离钙明显减少,有时可出现手足搐搦,因为 Ca^{2+} 与血浆蛋白在碱性条件下可生成结合钙,使游离钙减少,而在酸性条件下,结合钙又可离解为 Ca^{2+} 与血浆蛋白,使游离钙增多。因此代谢性酸中毒患者在及时纠酸的同时也要纠正水和电解质紊乱,恢复有效循环血量以及改善肾功能。

5. 注意观察中枢神经系统等功能障碍 代谢性酸中毒易引起中枢神经抑制,进而影响呼吸和血管运动中枢,故应密切注意患者的神志、呼吸及血压变化,及时使用床栏或加强陪护,避免意外伤害发生。

二、呼吸性酸中毒

呼吸性酸中毒是指血浆 $PaCO_2$（或 H_2CO_3）原发性升高引起 pH 值下降的酸碱平衡紊乱，常由 CO_2 排出障碍引起。

(一) 原因和机制

引起呼吸性酸中毒的原因很多，包括外呼吸通气功能障碍导致 CO_2 排出受阻，环境 CO_2 浓度过高造成吸入过多等，临床上以前者更为多见，常见的原因如下：

1. 呼吸中枢抑制　颅脑损伤、脑炎、脑血管意外、呼吸中枢抑制剂（吗啡、巴比妥类）及麻醉剂用量过大或严重酒精中毒等。

2. 呼吸道阻塞　喉头痉挛和水肿、溺水、异物堵塞气管等常造成急性呼吸性酸中毒。而慢性阻塞性肺疾病（chronic obstructive pulmonary disease，COPD）、支气管哮喘等则是慢性呼吸性酸中毒的常见原因。

3. 呼吸肌麻痹　急性脊髓灰质炎、脊神经根炎、有机磷中毒、重症肌无力、家族性周期性麻痹及重度低血钾时，呼吸运动失去动力，可造成 CO_2 排出障碍。

4. 胸廓病变　胸部创伤、严重气胸或胸膜腔积液、严重胸廓畸形等均可严重影响通气功能，引起呼吸性酸中毒。

5. 肺部疾患　如心源性急性肺水肿、重度肺气肿、肺部广泛性炎症、肺组织广泛纤维化、急性呼吸窘迫综合征等均可因通气障碍而发生呼吸性酸中毒。

6. 人工呼吸机管理不当　通气量过小造成 CO_2 排出减少，使血浆 $PaCO_2$ 升高，发生呼吸性酸中毒。

7. CO_2 吸入过多　较少见，见于外环境 CO_2 浓度过高，吸入 CO_2 过多。

(二) 分类

呼吸性酸中毒按病程可分为两类：

1. 急性呼吸性酸中毒　常见于急性气道阻塞、中枢或呼吸肌麻痹引起的呼吸暂停以及急性呼吸窘迫综合征等。

2. 慢性呼吸性酸中毒　见于气道及肺部慢性炎症引起的 COPD 及肺组织广泛纤维化或肺不张时，一般指 $PaCO_2$ 高浓度潴留持续达 24 h 以上者。

(三) 机体的代偿调节

呼吸性酸中毒发生的最主要的环节常常是通气功能障碍，所以呼吸系统往往不能发挥代偿作用。当体内 CO_2 排出受阻产生大量 H_2CO_3 时，由于碳酸氢盐缓冲系统不能缓冲挥发酸，血浆其他缓冲碱含量较低，缓冲 H_2CO_3 的能力极为有限，因此主要靠血液非碳酸氢盐缓冲系统和肾代偿调节。

1. 急性呼吸性酸中毒　由于肾的代偿作用十分缓慢，因此急性呼吸性酸中毒主要靠细胞内外离子交换及细胞内缓冲，这种调节与代偿十分有限，常表现为代偿不足或失代偿状态。

细胞内外离子交换和细胞内缓冲作用是急性呼吸性酸中毒时的主要代偿方式。血红蛋白系统是呼吸性酸中毒时较重要的缓冲体系。急性呼吸性酸中毒时由于 CO_2 在体内潴留，使血浆 H_2CO_3 浓度不断升高，H_2CO_3 解离为 H^+ 和 HCO_3^- 后，H^+ 与细胞内

K^+进行交换,进入细胞内的H^+可被蛋白质缓冲,血浆HCO_3^-浓度可有所增加,有利于维持HCO_3^-与H_2CO_3的比值。此外,血浆中的CO_2迅速弥散入红细胞,在碳酸酐酶的作用下,与水生成H_2CO_3,再解离为H^+和HCO_3^-。H^+主要被血红蛋白和氧合血红蛋白缓冲系统所缓冲,HCO_3^-则与血浆中Cl^-交换,结果血浆HCO_3^-有所增加,而Cl^-进入细胞内,血Cl^-降低。但这种离子交换和缓冲十分有限,往往$PaCO_2$每升高10 mmHg,血浆HCO_3^-仅增高0.7~1 mmol/L,不足以维持HCO_3^-/H_2CO_3的正常比值,所以急性呼吸性酸中毒时pH值往往低于正常值,呈失代偿状态(图4-7)。

2. 慢性呼吸性酸中毒　由于肾的代偿调节作用起效慢且比较强大,因此慢性呼吸性酸中毒时肾脏可以充分发挥代偿调节作用。当$PaCO_2$和H^+浓度升高持续24 h以上,可促使肾小管上皮细胞内碳酸酐酶和线粒体中谷氨酰胺酶活性增强,增加肾小管上皮泌H^+和产NH_3泌NH_4^+及对HCO_3^-的重吸收增加。这种作用的充分发挥常需3~5 d才能完成,因此急性呼吸性酸中毒来不及代偿,而在慢性呼吸性酸中毒时,由于酸中毒发生缓慢且肾的保碱作用较强大,因此随$PaCO_2$升高,HCO_3^-也呈比例增加,$PaCO_2$每升高10 mmHg,血浆HCO_3^-浓度增高3.5~4.0 mmol/L,能使HCO_3^-/H_2CO_3比值接近20∶1,因而在轻度和中度慢性呼吸性酸中毒时有可能代偿。

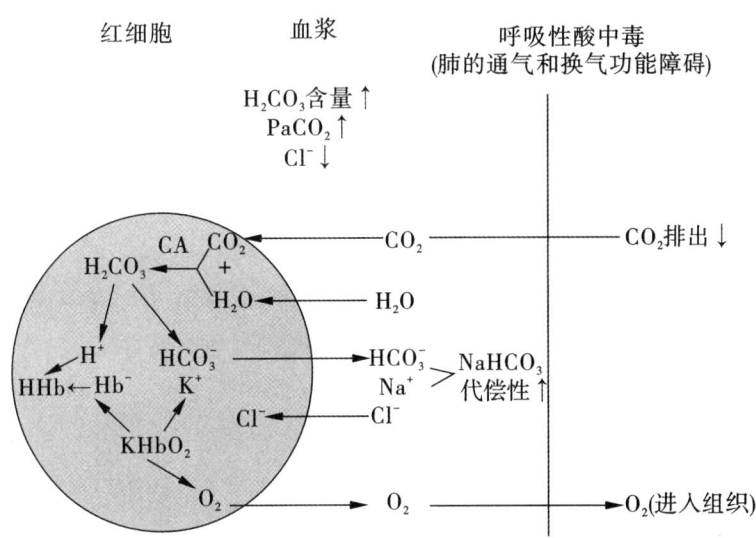

图4-7　呼吸性酸中毒时血红蛋白的缓冲作用和红细胞内外的离子交换

血气指标的变化特点如下:$PaCO_2$增高,pH值降低。通过肾等代偿后,代谢性指标继发性升高,AB、SB、BB值均升高,AB>SB,BE正值加大。

(四)对机体的影响

呼吸性酸中毒时,对机体的影响基本上与代谢性酸中毒相似,主要引起心血管系统和中枢神经系统功能障碍。可引起心律失常、心肌收缩力减弱,外周血管扩张、血钾升高。$PaCO_2$升高可引起一系列血管运动和神经精神方面的障碍。

1. CO_2直接舒张血管的作用　高浓度的CO_2能直接引起脑血管扩张,使脑血流增加、颅内压增高,因此常引起持续性头痛,尤以夜间和晨起时为甚。

2. 对中枢神经系统功能的影响　严重或者急性呼吸性酸中毒时可发生"CO_2麻

醉",患者可出现精神错乱、震颤、谵妄或嗜睡,甚至昏迷,临床称为肺性脑病,常见于 $PaCO_2>80$ mmHg时。肺性脑病的发生机制详见"肺功能不全"章。应该指出,CO_2 为脂溶性,能迅速通过血-脑屏障,而 HCO_3^- 则为水溶性,通过屏障极为缓慢,因而脑脊液中 pH 值的降低较一般细胞外液更为显著,这可以解释为何中枢神经系统的功能紊乱在呼吸性酸中毒时较代谢性酸中毒时更为显著。

(五)防治与护理的病理生理基础

1. 预防和治疗原发病　去除呼吸道梗阻使之通畅或解痉,使用呼吸中枢兴奋药或人工呼吸机,对慢性阻塞性肺疾病患者控制感染、强心、解痉和祛痰。

2. 发病学治疗　原则是改善通气功能,使 $PaCO_2$ 逐步下降,但对肾代偿后代谢因素也增高的患者,切忌过急地使用人工呼吸器使 $PaCO_2$ 迅速下降到正常,因肾对 HCO_3^- 升高的代偿功能还来不及做出反应,结果又会出现代谢性碱中毒,使病情复杂化。更应避免过度人工通气,使 $PaCO_2$ 降低到更危险的严重呼吸性碱中毒情况。

3. 碱性药物的应用　慢性呼吸性酸中毒时,肾排酸保碱的代偿作用,使 HCO_3^- 含量增高,应该慎用碱性药物,特别是通气尚未改善前,错误地使用碱性药物,可引起代谢性碱中毒,并使呼吸性酸中毒病情加重,使高碳酸血症更进一步加重。

4. 密切观察并及时处理并发症　对"CO_2 麻醉"患者,应密切观察并及时处理呼吸道症状,合理使用人工通气措施,昏迷患者更应该有专人护理。

三、代谢性碱中毒

代谢性碱中毒是指血浆 HCO_3^- 原发性增多引起的 pH 值升高的酸碱平衡紊乱。

(一)原因和机制

1. H^+ 丢失过多　血浆 HCO_3^- 原发性增多主要见于 H^+ 丢失,这些 H^+ 来自细胞内 H_2CO_3 解离,H^+ 丢失必然伴随着血浆中 HCO_3^- 相对增多,造成代谢性碱中毒。H^+ 丢失主要有以下两个途径:

(1)经胃丢失 H^+　正常情况下胃黏膜壁细胞富含碳酸酐酶,能将 CO_2 和 H_2O 催化生成 H_2CO_3,H_2CO_3 解离为 H^+ 和 HCO_3^-,然后 H^+ 与来自血浆中的 Cl^- 形成 HCl,进食时分泌到胃腔中,而 HCO_3^- 则返回血液,造成血浆中 HCO_3^- 一过性增高,称为"餐后碱潮"。酸性食糜进入十二指肠后,在 H^+ 刺激下,十二指肠上皮细胞与胰腺分泌的大量 HCO_3^- 与 H^+ 中和。病理情况下,剧烈呕吐及胃液引流导致胃液丢失,引起代谢性碱中毒的机制有:①胃液中 H^+ 丢失,使来自肠液和胰腺的 HCO_3^- 得不到 H^+ 中和而被吸收入血,造成血浆 HCO_3^- 浓度升高;②胃液中 Cl^- 丢失,可引起低氯性碱中毒;③胃液中 K^+ 丢失,可引起低钾性碱中毒;④胃液大量丢失引起有效循环血量减少,也可通过继发性醛固酮增多引起代谢性碱中毒。

(2)经肾丢失 H^+　①应用利尿剂:肾小管上皮细胞富含碳酸酐酶,使用髓袢利尿剂(呋塞米)或噻嗪类利尿剂时,抑制了肾髓袢升支对 Cl^- 的主动重吸收,使 Na^+ 的被动重吸收减少,到达远曲小管的尿液 Na^+ 含量增高,促进泌 H^+、泌 K^+ 增加。此外,由于肾小管远端流速增加,通过冲洗作用,使肾小管内 H^+ 浓度急剧降低,促进了 H^+ 的排泌。②盐皮质激素过多:肾上腺皮质增生或肿瘤可引起原发性肾上腺皮质激素分泌增多,创伤、有效循环血量减少等刺激可引起继发性醛固酮分泌增多,醛固酮可通过刺激集合管泌氢细胞的氢 ATP 酶,促进 H^+ 排泌,也可通过保 Na^+ 排 K^+ 促进 H^+ 排泌,造成低钾性碱中毒。此外,库欣综合征也可发生代谢性碱中毒,因为皮质醇也有盐皮质激素活性。

2. HCO_3^- 过量负荷　常为医源性,见于:①短期内给予患者大量的 $NaHCO_3$,例如消化道溃疡病患者服用过多的 $NaHCO_3$、纠正代谢性酸中毒时静脉滴注过多的 $NaHCO_3$。②摄入大量库存血:大量输入含柠檬酸盐抗凝的库存血,这些有机酸盐在体内氧化可产生 $NaHCO_3$,1 L 库存血所含的柠檬酸盐可产生 30 mmol HCO_3^-。③脱水时只丢失 H_2O 和 NaCl 造成浓缩性碱中毒。以上均可使血浆 $NaHCO_3$ 浓度升高。正常时肾具有较强的排泄 $NaHCO_3$ 的能力,只有当肾功能受损后服用大量碱性药物时才会发生代谢性碱中毒。

3. 低钾血症　①细胞内 K^+ 向细胞外转移,同时细胞外的 H^+ 向细胞内移动,细胞内酸中毒,细胞外发生代谢性碱中毒。②肾小管上皮细胞内缺钾,K^+-Na^+ 交换减少,H^+-Na^+ 交换增多,H^+ 排出增多,HCO_3^- 重吸收增多,造成低钾性碱中毒。一般情况下,代谢性碱中毒患者尿液呈碱性,但在低钾性代谢性碱中毒时,尿液呈酸性,称为反常性酸性尿。

(二)分类

通常按给予生理盐水后能否纠正代谢性碱中毒将其分为两类:

1. 盐水反应性碱中毒　主要见于胃液丢失及应用利尿剂时。给予等张或半张的盐水来扩充细胞外液,补充 Cl^- 能促进过多的 HCO_3^- 经肾排出使碱中毒得到纠正。

2. 盐水抵抗性碱中毒　主要见于全身性水肿、原发性醛固醇增多症、严重低血钾及库欣综合征等,给予盐水没有治疗效果。

(三)机体的代偿调节

1. 血液的缓冲　代谢性碱中毒时,H^+ 浓度降低,OH^- 浓度升高,OH^- 可被缓冲系统中弱酸(H_2CO_3、$HHbO_2$、HHb、HPr、H_2PO_4)所缓冲,但因大多数缓冲系统的组成中,碱性成分远多于酸性成分,故对碱性物质的缓冲有限。

2. 细胞内外离子交换　代谢性碱中毒时,细胞内 H^+ 逸出,细胞外液 K^+ 进入细胞内,从而产生低钾血症。

3. 肺的代偿调节　呼吸的代偿反应往往数分钟即可出现,在 24 h 后即可达最大效应。H^+ 浓度降低,呼吸中枢受抑制,呼吸变浅慢,血浆 $PaCO_2$ 继发性升高,以维持 HCO_3^-/H_2CO_3 的比值接近正常,使 pH 值有所降低。但这种代偿是有限度的,因为随着肺泡通气量减少,不但有 $PaCO_2$ 升高,还有 PaO_2 降低,PaO_2 降低可通过对呼吸的兴奋作用,限制 $PaCO_2$ 过度升高。因此,严重的代谢性碱中毒,$PaCO_2$ 极少能超过 55 mmHg,即很少能达到完全代偿。

4. 肾的代偿调节　血浆 H^+ 减少使肾小管上皮细胞的碳酸酐酶和谷氨酰胺酶活性受到抑制,故泌 H^+ 和泌 NH_3 减少,HCO_3^- 重吸收减少,血浆 HCO_3^- 浓度下降。应注意的是由缺氯、缺钾和醛固酮分泌增多所致的代谢性碱中毒,因肾泌 H^+ 增多,尿呈酸性,称为反常性酸性尿。

血气指标的变化特点如下:pH 值升高,AB、SB 及 BB 均升高,AB>SB,BE 正值增大。由于呼吸抑制,$PaCO_2$继发性升高。

(四)对机体的影响

1. 中枢神经系统功能紊乱　碱中毒时,脑细胞 γ-氨基丁酸转氨酶活性增强,谷氨酸脱羧酶活性降低,故 γ-氨基丁酸分解加强而生成减少,对中枢神经系统抑制作用减弱,因而患者有中枢神经系统兴奋的临床表现,如烦躁不安、精神错乱、谵妄、意识障碍等中枢神经系统症状。

2. 血红蛋白氧解离曲线左移　血液 pH 值升高可使血红蛋白氧解离曲线左移,血红蛋白与氧的亲和力增强,血红蛋白不易释放出结合的氧,造成组织供氧不足。脑组织对缺氧特别敏感,由此可出现一系列精神症状。

3. 对神经肌肉的影响　碱中毒时,血总钙量不变,但是血浆游离钙减少,神经肌肉的应激性增高,表现为腱反射亢进,面部和肢体肌肉抽动,手足搐搦。

4. 低钾血症　碱中毒往往伴有低钾血症。这是由于碱中毒时,细胞外 H^+ 浓度降低,细胞内 H^+ 与细胞外 K^+ 交换;同时肾小管上皮细胞 H^+-Na^+ 交换减弱而 K^+-Na^+ 交换增强,使 K^+ 大量从尿中丢失,导致低钾血症。低钾血症除可引起神经肌肉应激性降低外,严重时还可以引起心律失常。

(五)防治和护理的病理生理基础

1. 预防和治疗原发病。

2. 合理应用药物

(1)盐水反应性碱中毒　对盐水反应性碱中毒患者,口服或静脉注射等张或半张的盐水即可恢复血浆 HCO_3^- 浓度。机制是:①由于扩充了细胞外液容量,则消除了浓缩性碱中毒成分的作用;②生理盐水含 Cl^- 高于血浆,通过补充血容量和补充 Cl^-,过多的 HCO_3^- 从尿中排出;③远曲小管液中 Cl^- 含量增加,使皮质集合管分泌 HCO_3^- 增强。检测尿 pH 值和尿 Cl^- 浓度可以判断治疗效果。严重代谢性碱中毒者可直接给予酸进行治疗,例如用 0.1 mol/L HCl 缓慢静脉注射。其机制是 HCl 在体内被缓冲后可生成 NaCl。

$$HCl + NaHCO_3 \longrightarrow NaCl + H_2CO_3$$

此外临床上也使用 NaCl、KCl、盐酸精氨酸和盐酸赖氨酸治疗。对游离钙减少的患者也可补充 $CaCl_2$。总之,补氯即可排出 HCO_3^-。

(2)盐水抵抗性碱中毒　对全身性水肿患者,应尽量少用髓袢或噻嗪类利尿剂,以预防发生碱中毒。碳酸酐酶抑制剂可抑制肾小管上皮细胞碳酸酐酶活性,因而排泌 H^+ 和重吸收 HCO_3^- 减少,增加 Na^+ 和 HCO_3^- 的排出,结果既达到治疗碱中毒的目的,又减轻了水肿。盐水抵抗性碱中毒同盐水反应性碱中毒一样,也可以用尿 pH 值变化判断治疗效果。

缺钾患者,应补充 K^+,补钾只有补充 KCl 才有效。肾上腺皮质激素过多引起的碱中毒,需用醛固酮拮抗剂和补 K^+ 去除代谢性碱中毒的维持因素。

3. 密切观察并及时处理并发症　碱中毒患者易出现低钾和血容量不足等,应密切监测、及时记录液体出入量;剧烈呕吐者避免误吸导致的窒息;对有意识障碍或肌肉抽搐的患者应该由专人护理,避免意外受伤。

四、呼吸性碱中毒

呼吸性碱中毒是指血浆 H_2CO_3 浓度原发性降低导致 pH 值升高的酸碱平衡紊乱。

(一) 原因和机制

肺通气过度是呼吸性碱中毒的主要原因。

1. **低氧血症** 吸入气氧分压过低或某些患有胸廓病变、心肺疾病的患者可因缺氧刺激呼吸运动增强，CO_2 排出增多。

2. **肺疾患** 肺炎、肺梗死、间质性肺疾病等外呼吸功能障碍患者，给氧并不能完全纠正过度通气，说明除与低氧血症有关外还有其他因素。实验资料表明，牵张感受器和肺毛细血管旁感受器在肺疾病时过度通气的发生机制中具有重要意义。

3. **呼吸中枢受到直接刺激** 中枢神经系统疾病，如脑血管障碍、脑炎、脑外伤及脑肿瘤等均可刺激呼吸中枢引起过度通气；某些药物，如水杨酸、氨可直接兴奋呼吸中枢致通气增强。

4. **精神性通气过度** 癔症发作时也可引起精神性通气过度，CO_2 排出增多。

5. **机体代谢旺盛** 高热、甲状腺功能亢进时，呼吸中枢兴奋，通气过度，CO_2 排出增多。

6. **人工呼吸机使用不当** 通气量过大，CO_2 排出增多。

(二) 分类

1. **急性呼吸性碱中毒** 常见于人工呼吸机使用不当、高热和低氧血症时。一般指 $PaCO_2$ 在 24 h 内急剧下降而导致 pH 值升高。

2. **慢性呼吸性碱中毒** 常见于慢性颅脑疾病、肺部疾病、肝脏疾病、缺氧时。

(三) 机体的代偿调节

1. **细胞内外离子交换和细胞内缓冲** 急性呼吸性碱中毒时，由于血浆 H_2CO_3 浓度迅速降低，故血浆 HCO_3^- 相对增高，H^+ 从细胞内移出至细胞外并与 HCO_3^- 结合，因而血浆 HCO_3^- 浓度下降，H_2CO_3 浓度有所回升。一方面细胞内的 H^+ 即与细胞外的 Na^+ 和 K^+ 交换；另一方面 HCO_3^- 进入红细胞，Cl^- 和 CO_2 逸出红细胞，促使血浆 H_2CO_3 回升，HCO_3^- 降低（图 4-8）。一般 $PaCO_2$ 每下降 10 mmHg，血浆 HCO_3^- 浓度降低 2 mmol/L。

2. **肾代偿调节** 肾的代偿调节是个缓慢的过程，需几天时间才能达到完善，故急速发生的通气过度，可因时间短促而肾代偿调节作用来不及发挥。在持续较久的慢性呼吸性碱中毒时，低碳酸血症持续存在的情况下，$PaCO_2$ 的降低使肾小管上皮细胞代偿性泌 H^+、产 NH_3 减少，HCO_3^- 随尿排出增多，因此血浆中 HCO_3^- 代偿性降低。

慢性呼吸性碱中毒时，由于肾的代偿调节和细胞内缓冲，平均 $PaCO_2$ 每降低 10 mmHg，血浆 HCO_3^- 浓度下降 5 mmol/L，从而有效地避免了细胞外液 pH 值发生大幅度变动。

血气指标的变化特点如下：$PaCO_2$ 降低，pH 值升高，AB<SB，代偿后 AB、SB 及 BB 均降低，BE 负值增大。

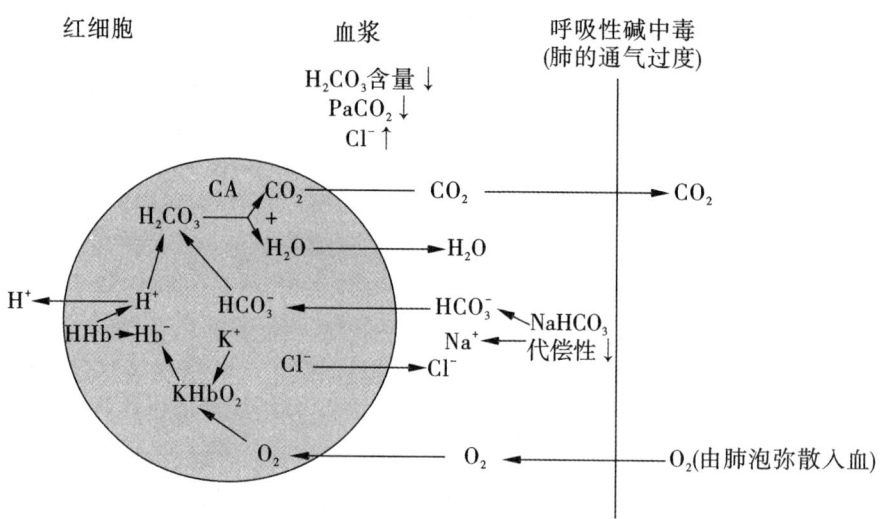

图4-8 呼吸性碱中毒时血红蛋白缓冲作用,红细胞内外离子交换

(四)对机体的影响

呼吸性碱中毒比代谢性碱中毒更易出现眩晕,四肢及口周围感觉异常,意识障碍及搐搦等。神经系统功能障碍除与γ-氨基丁酸含量减少、氧解离曲线左移所致缺氧对脑功能的损伤有关外,还与脑血流量减少有关,因为低碳酸血症可引起脑血管收缩。

呼吸性碱中毒也可因细胞内外 H^+-K^+ 离子交换和肾排钾增加而发生低钾血症。

(五)防治和护理的病理生理基础

1. **防治原发病** 去除引起通气过度的原因,对精神性通气过度患者可酌情使用镇静剂,高热者给予降温处理,预防和及时处理人工通气过度。

2. **吸入 CO_2** 急性呼吸性碱中毒可吸入含5% CO_2 的混合气体,或用纸袋罩于患者的口鼻使其反复吸回呼出的气体以提高 $PaCO_2$,维持血浆 H_2CO_3 浓度。

3. **及时处理并发症** 有手足搐搦者可静脉注射葡萄糖酸钙进行治疗。对有意识障碍患者应该有专人护理,避免意外受伤。

第四节 混合型酸碱平衡紊乱

同一个患者有两种或两种以上的酸碱平衡紊乱同时存在的病理过程称为混合型酸碱平衡紊乱(mixed acid-base disturbance)。但是呼吸性酸中毒和呼吸性碱中毒是不可能同时存在的,这是因为在同一个患者身上不会同时出现 CO_2 过多又发生 CO_2 过少的情况。

一、双重性酸碱平衡紊乱

(一)酸碱一致型

1. 呼吸性酸中毒合并代谢性酸中毒

(1)原因　临床上常见的类型。例如,心跳和呼吸骤停、慢性阻塞性肺疾病合并心力衰竭或休克,糖尿病酮症酸中毒患者因肺部感染引起呼吸衰竭。

(2)特点　由于呼吸性和代谢性因素指标均向酸性方面变化,因此 HCO_3^- 减少时呼吸不能代偿,$PaCO_2$ 增多时肾也不能代偿,两者不能相互代偿,呈严重失代偿状态,pH 值明显降低,并形成恶性循环,患者 SB、AB 及 BB 均降低,AB>SB,血浆 K^+ 浓度升高,AG 增大。

2. 呼吸性碱中毒合并代谢性碱中毒

(1)原因　常见高热伴呕吐患者;肝功能衰竭、败血症和严重创伤的患者分别因高血氨、细菌毒素和疼痛刺激呼吸中枢而发生通气过度,加上利尿剂应用不当或呕吐而发生代谢性碱中毒。

(2)特点　因呼吸性和代谢性因素指标均向碱性方面变化,$PaCO_2$ 降低,血浆 HCO_3^- 浓度升高,两者之间看不到相互代偿的关系,病情呈严重失代偿,预后较差。血气指标 SB、AB、BB 均升高,AB<SB,$PaCO_2$ 降低,pH 值明显升高,血浆 K^+ 浓度降低。

(二)酸碱混合型

1. 呼吸性酸中毒合并代谢性碱中毒

(1)原因　见于慢性阻塞性肺疾病伴呕吐或因心力衰竭而应用大量排钾利尿剂。

(2)特点　$PaCO_2$ 和血浆 HCO_3^- 浓度均升高,而且升高的程度均已超出彼此正常代偿范围,AB、SB、BB 均升高,BE 正值加大,pH 值变动不大,略偏高或偏低,也可以在正常范围内。

2. 代谢性酸中毒合并呼吸性碱中毒

(1)原因　可见于糖尿病、肾功能衰竭或感染性休克及心肺疾病等危重患者伴有发热或机械通气过度时,慢性肝病并发肾功能衰竭时,水杨酸中毒。

(2)特点　HCO_3^- 和 $PaCO_2$ 均降低,两者不能相互代偿,均小于代偿的最低值,pH 值变动不大,甚至在正常范围。

3. 代谢性酸中毒合并代谢性碱中毒

(1)原因　常见于尿毒症或糖尿病患者伴频繁呕吐,严重胃肠炎时呕吐加腹泻。

(2)特点　由于导致血浆 HCO_3^- 升高和降低的原因同时存在,彼此相互抵消,常使血浆 HCO_3^- 及血液 pH 值在正常范围内,$PaCO_2$ 也常在正常范围内或略高略低变动。

二、三重性酸碱平衡紊乱

1. 呼吸性酸中毒合并 AG 增高型代谢性酸中毒和代谢性碱中毒　该型的特点是 $PaCO_2$ 明显增高,AG>16 mmol/L,HCO_3^- 一般也升高,Cl^- 明显降低。

2. 呼吸性碱中毒合并 AG 增高型代谢性酸中毒和代谢性碱中毒　该型的特点是 $PaCO_2$ 降低,AG>16 mmol/L,HCO_3^- 可高可低,Cl^- 一般低于正常。

三重混合性酸碱失衡比较复杂,必须在充分了解原发病情的基础上,结合血气分析结果和实验室检查进行综合分析后才能得出正确结论。

第五节 判断酸碱平衡紊乱的基本方法

患者的病史和临床表现为判断酸碱平衡紊乱提供了重要线索,血气检测结果是判断酸碱平衡紊乱类型的决定性依据,血清电解质检查也是有价值的参考资料。学习判断酸碱平衡紊乱的基本方法对护理专业非常重要,可以指导护理工作者制订正确有效的护理方案,有利于协助患者康复。

一、单纯型酸碱平衡紊乱的判断

单纯型酸碱平衡紊乱主要靠血气分析诊断,通过血气分析测得 Henderson-Hasselbalch 方程式中三个变量的关系,分析后可发现如下规律:

1. 根据 pH 值或 H^+ 的变化,可判断是酸中毒还是碱中毒 凡 pH 值<7.35 者为酸中毒,凡 pH 值>7.45 者为碱中毒。

2. 根据病史和原发性紊乱可判断为呼吸性还是代谢性紊乱 如原发 $PaCO_2$ 升高引起 pH 值下降,称为呼吸性酸中毒;如原发 $PaCO_2$ 下降引起 pH 值升高,称为呼吸性碱中毒;如原发 HCO_3^- 下降引起 pH 值下降,称为代谢性酸中毒;如原发 HCO_3^- 升高引起 pH 值升高,称为代谢性碱中毒。

3. 根据代偿情况可判断为单纯型酸碱平衡紊乱还是混合型酸碱平衡紊乱 代偿的规律是:代谢性酸碱平衡紊乱主要靠肺代偿,而呼吸性酸碱平衡紊乱主要靠肾代偿,单纯型酸碱平衡紊乱继发性代偿变化与原发性紊乱同向,但继发性代偿变化一定小于原发性平衡紊乱,其代偿公式见表 4-3。

表 4-3 单纯型酸碱平衡紊乱的预计代偿公式及代偿极限

原发失衡	原发性变化	继发性代偿	预计代偿公式	代偿时限	代偿极限
代谢性酸中毒	$HCO_3^- \downarrow$	$PaCO_2 \downarrow$	$\Delta PaCO_2 \downarrow = 1.2\Delta HCO_3^- \pm 2$	12~24 h	10 mmHg
代谢性碱中毒	$HCO_3^- \uparrow$	$PaCO_2 \uparrow$	$\Delta PaCO_2 \uparrow = 0.7\Delta HCO_3^- \pm 5$	12~24 h	55 mmHg
呼吸性酸中毒	$PaCO_2 \uparrow$	$HCO_3^- \uparrow$			
急性			$\Delta HCO_3^- \uparrow = 0.1 \times \Delta PaCO_2 \pm 1.5$	几分钟	30 mmol/L
慢性			$\Delta HCO_3^- \uparrow = 0.35 \times \Delta PaCO_2 \pm 3$	3~5 d	42~45 mmol/L
呼吸性碱中毒	$PaCO_2 \downarrow$	$HCO_3^- \downarrow$			
急性			$\Delta HCO_3^- = 0.2 \times \Delta PaCO_2 \pm 2.5$	几分钟	18 mmol/L
慢性			$\Delta HCO_3^- = 0.5 \times \Delta PaCO_2 \pm 2.5$	3~5 d	12~15 mmol/L

二、混合型酸碱平衡紊乱的判断

在酸碱平衡紊乱时,机体的代偿调节有一定的规律性,即有一定的方向性、有一定的代偿范围(代偿预计值)和代偿的最大限度。符合规律者为单纯型酸碱平衡紊乱，不符合规律者为混合型酸碱平衡紊乱。

(一)代偿调节的方向性

1. $PaCO_2$ 与 HCO_3^- 变化方向相反者 为酸碱一致型混合型酸碱平衡紊乱，在两种酸中毒并存或两种碱中毒并存的酸碱一致型酸碱平衡紊乱，除 pH 值发生显著变化外，$PaCO_2$ 与 HCO_3^- 的变化方向一定是相反的。

2. $PaCO_2$ 与 HCO_3^- 变化方向一致者 为酸碱混合型酸碱平衡紊乱，一种酸中毒与一种碱中毒并存的酸碱混合型酸碱平衡紊乱，$PaCO_2$ 与 HCO_3^- 的变化方向也是一致的。此时，单靠 pH 值、病史及 $PaCO_2$ 与 HCO_3^- 的变化方向无法区别患者是单纯型还是酸碱混合型，需要从代偿预计值和代偿限度来进一步分析判断。

(二)代偿预计值和代偿限度

代偿公式是区别单纯型与混合型酸碱平衡紊乱的简便有效手段。单纯型酸碱平衡紊乱时，机体的代偿变化应在一个适宜的范围内，如超过代偿范围即为混合型酸碱平衡紊乱。

机体对单纯型酸碱平衡紊乱的代偿能力并不是无限的，会受到多种因素的综合制约。例如代谢性碱中毒时，代偿性呼吸抑制使 $PaCO_2$ 升高，但 $PaCO_2$ 升高到一定限度，如 55 mmHg 就不再上升，这是因为升高的 $PaCO_2$ 和缺氧会刺激呼吸中枢，维持一定的肺通气量。因此，在单纯型酸碱平衡紊乱时，机体的代偿反应不会超过代偿限值。

(三)以 AG 值判断代谢性酸中毒的类型及混合型酸碱平衡紊乱

AG 值是区分代谢性酸中毒类型的标志，也是判断单纯型或混合型酸碱平衡紊乱的重要指标。计算 AG 值能将潜在的代谢性酸中毒显露出来。例如，某肺心病患者，用利尿剂等治疗，血气及电解质检查为：pH 值 7.43，$PaCO_2$ 61 mmHg，HCO_3^- 38 mmoL/L，Na^+ 140 mmol/L，Cl^- 74 mmol/L，K^+ 3.5 mmol/L。该患者 $PaCO_2$ 原发性增高，为慢性呼吸性酸中毒，计算 HCO_3^- 代偿预计值应为 (31.4 ± 3) mmol/L，与实测值 38 mmoL/L 不一致。表示有代谢性碱中毒存在。计算 AG 值，AG = 140−38−74 = 28，提示患者还有代谢性酸中毒存在，故该患者为三重性酸碱平衡紊乱。

三、酸碱图

酸碱图是各种不同酸碱平衡紊乱时动脉血 pH 值(或 H^+)、$PaCO_2$ 及 HCO_3^- 浓度三个变量关系的相关坐标图，为酸碱平衡的正确诊断提供简便手段，图 4-9 纵坐标代表血浆 $PaCO_2$，横坐标代表 pH 值(或 H^+)，根据这两项参数可查出中线的 HCO_3^- 值，并判断单纯型或混合型酸碱平衡紊乱。单纯型酸碱平衡紊乱落在其相应的线区内，线区外为呼吸性和代谢性混合型酸碱平衡紊乱(图 4-9)。

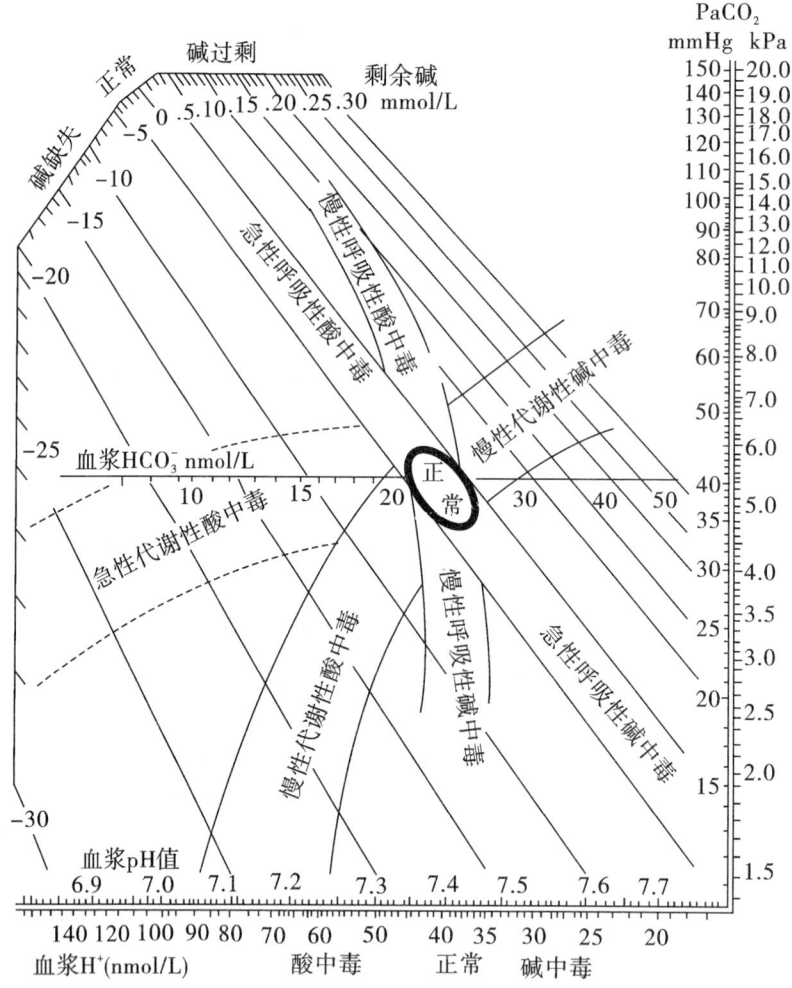

图4-9 各种类型酸碱平衡紊乱时血浆 pH 值、$PaCO_2$ 及 HCO_3^- 变化

问题分析与能力提升

患者,女,肺源性心脏病患者,因上呼吸道感染导致病情加重急诊入院,血气检查结果为:pH 值 7.22,$PaCO_2$ 68 mmHg,HCO_3^- 20 mmol/L。

思考:①该患者酸碱平衡紊乱了吗？②引起的原因是什么？为何种类型？

同步练习

一、名词解释

1. 酸碱平衡紊乱 2. 实际碳酸氢盐 3. 阴离子间隙 4. 呼吸性酸中毒 5. 碱剩余

二、填空题

1. 代谢性酸中毒时 AB_____、SB_____、BB_____、BE_____,AB_____SB。

2. 急性呼吸性酸中毒时 BB_____。

3. 一重症糖尿病患者出现失代偿性酸中毒时,AG_____。

4. 酸中毒常引起血钾_____,碱中毒常引起血钾_____。
5. 代谢性酸中毒以血浆_____原发性减少为特征。
6. 酸中毒时,γ-氨基丁酸____,中枢神经系统表现为抑制状态。
7. 呼吸性酸中毒合并代谢性碱中毒时,$PaCO_2$ 显著_____。
8. 血液缓冲系统中最重要的是_____缓冲系统。

三、单项选择题

1. 血液 pH 值主要取决于血浆中的( )
   A. $PaCO_2$　　　　B. HCO_3^-　　　　C. H_2CO_3
   D. H^+ 浓度　　　E. K^+ 浓度

2. AB>SB 表明可能存在( )
   A. 呼吸性酸中毒　　　B. 代谢性酸中毒　　　C. 呼吸性碱中毒
   D. AG 增高型代谢性酸中毒　　　　　　　　E. 酸碱处于平衡状态

3. AG 增高表明体内发生了( )
   A. 高血氯型代谢性酸中毒　B. 代谢性碱中毒　　C. 呼吸性酸中毒
   D. 正常血氯型代谢性酸中毒　　　　　　　　E. 呼吸性碱中毒

4. 下列指标哪一项是反映呼吸因素的最佳指标( )
   A. pH 值　　　　　B. $PaCO_2$　　　　C. SB
   D. AG　　　　　　E. AB

5. 下面哪个因素是导致代谢性酸中毒的常见原因( )
   A. 严重腹泻　　　　B. 剧烈呕吐　　　　C. 高热
   D. 人工呼吸机潮气量过大　　　　　　　E. 高钾血症

6. 代谢性酸中毒时机体发生缓冲和代偿调节的最快方式是( )
   A. 细胞内缓冲　　　B. 呼吸代偿　　　　C. 血液缓冲系统
   D. 肾代偿　　　　　E. 骨骼代偿

7. 重度代谢性碱中毒导致( )
   A. 组织供氧不足　　B. 血浆游离钙增加　　C. 高钾血症
   D. 呼吸加快　　　　　　　　　　　　　　E. 神经肌肉兴奋性降低

8. 酸碱失衡时缓冲最强最持久的是( )
   A. 肺的调节　　　　B. 肾的调节　　　　C. 血液缓冲系统
   D. 细胞的缓冲　　　　　　　　　　　　E. 骨骼系统

四、简答题

1. pH 值正常是否可以说明机体不存在酸碱失衡? 为什么?
2. 代谢性酸中毒对机体有哪些影响?
3. 碱中毒对机体有哪些影响?
4. 代谢性酸中毒时机体的主要血气指标如何变化?
5. 慢性呼吸性酸中毒时机体的主要血气指标如何变化?
6. 酸碱失衡对血钾浓度会产生何种影响?

五、论述题

1. 剧烈呕吐易引起何种类型的酸碱平衡紊乱? 请分析其发生机制。
2. 某肺源性心脏病、呼吸衰竭合并肺源性脑病患者,用利尿剂、激素等治疗,血气分析及电解质检查为:pH 值 7.43,$PaCO_2$ 61 mmHg,HCO_3^- 38 mmol/L,Na^+ 140 mmol/L,Cl^- 74 mmol/L,K^+ 3.5 mmol/L。请问:该患者存在何种酸碱平衡及电解质紊乱? 依据是什么?
3. 四种单纯型酸碱平衡紊乱的护理工作有何异同点?

(张艳艳)

第五章 缺氧

氧是维持机体正常生命活动所必需的物质。机体通过外呼吸、气体在血液中的运输和内呼吸来获取和利用空气中的氧,这个过程中任一环节出现障碍都会导致机体缺氧。缺氧是指由于组织供氧不足或用氧障碍而导致的细胞代谢、功能和形态结构发生异常变化的病理过程。

第一节 常用的血氧指标

1. 血氧分压(blood partial pressure of oxygen,PO_2) 指物理状态溶解于血液中的氧所产生的张力。动脉血氧分压(PaO_2)主要取决于吸入气体的氧分压和外呼吸的功能状态,正常成人约为 100 mmHg;静脉血氧分压(PvO_2)主要取决于组织摄取和利用氧的能力,正常成人约为 40 mmHg。

2. 血氧容量 指 100 mL 血液中的血红蛋白在标准条件(温度 38 ℃,氧分压 150 mmHg,二氧化碳分压 40 mmHg)下,被氧充分饱和时的最大结合氧量,成人正常值约为 200 mL/L。血氧容量取决于血液中血红蛋白的数量及其与氧结合的能力,反映了血液携带氧的能力。

3. 血氧含量 指 100 mL 血液中的实际含氧量,包括与血红蛋白结合的氧和血浆中物理溶解的氧。正常成人动脉血氧含量约为 190 mL/L,静脉血氧含量约为 140 mL/L。血氧含量取决于血氧分压及血液中血红蛋白的质和量。

4. 动脉-静脉血氧含量差(arterio-venous oxygen content difference,$A-VdO_2$) 指动脉血氧含量与静脉血氧含量之差,反映组织细胞的耗氧量,正常值约为 50 mL/L。

5. 血氧饱和度 指血液中已经与氧结合的血红蛋白占血液总血红蛋白的百分比。血氧饱和度可以用下列公式表示:

$$血氧饱和度 = \frac{血氧含量-溶解的氧量}{血氧容量} \times 100\%$$

由于血浆中物理溶解的氧量很少,可以忽略不计,所以血氧饱和度也常用氧含量/氧容量乘以 100% 来表示。正常动脉血氧饱和度(SaO_2)约为 95%,静脉血氧饱和度(SvO_2)约为 70%。血氧饱和度主要取决于血氧分压,此外血氧饱和度还受体温、血液 pH 值、CO_2 分压和红细胞内 2,3-双磷酸甘油酸(2,3-bisphosphoglycerate,2,3-

BPG)的影响。

6. 氧解离曲线与 P_{50}　表示血氧分压与血氧饱和度之间关系的曲线称为氧解离曲线(图5-1)。氧解离曲线大致呈"S"形。当体温升高、酸中毒、CO_2分压升高、红细胞内2,3-双磷酸甘油酸增多时,血红蛋白与O_2的亲和力降低,氧解离曲线右移,反之则左移。

P_{50}是指血氧饱和度达到50%时的血氧分压,正常值为26~27 mmHg,反映血红蛋白与O_2的亲和力。P_{50}增大表示血红蛋白与O_2的亲和力降低,P_{50}减小表示血红蛋白与O_2的亲和力升高。氧解离曲线左移时P_{50}减小,氧解离曲线右移时P_{50}变大。

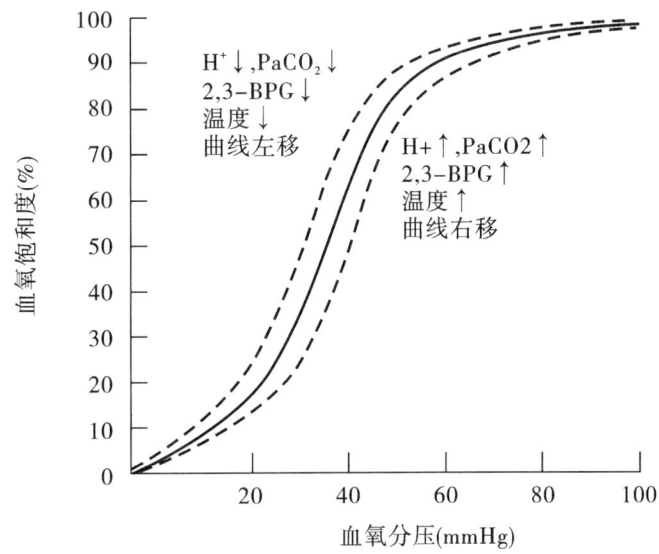

图5-1　氧合血红蛋白解离曲线及其影响因素

第二节　缺氧的原因和类型

根据缺氧发生的原因和血氧变化的特点,可将缺氧分为乏氧性缺氧、血液性缺氧、循环性缺氧和组织性缺氧四种类型。

一、乏氧性缺氧

乏氧性缺氧是指由于动脉血氧分压下降,进而使血氧含量减少,导致组织供氧不足,又称为低张性低氧血症。

(一)原因

1. 吸入气氧分压过低　多发生于海拔3 000 m以上的高原、高空,也可发生于通风不良的矿井、坑道,或吸入低氧混合气体、被稀有气体或麻醉剂过度稀释的空气等,这类原因导致的乏氧性缺氧又称大气性缺氧。

2. 外呼吸功能障碍　多见于呼吸道狭窄或阻塞、肺实变、呼吸中枢抑制、气胸等,又称呼吸性缺氧。

3. 静脉血分流入动脉　可见于由右向左分流的先天性心脏病患者,如房间隔或室间隔缺损同时伴有肺动脉高压时。

(二)血氧变化的特点

乏氧性缺氧时血氧变化特点主要有:PaO_2、血氧含量、血氧饱和度均降低,PaO_2降低,血液中物理溶解的氧减少,与血红蛋白结合的氧量减少,动脉血氧含量降低进而血氧饱和度降低;血氧容量正常或升高,乏氧性缺氧时血红蛋白的性质和数量无异常,故血氧容量一般在正常范围,但慢性缺氧时,血氧容量可以由于红细胞和血红蛋白的代偿性增多而升高;动脉-静脉血氧含量差减小或正常,由于PaO_2降低,血液弥散并供给组织利用的氧量减少,故动脉-静脉血氧含量差一般是降低的,但慢性缺氧时,组织利用氧的能力代偿性增强,可使动脉-静脉血氧含量差变化不明显。

正常情况下,毛细血管内脱氧血红蛋白浓度约为 26 g/L,乏氧性缺氧时血液中脱氧血红蛋白浓度增加,当其增加到 50 g/L 以上时,可使皮肤、黏膜呈青紫色,称为发绀或紫绀。发绀是缺氧的表现,但缺氧的患者不一定都有发绀,是否出现发绀与缺氧的程度和类型有关,重度贫血患者的血红蛋白含量可降至 50 g/L 以下,表现为严重缺氧,但患者不会有发绀出现。而红细胞增多症患者,血中脱氧血红蛋白会超过 50 g/L,出现发绀,却无缺氧症状。

二、血液性缺氧

血液性缺氧是指由于血红蛋白数量减少或性质改变,导致血液携带氧的能力降低或血红蛋白结合的氧难以解离而引起的缺氧。血液性缺氧患者动脉血氧分压正常,故又称等张性缺氧。

(一)原因

1. 贫血　各种原因引起的严重贫血,可以使患者血液中血红蛋白数量下降,进而血液携氧减少,导致组织供氧不足,又称为贫血性缺氧。

2. 一氧化碳中毒　一氧化碳中毒时,血红蛋白(hemoglobin,Hb)与一氧化碳(CO)结合形成碳氧血红蛋白(carboxyhemoglobin,HbCO)而失去携带氧的能力。一氧化碳与血红蛋白的亲和力比氧与血红蛋白的亲和力高 210 倍。当吸入气中仅含有 0.1% 的 CO 时,血液中可有 50% 的血红蛋白与 CO 结合形成碳氧血红蛋白。碳氧血红蛋白可抑制红细胞内的糖酵解,使红细胞内 2,3-BPG 生成减少,氧解离曲线左移,进而氧合血红蛋白中已经结合的 O_2 不易解离,从而加重组织缺氧。

3. 高铁血红蛋白血症　亚硝酸盐、过氯酸盐和磺胺衍生物等氧化剂可使 Hb 中的 Fe^{2+} 氧化成 Fe^{3+},形成高铁血红蛋白而导致高铁血红蛋白血症,高铁血红蛋白中 Fe^{3+} 因与羟基结合牢固而失去与氧结合的能力。此外,血红蛋白分子中的 4 个 Fe^{2+} 中只要有部分被氧化成 Fe^{3+},就会影响血红蛋白的空间结构,使得剩余的 Fe^{2+} 虽然能与氧结合但是与氧的亲和力增高,导致氧不易解离,使氧解离曲线左移,加重组织缺氧。生理情况下,血液中可不断生成少量高铁血红蛋白,又可不断被血液中的抗坏血酸和还原性谷胱甘肽等还原剂还原为二价铁,所以正常血液中高铁血红蛋白含量很少,只占总量的 1%~2%。当亚硝酸盐等氧化剂中毒时,高铁血红蛋白的含量超过血红蛋白总量的10%即可出现缺氧的表现,达到30%~50%则发生严重缺氧,出现全身发绀、头痛、精神恍惚、意识不清、昏迷等症状。

高铁血红蛋白血症最常见于亚硝酸盐中毒,当食用大量腌菜或变质蔬菜时,其中含有的硝酸盐可在肠道被细菌还原为亚硝酸盐,大量吸收入血后导致高铁血红蛋白血症,当血液中高铁血红蛋白达到15 g/L时,皮肤、黏膜可呈咖啡色,称为肠源性发绀。

4. 血红蛋白与氧的亲和力异常升高　如输入大量库存血时,血液中红细胞内的2,3-BPG含量低,可使氧解离曲线左移,输入大量碱性液体时,血液pH值升高,氧解离曲线左移,Hb与O_2的亲和力增强,氧不易释放从而引起组织缺氧。

(二) 血氧变化的特点

血液性缺氧时由于吸入气中氧分压和外呼吸功能正常,故PaO_2正常,因血红蛋白数量减少(如严重贫血)或性质改变(如高铁血红蛋白血症),使血氧容量降低,但血氧饱和度正常。由于血氧容量是血液在体外充分氧合后测得,CO中毒患者血液中血红蛋白结合的CO可被氧取代,所以CO中毒患者的血氧容量可以是正常的。血氧含量可由于患者血红蛋白的数量减少或性质改变而降低;此时,供给组织的氧减少,故A-VdO_2小于正常。

血液性缺氧患者皮肤、黏膜的颜色因病因不同而异。严重贫血的患者因血红蛋白量的减少而面色苍白;一氧化碳中毒的患者因HbCO的颜色鲜艳,故皮肤、黏膜呈樱桃红色;高铁血红蛋白呈棕褐色,故亚硝酸盐中毒患者的皮肤、黏膜呈咖啡色;单纯由血红蛋白与氧亲和力增强引起的缺氧,毛细血管中氧合血红蛋白量高于正常,因此皮肤、黏膜呈鲜红色。

三、循环性缺氧

循环性缺氧是指由于血液循环障碍导致组织血液灌流减少而引起缺氧,又称为低动力性缺氧。

(一) 原因

1. 全身性循环障碍　主要见于心力衰竭、休克、大出血等。心力衰竭患者由于心输出量减少,可导致全身组织供血、供氧不足,同时又可因静脉回流不畅而致组织淤血缺氧。全身性循环障碍引起的缺氧,容易发生代谢性酸中毒,使心肌收缩力进一步下降,心输出量减少,循环性缺氧加重,进而形成恶性循环,导致患者可因严重缺氧、多器官功能衰竭而死亡。

2. 局部性循环障碍　主要见于动脉硬化、血栓形成、血管痉挛、栓塞和受压等。由于局部组织缺血或淤血,导致组织缺氧。

(二) 血氧变化的特点

循环性缺氧时由于外呼吸功能正常,血液携带氧的能力正常,所以PaO_2、血氧容量、血氧含量和血氧饱和度均正常。但是由于血流缓慢,单位时间内流过毛细血管的血量减少,故弥散到组织、细胞中的氧量减少,使组织发生缺氧。循环障碍引起的血流缓慢,使血液流经毛细血管的时间延长,从单位体积血液中弥散到组织的氧量相对增多,致使A-VdO_2增大。同时由于血流淤滞,血液中二氧化碳含量增加,氧解离曲线右移,释放氧增加,导致静脉血氧含量降低,因而 A-VdO$_2$ 增大。循环性缺氧时由于组织从单位容积血液内摄取的氧增多,毛细血管中还原血红蛋白量增大,患者多有发绀。

四、组织性缺氧

组织性缺氧是指由于各种原因导致组织细胞利用氧的能力降低而引起的缺氧,又称氧利用障碍性缺氧。

(一)原因

1. 组织中毒 氰化物、硫化物、砷化物等毒物可引起组织中毒性缺氧,如氰化物可通过消化道、呼吸道或皮肤进入组织细胞内,使细胞色素氧化酶失去传递电子的功能,呼吸链中断,细胞利用氧障碍。
2. 线粒体损伤 大剂量放射线照射、钙超载、细菌毒素、严重缺氧等可抑制细胞内线粒体的呼吸功能或造成线粒体结构损伤,细胞利用氧障碍。
3. 维生素缺乏 维生素 B$_1$、维生素 B$_2$、维生素 PP 等是呼吸链中许多脱氢酶的辅酶成分,严重缺乏时可抑制细胞生物氧化而致利用氧障碍。

(二)血氧变化的特点

组织性缺氧 PaO$_2$、血氧容量、血氧含量和血氧饱和度均正常。由于组织细胞利用氧障碍,耗氧量减少,故 PvO$_2$ 及静脉血氧含量均高于正常,A-VdO$_2$ 小于正常。由于组织细胞用氧障碍,毛细血管内氧合血红蛋白量高于正常,故患者皮肤、黏膜呈现玫瑰红色。

临床所见缺氧可以是两种或两种以上同时存在或相继发生的混合性缺氧,如感染性休克时主要是循环性缺氧,细菌毒素造成细胞损伤又可导致组织性缺氧,若并发急性呼吸窘迫综合征又可伴低张性缺氧。

第三节 缺氧时机体的功能与代谢变化

缺氧对机体的功能和代谢的影响是广泛的、非特异性的,这些影响与引起缺氧的原因和缺氧的程度、发生的速度、部位、持续的时间以及机体的功能代谢状态有关。

现以乏氧性缺氧为例说明缺氧时机体的功能与代谢变化。

一、呼吸系统的变化

(一)代偿性反应

当 PaO$_2$ 降至 60 mmHg 以下时,可刺激颈动脉体和主动脉体化学感受器,反射性兴奋呼吸中枢,使呼吸加深加快,肺通气量增加。此种代偿性反应在急性乏氧性缺氧时更为有效。其代偿意义在于:①提高 PaO$_2$ 和 SaO$_2$,呼吸深快可把原来未参与换气的部分肺泡调动起来,增加气体的弥散面积,有利于氧的摄取,使 PaO$_2$ 和 SaO$_2$ 升高。②呼吸加深加快可提高每分肺泡通气量,更多的新鲜空气进入肺泡,使肺泡气氧分压升高,二氧化碳分压降低。③增加氧的摄取和运输,胸廓呼吸运动的增强使胸腔内负压增大,可促进静脉回流,回心血量增加,促进肺血流量和心输出量增加,有利于气体在肺内的交换和在血液中的运输。

需要注意的是,呼吸中枢兴奋导致的呼吸加深加快,在提高PaO_2的同时也增加了CO_2排出,过多的CO_2被呼出体外容易引发低碳酸血症,发生呼吸性碱中毒,此时,体液pH值的升高可抑制呼吸中枢,部分抵消了缺氧对外周化学感受器的刺激效应。

慢性乏氧性缺氧(如慢性支气管炎)患者通常不出现明显的呼吸加深加快,主要是因为其外周化学感受器在长期低PaO_2和高$PaCO_2$的刺激下敏感性降低。

(二)损伤性变化

1. 中枢性呼吸衰竭　重度缺氧患者,当PaO_2低于30 mmHg时,呼吸中枢不但不能被兴奋,反而会受到抑制,发生中枢性呼吸衰竭。表现为呼吸减慢、变弱,呼吸节律和频率不规则等,主要原因是严重缺氧直接影响了中枢神经系统的能量代谢,使其不能维持正常生理功能。

2. 高原性肺水肿　少数生活在平原地区的人快速进入海拔4 000 m以上的高原后,可在1~4 d内发生高原性肺水肿。表现为呼吸困难、咳嗽、咳粉红色或白色泡沫痰、肺部湿啰音、皮肤黏膜发绀等,严重者可致死亡。高原性肺水肿的发生可能与以下因素有关:①缺氧导致肺内各部位小动脉不均匀收缩,血液向收缩弱的部位转移,使其毛细血管内流体静压增高,液体渗出增多。②缺氧可直接引起肺循环微血管内皮细胞受损、通透性增高,也可通过激活中性粒细胞、巨噬细胞、肺实质细胞等间接引起这些反应,间接作用与这些细胞释放的白细胞介素-1、肿瘤坏死因子-α、血管内皮生长因子等介质有关。③缺氧导致交感-肾上腺髓质系统兴奋性增强,外周容量血管收缩,回心血量增多,进而肺循环血量增多,液体容易外渗。高原性肺水肿形成后可进一步加重机体的缺氧。

二、循环系统的变化

(一)代偿性反应

1. 心输出量增加　轻中度缺氧时可通过刺激颈动脉体和主动脉体化学感受器而反射性引起交感神经系统兴奋,儿茶酚胺分泌增多,使心率加快、心肌收缩力增强,心输出量增加。此外,急性缺氧时呼吸的加深加快,使胸腔内负压增大、心脏活动增强,静脉回心血量增多,也可增加心输出量。心输出量增加可提高机体的供血供氧量,对急性缺氧有明显代偿意义。

2. 血流重新分布　急性缺氧时交感-肾上腺髓质系统兴奋,使内脏及皮肤的小血管收缩,血流减少,同时,组织缺氧产生的腺苷、乳酸等代谢产物使心、脑血管舒张,血流增加。这种全身性的血流重新分布保证了心、脑等重要生命器官的血液供给。

3. 肺血管收缩　肺泡缺氧或者混合静脉血的氧分压降低都会引起肺小动脉收缩,这种现象称为缺氧性肺血管收缩,是肺循环特有的生理现象。缺氧时局部小动脉收缩,流经这部分肺泡的血流量减少,从而使这部分血流尽可能充分地进行气体交换,同时肺部血流向通气充足的肺泡转移,这种变化有利于维持适当的肺泡通气血流比值,使PaO_2升高,具有一定的代偿意义。

4. 毛细血管增生　长期慢性缺氧可引起组织中毛细血管增生,尤其是心、脑和骨骨骼肌的毛细血管增生更为明显。单位组织中毛细血管密度的增加可使氧的弥散面积增加,缩短氧的弥散距离,改善细胞供氧。缺氧时毛细血管增生可能是由于缺氧诱导因子-1(hypoxia inducible factor-1,HIF-1)表达增加,进而促进血管内皮生长因子(vascular endothelial growth factor,VEGF)产生和释放增多,VEGF 具有较强的促进毛细血管生成的作用。此外,缺氧时 ATP 生成不足,腺苷产生增加,腺苷的堆积也可刺激毛细血管的生成。

(二)损伤性变化

1. 肺动脉高压　肺部血管强烈收缩导致肺动脉压迅速升高,可促进急性肺水肿的发生。长期慢性缺氧使肺小动脉持续收缩,血管壁增厚变硬,形成肺动脉高压。持久的肺动脉高压增加了右心的后负荷,易导致右心肥大。

2. 回心血量减少　长期慢性缺氧时,体内乳酸、腺苷等代谢产物堆积,使外周末梢血管扩张,血液淤积于外周血管,而回心血量减少。严重缺氧时,呼吸中枢抑制,胸廓活动度减弱,使胸腔负压作用下的静脉回流减少。回心血量减少导致心输出量下降,组织细胞供氧量减少。

3. 心肌舒缩功能障碍和心律失常　严重缺氧时可直接抑制心血管运动中枢,同时心肌细胞严重缺氧可造成心肌能量代谢障碍,进而发生水肿、变性、坏死,从而导致心律失常以及心肌舒缩功能障碍。

以上损伤性变化最终可导致右心衰竭,甚至全心衰竭。

三、血液系统的变化

(一)代偿性反应

1. 红细胞和血红蛋白增多　急性缺氧时,交感神经兴奋,肝脾等储血器官收缩,可使其储存的血液进入到有效循环当中,循环血中红细胞数目增多。慢性缺氧时,低氧血流经肾脏时可刺激肾小管旁间质细胞,使其产生并释放促红细胞生成素,促红细胞生成素作用于骨髓使其造血功能增强,促进血红蛋白的合成及红细胞的生成。血红蛋白及红细胞增多可提高血氧容量和血氧含量,从而增加组织供氧量。

2. 红细胞向组织释放氧的能力增强　缺氧时,红细胞内 2,3-BPG 增多,使氧解离曲线右移,氧与血红蛋白的亲和力降低,有利于氧向组织细胞释放。

2,3-BPG 是哺乳类动物红细胞中主要的含磷化合物,在红细胞内糖酵解旁路中产生,乏氧性缺氧时红细胞内的 2,3-BPG 生成增多,主要由于:①低张性缺氧时氧合血红蛋白减少,脱氧血红蛋白增多,前者中央穴孔小,不能结合 2,3-BPG;后者中央孔穴较大,可结合 2,3-BPG。当脱氧血红蛋白增多时,红细胞内游离的 2,3-BPG 减少,2,3-BPG 对磷酸果糖激酶及二磷酸甘油酸变位酶的抑制作用减弱,从而使糖酵解增强,2,3-BPG 生成增多。②低张性缺氧时可因机体代偿发生过度通气,会引起呼吸性碱中毒,同时红细胞内存在的大量脱氧血红蛋白也偏碱性,使红细胞内 pH 值增高,从而激活磷酸果糖激酶和抑制 2,3-BPG 磷酸酶活性。前者使糖酵解增强,2,3-BPG 合成增加;后者使 2,3-BPG 的分解减少。

(二)损伤性变化

血液中红细胞过度增加可使血液黏滞度升高,肺血流阻力和右心负荷增大。红细胞内 2,3-BPG 过多,可使肺部血红蛋白与氧的结合减少,使动脉血氧含量过低而失去代偿意义。

四、中枢神经系统的变化

中枢神经系统是对缺氧最为敏感的器官,脑组织的能量代谢具有高消耗、低储备的特点,其能量来源主要依靠葡萄糖的有氧氧化,而脑内葡萄糖和氧的储备量较少。因此脑对缺氧最敏感,尤其是大脑皮质和小脑灰质。8~10 min 以上的缺氧即可造成脑组织的不可逆性损伤。

慢性缺氧时,表现为容易疲劳、注意力不集中、记忆力减退及轻度精神抑郁等。急性缺氧初期大脑皮质的抑制过程减弱,兴奋过程相对占优势,表现为情绪激动、头痛、乏力、运动不协调,严重者出现躁动、惊厥、意识障碍。随缺氧加重或时间延长,皮质由兴奋逐渐转为抑制,表现为表情淡漠、反应迟钝、嗜睡、昏迷甚至死亡。

五、组织细胞的变化

(一)代偿性反应

1. 细胞利用氧的能力提高　轻度或慢性缺氧时,细胞内线粒体数目增多,膜表面积增加,生物氧化相关酶(如琥珀酸脱氢酶、细胞色素氧化酶等)含量增多,使细胞的内呼吸功能增强,从而提高细胞利用氧的能力。

2. 无氧酵解增强　当 PaO_2 降低时,线粒体周围的 PaO_2 可低于 0.3~0.5 mmHg,线粒体内进行的有氧氧化过程发生障碍,ATP 生成减少,胞质内 ADP 增加。胞质内 ADP 增高可使磷酸果糖激酶活性增强,进而使糖酵解过程加强,这在一定的程度上可补偿细胞的能量不足。

3. 肌红蛋白增加　肌红蛋白与氧的亲和力大于血红蛋白,所以相同氧分压下肌红蛋白可比血红蛋白摄取更多的氧,如氧分压降为 10 mmHg 时,血红蛋白的氧饱和度约为 10%,而肌红蛋白的氧饱和度可达 70%,因此,当运动员进行剧烈运动使肌组织氧分压进一步降低时,肌红蛋白可继续释放出大量的氧供组织、细胞利用。肌红蛋白在体内总量增加可使体内氧的储存量增加。

4. 低代谢状态　缺氧时细胞的合成代谢减少,有利于延长细胞的存活时间。

(二)损伤性变化

1. 细胞膜　细胞膜是细胞缺氧最早损伤的部位。缺氧时,ATP 生成不足,细胞膜上各种离子泵功能出现障碍,可导致:①钠钾 ATP 酶障碍使 Na^+ 在细胞内潴留,细胞内 Na^+ 浓度增高可导致水进入胞内增加引起细胞水肿。细胞水肿是线粒体、溶酶体肿胀的基础。②钠钾 ATP 酶功能障碍使细胞外 K^+ 不能被泵到胞质内,细胞内缺 K^+,细胞合成代谢障碍各种酶的生成减少并进一步影响 ATP 的生成和离子泵的功能。③膜上 Ca^{2+} 泵功能降低以及细胞膜对 Ca^{2+} 通透性增高导致 Ca^{2+} 内流,细胞内外 Ca^{2+} 浓度相差约 10 000 倍,细胞内低 Ca^{2+} 浓度的维持依赖膜上 Ca^{2+} 泵的功能。严重缺氧时,由于 ATP 生成减少,使胞质内 Ca^{2+} 浓度升高,抑制了线粒体的功能,加重细胞损伤。

2. 线粒体　缺氧可损伤线粒体,线粒体损伤又可加重缺氧,两者可形成恶性循环。严重缺氧可明显抑制线粒体内呼吸功能和氧化磷酸化过程,使 ATP 生成减少;持续较长时间严重缺氧,可以使线粒体的基质颗粒减少或消失,基质电子密度增加,线粒体脊内腔扩张,脊肿胀、崩解,外膜破裂等。

3. 溶酶体　缺氧时糖酵解增强可使乳酸生成增多,缺氧导致的脂肪氧化不全又使酮体增多,乳酸和酮体的增加导致酸中毒,酸中毒和胞质内钙增加可使磷脂酶活性增高,磷脂酶分解溶酶体膜的磷脂,使溶酶体膜通透性增高,溶酶体肿胀、破裂并释出大量溶酶体酶,进而导致细胞及其周围组织的溶解、坏死。此外,细胞内水肿、自由基也参与了溶酶体的损伤。

第四节　影响机体缺氧耐受性的因素

机体的年龄、功能状态、营养、锻炼、气候等许多因素都可影响机体对缺氧的耐受性,这些因素可以归纳为两个方面,即机体的功能代谢状态与机体的代偿适应能力。

(一)机体的功能代谢状态

机体代谢率高时,耗氧量大,对缺氧的耐受性降低。体力活动、发热、甲状腺功能亢进、恶性肿瘤等可使机体代谢率增高,使机体对缺氧的耐受性降低。中枢神经系统是体内耗氧量最多的系统,当其兴奋性提高时,如情绪激动、紧张、思虑过度时,机体耗氧量明显增加,机体对缺氧的耐受性降低;反之,体温降低、中枢神经系统抑制等可使机体耗氧量下降,机体对缺氧的耐受性升高,故临床上常采用人工冬眠、低温麻醉等措施来提高患者对缺氧的耐受性。

(二)机体的代偿适应能力

机体可通过呼吸、循环和血液系统的代偿性反应来增加组织的供氧。这些代偿性反应存在着显著的个体差异,因而各人对缺氧的耐受性也很不相同。有心、肺疾病及血液病者对缺氧耐受性低,老年人因为肺和心脏的储备功能降低、骨髓的造血能力下降、外周血液红细胞数减少,以及细胞某些呼吸酶活性降低等原因,均可导致机体对缺氧的耐受性下降。长期参加体育锻炼和从事体力劳动可增强机体对缺氧的耐受性。轻度的缺氧刺激可调动机体的代偿能力,例如,登高山者如果采取缓慢的阶梯性登山的方法要比快速登山者能更好地适应高海拔的低氧。慢性贫血的患者血红蛋白即使很低仍能维持正常生命活动,而急性失血的患者血红蛋白减少到同等程度就可能发生严重缺氧进而引起机体代谢和功能发生障碍。通过组织细胞的代偿性反应能提高利用氧的能力。

第五节　缺氧防治与护理的病理生理基础

(一)病因学治疗

根据缺氧的临床表现和血气分析等判断缺氧的类型和原因,针对病因进行治疗。如慢性支气管炎患者应先改善肺的通气和换气功能,如抗炎、解痉、吸痰;CO 中毒应快速使患者脱离中毒环境等。

(二) 氧疗

吸入氧分压较高的空气或高浓度氧来治疗各种缺氧性疾病的方法称为氧疗。氧疗分常压氧疗和高压氧疗，常压氧疗是在常压环境下吸入高浓度氧或纯氧治疗疾病的方法，高压氧疗是在高气压下吸入高浓度氧或纯氧。缺氧的类型不同，氧疗的效果也有较大差异。

1. 乏氧性缺氧　氧疗对乏氧性缺氧的效果最好，尤其是高原、高空环境及外呼吸功能障碍引起的乏氧性缺氧，这类患者的动脉血氧分压和氧饱和度明显降低，采用常压氧疗吸入高浓度的氧气即可有效提高肺泡气氧分压，促进氧在肺部的弥散与交换，改善组织细胞的氧供。先天性心脏病患者由右向左分流引起的缺氧，因吸入的氧无法与分流的静脉血起氧合作用，常压氧疗的作用不大。

2. 血液性缺氧和循环性缺氧　严重贫血、高铁血红蛋白血症及循环性缺氧，由于动脉血氧分压正常，氧疗后血液氧含量增加有限，但吸氧可增加血浆内物理溶解的氧量；CO中毒患者吸入纯氧特别是高压氧时，可通过氧与CO的竞争，加速CO从HbCO中解离出来，达到较好的治疗效果。高压状态下吸氧，可显著提高血浆中溶解的氧量，2个大气压下吸氧时，每100 mL血液中可物理溶解4.2 mL的氧；3个大气压下吸氧时，每100 mL血液中可物理溶解6.4 mL的氧，可完全满足组织细胞代谢时对氧的需求。

3. 组织性缺氧　因组织细胞利用氧的能力下降，吸氧也不能提高其利用氧的能力，所以氧疗对组织性缺氧的疗效甚微。

需要注意的是，低氧血症伴高碳酸血症的患者，应采取低浓度、低流量持续给氧。PaO_2维持在60 mmHg，逐渐提高吸入氧的浓度及流量。

(三) 氧中毒

长时间吸入氧分压过高的气体可导致机体组织细胞损伤、器官功能障碍，称为氧中毒。氧中毒的发生与吸入气氧分压的高低和持续的时间密切相关，吸入气氧分压越高，吸氧时间越长越容易发生氧中毒。氧中毒是氧疗时最严重的并发症，吸氧浓度>60%，持续时间超过24 h就可能发生。氧中毒主要包括肺型氧中毒、脑型氧中毒和眼型氧中毒三种类型。

1. 肺型氧中毒　肺型氧中毒患者主要表现为胸骨后不适（烧灼或刺激感），不能控制的咳嗽，呼吸困难，肺活量变小，动脉血氧分压下降。以肺部损害为主，肺部呈炎性病变，有炎症细胞浸润、充血、出血、水肿和肺不张，两肺可出现干湿啰音。可发生于高压氧疗或常压氧疗，多见于持续长时间高浓度的常压氧疗，又称慢性氧中毒。肺型氧中毒的发生机制并不完全清楚，可能与活性氧（包括超氧阴离子、过氧化氢、羟自由基和单线态氧）的毒性有关。

2. 脑型氧中毒　以脑功能障碍为主。吸入2个以上大气压的氧，短时间内即可引起氧中毒，主要临床表现为视觉和听觉障碍，恶心、出汗、抽搐、晕厥等神经症状，严重者可昏迷、死亡。又称急性氧中毒。

3. 眼型氧中毒　长时间吸入高浓度的氧可缓慢地出现视网膜萎缩。不成熟的组织对高分压氧特别敏感，早产婴儿在恒温箱内吸高分压氧时间过长，视网膜可出现广泛的血管阻塞、成纤维组织浸润、晶体后纤维增生，可因此致盲。

临床上使用高压氧疗,当患者出现神经症状时,应区分脑型氧中毒与缺氧性脑病。脑型氧中毒患者先抽搐后昏迷,抽搐时患者是清醒的;缺氧性脑病患者先昏迷后抽搐。对氧中毒者应控制吸氧,对缺氧性脑病患者应加强氧疗。

问题分析与能力提升

患者女性,42岁,菜农。因为当日清晨5时在蔬菜大棚内为火炉添煤时,昏倒在大棚里。2 h后被其丈夫发现,急诊入院。患者以往身体健康。体检:体温37.5 ℃,呼吸21次/min,脉搏110次/min,血压100/70 mmHg,神志不清,口唇呈樱桃红色,其他无异常发现。实验室检查:PaO_2 95 mmHg,血氧含量10.8 mL,HbCO 30%。入院后立即吸O_2,不久渐醒。给予纠酸、补液等处理后,病情迅速好转。

思考题:①患者为何出现神志不清的表现?简述发生机制。②该患者发生了哪种类型的缺氧?有哪些血氧指标符合?

同步练习

一、名词解释

1. 缺氧 2. 血氧容量 3. 血氧饱和度 4. 低张性缺氧 5. 发绀 6. 血液性缺氧

二、填空题

1. 引起低张性缺氧的常见原因有_____、_____、_____。

2. 急性低张性缺氧的血氧指标变化特点为:动脉血氧分压_____,氧含量_____,氧容量_____,动脉-静脉血氧含量差_____。

3. 循环性缺氧最有特征性的血氧指标的变化是_____。

4. 氰化物中毒引起的组织性缺氧的机制是该物质迅速与_____型细胞色素氧化酶的三价铁结合为_____细胞色素氧化酶,使之不能转变为_____型细胞色素氧化酶,以致呼吸链中断,组织不能利用氧。

5. 慢性缺氧时红细胞增多主要是由于肾生成和释放_____增加所致。

6. _____和_____是急性缺氧时主要的代偿方式,_____和_____是慢性缺氧时的主要代偿方式。

三、单项选择题

1. 组织供氧量取决于( )
   A. PaO_2和氧容量   B. PaO_2和肺换气功能
   C. 血红蛋白的质和量   D. 静脉血氧饱和度和血流量
   E. 动脉血氧含量和血流量

2. 有关血氧指标的叙述,下列哪项是不正确( )
   A. 血氧容量决定于血液中的Hb浓度及Hb和O_2的结合能力
   B. 血氧饱和度的高低与血液中血红蛋白的量无关
   C. 动脉血氧分压仅取决于吸入气中氧分压的高低
   D. 血氧含量是指100 mL血液实际带氧量
   E. 正常动、静脉血氧含量差约为50 mL/L

3. 血氧饱和度一般是指( )
   A. 血液中溶解的O_2量与总O_2量的比值
   B. Hb与O_2结合的百分数

C. HbO_2 和未结合的 O_2 的 Hb 的比值

D. HbO_2 和 Hb 总量的比值

E. 未结合的 O_2 的 Hb 量和 Hb 总量的比值

4. 决定血氧饱和度最主要的因素是( )

 A. 血液温度 B. 血氧分压

 C. 血液二氧化碳分压 D. 红细胞内 2,3-BPG 的含量

 E. 血液 pH 值

5. 缺氧时解氧解离曲线右移的最主要的原因是( )

 A. 红细胞内 2,3-BPG 浓度升高 B. 血液 H^+ 浓度升高

 C. 血液二氧化碳分压升高 D. 血液温度升高

 E. 一氧化碳中毒

6. PaO_2 取决于( )

 A. 血氧容量 B. 吸入气的氧分压和外呼吸功能

 C. 血红蛋白的质和量 D. 血氧饱和度

 E. 血氧含量

7. 反映组织摄氧量的指标是( )

 A. 动脉血氧含量 B. 静脉血氧含量

 C. 静脉血氧饱和度 D. P_{50}

 E. 动脉-静脉血氧含量差

8. 动脉血氧分压、血氧含量、血氧饱和度均降低见于( )

 A. 低张性缺氧 B. 血液性缺氧

 C. 循环性缺氧 D. 组织性缺氧

 E. 血液性缺氧合并循环性缺氧

9. 大叶性肺炎患者引起低张性缺氧时( )

 A. 血氧容量下降 B. 动脉血氧饱和度正常

 C. 动脉血氧分压下降 D. 静脉血氧含量正常

 E. 动脉-静脉氧差增大

10. 某患者血氧检查结果是:血氧容量 200 mL/L,动脉血氧含量 150 mL/L,动脉血氧分压 50 mmHg,动脉-静脉氧含量差 40 mL/L。其缺氧类型为( )

 A. 低张性缺氧 B. 血液性缺氧

 C. 循环性缺氧 D. 组织性缺氧

 E. 混合性缺氧

11. 引起肠源性发绀的原因是( )

 A. 一氧化碳中毒 B. 亚硝酸盐中毒

 C. 氰化物中毒 D. 肠系膜血管痉挛

 E. 肠道淤血水肿

12. 某患者检查结果为:血氧容量 120 mL/L,动脉血氧含量 114 mL/L,动脉血氧分压 100 mmHg,动脉-静脉氧含量差 35 mL/L。该患者为下列何种疾病的可能性大( )

 A. 慢性支气管炎 B. 矽肺

 C. 慢性充血性心力衰竭 D. 慢性贫血

 E. 严重维生素 B_2 缺乏

13. 循环性缺氧可由下列哪种原因引起( )

 A. 大气供氧不足 B. 血中红细胞数减少

 C. 组织血流量减少 D. CO 中毒

E. 肺泡弥散到循环血液中的氧减少

14. 最能反映组织性缺氧的指标是( )
    A. 血氧容量降低   B. 动脉血氧分压降低
    C. 动脉血氧含量降低   D. 静脉血氧分压和血氧含量均高于正常
    E. 动脉-静脉血氧含量差增大

15. 动脉-静脉血氧含量差大于正常见于( )
    A. 慢性阻塞性肺气肿   B. 低输出量性心力衰竭
    C. 氰化物中毒   D. 亚硝酸盐中毒
    E. 一氧化碳中毒

16. 下列哪一种情况不发生低张性缺氧( )
    A. 支气管异物   B. 吸入大量氯气
    C. 服用过量催眠药   D. CO中毒
    E. 法洛四联症

17. 急性低张性缺氧时机体的主要代偿方式是( )
    A. 心率减慢   B. 心肌收缩性减弱
    C. 肺通气量和心输出量增加 D. 脑血流量减少
    E. 腹腔内脏血流量增加

18. 低张性缺氧引起肺通气量增加的主要机制是( )
    A. 刺激主动脉窦和主动脉弓的压力感受器
    B. 刺激颈动脉体和主动脉体的化学感受器
    C. 直接刺激呼吸中枢
    D. 刺激肺牵张感受器
    E. 使脑组织pH值升高

19. 慢性缺氧时引起组织细胞的代偿性反应有( )
    A. 细胞利用氧的能力增强   B. 糖酵解增强
    C. 肌红蛋白增加   D. 低代谢状态
    E. 以上都是

20. 吸氧疗法对下列何种病变引起的缺氧效果最佳( )
    A. 高原肺水肿   B. 失血性休克
    C. 先天性心脏病所致右-左分流 D. 亚硝酸盐中毒
    E. 氰化物中毒

四、简答题

1. 缺氧可分为几种类型？各型的血氧变化特点是什么？
2. 简述CO中毒引起缺氧的机制。
3. 低张性缺氧时呼吸系统的代偿反应的机制和意义是什么？
4. 简述氰化物中毒引起缺氧的机制。

五、论述题

1. 试述低张性缺氧时循环系统的变化。
2. 缺氧时组织细胞有哪些变化？

(郭 勇)

第六章 发 热

适当的体温是维持机体正常生命活动所必需的条件。人和哺乳类动物以及鸟类的体温可以在体温调节中枢的作用下保持相对稳定。人类体温调节的高级中枢位于视前区-下丘脑前部(preoptic anterior hypothalamus,POAH)。目前体温的中枢调节机制主要用"调定点(set point,SP)"学说来解释,调定点学说认为人的体温调节中枢类似一个恒温器,体温调节中枢以"调定点"为标准,调节机体产热过程和散热过程,当体温偏离调定点时,由温度感受器将偏差信息传送到控制系统来进行综合分析,继而通过对效应器的激活,把中心体温维持在与调定点相适应的水平,从而维持人体生理活动所需要的恒定体温。正常情况下成人腋下温度为36.5 ℃左右,口腔温度为37 ℃左右,一昼夜上下波动不超过1 ℃。

发热是指在发热激活物的作用下,使体温调定点上移而引起的调节性体温升高,体温升高超过正常值0.5 ℃以上。发热不是独立的疾病,而是多种疾病所共有的基本病理过程和临床表现。由于发热常出现于许多疾病的早期而且容易被患者察觉,并且在疾病发展过程中体温的变化往往可反映病情的进展,所以了解发热的特点,密切观察发热时的体温变化,对判断病情、评价疗效及估计预后,都有重要参考意义。

体温升高并不都是发热。体温升高分调节性体温升高(发热)和非调节性体温升高。发热时,体温调节功能仍正常,由于调定点上移,体温调节在高水平上进行。而体温调节中枢障碍(如脑出血)、机体散热障碍(如皮肤鱼鳞病、中暑)及过度产热(如甲状腺功能亢进)等引起的体温升高,调定点并未上移,为非调节性体温升高,称为过热。剧烈运动、月经前期、妊娠期等的体温上升属于生理性体温升高,也不属于发热(图6-1)。

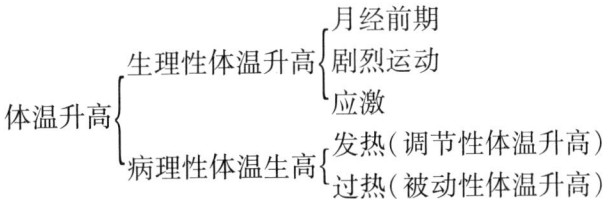

图6-1 体温升高的类型

第一节　发热的病因和体温调节机制

一、发热的病因

(一)发热激活物

凡能激活体内产内生致热原细胞产生和释放内生致热原(endogenous pyrogen,EP),进而引起体温升高的物质统称为发热激活物,又称为EP诱导物,包括外致热原和某些体内产物。

1. **外致热原**　来自体外的发热激活物称为外致热原。

(1)细菌

1)革兰氏阴性细菌　典型菌群有大肠埃希菌、伤寒杆菌、淋球菌、脑膜炎球菌等。这类细菌的致热因素除全菌体和胞壁中所含的肽聚糖外,其胞壁中所含的脂多糖(lipopolysaccharide,LPS)是主要的致热成分,LPS又称内毒素(endotoxin,ET),由O-特异侧链、核心多糖和脂质A三部分组成,具有高度水溶性,是效应很强的发热激活物,一般方法难以清除(干热160℃ 2h才能灭活),也是引起输液反应性发热的主要原因。ET无论是体内注射或体外与产EP细胞一起培养,都可刺激EP的产生和释放,这可能是其主要致热方式。ET反复注射可致动物产生耐受性,即连续数日注射相同剂量的ET,发热反应逐渐减弱。

2)革兰氏阳性细菌　此类细菌感染是常见的发热原因。主要有金黄色葡萄球菌、溶血性链球菌、肺炎球菌、白喉杆菌和枯草杆菌等。这类细菌全菌体、菌体碎片及释放的外毒素均是重要的致热物质,如葡萄球菌释放的可溶性外毒素、A族链球菌产生的致热外毒素以及白喉杆菌释放的白喉毒素等。此外,革兰氏阳性菌细胞壁骨架成分中的肽聚糖,在引起炎症反应上与革兰氏阴性菌细胞壁中的脂多糖类似,具有致热性,肽聚糖在体外能激活白细胞产生释放EP。

3)分枝杆菌　典型菌群为结核杆菌。其全菌体及细胞壁中所含的肽聚糖、多糖和蛋白质都具有致热作用。结核病是伴有发热的典型临床疾病。结核杆菌活动性感染者多数有明显发热和盗汗,且往往在其他临床症状之前出现。

(2)病毒　病毒感染也是发热常见的病因。主要有流感病毒、麻疹病毒、SARS病毒、柯萨奇病毒等,这些病毒感染人体后均可引起发热。给动物静脉注射病毒在引起发热的同时,循环血中出现EP;将白细胞与病毒在体外一起培育,可产生EP。病毒是以其全病毒体和其包膜中所含的血细胞凝集素致热。病毒反复注射也可导致动物产生耐受性。

(3)真菌　许多真菌感染引起的疾病也伴有发热。如白念珠菌感染所致的鹅口疮、肺炎、脑膜炎;组织胞质菌、球孢子菌和副球孢子菌引起的深部感染;新型隐球菌所致的慢性脑膜炎等。真菌的致热因素是全菌体及菌体内所含的荚膜多糖和蛋白质。

(4)螺旋体　螺旋体感染也是引起发热的原因之一。常见的有钩端螺旋体、回归热螺旋体和梅毒螺旋体。钩端螺旋体感染引起钩端螺旋体病,主要表现为发热、头痛、乏力,钩体内含有溶血素和细胞毒因子等;回归热螺旋体感染致回归热,表现是周期性高热、全身疼痛,其代谢裂解产物入血后引起高热;梅毒螺旋体感染后可伴有低热,可能是螺旋体内所含的外毒素所致。

(5)寄生虫　主要有疟原虫、血吸虫、肺吸虫、丝虫、阿米巴等。疟原虫感染人体后,其潜隐子进入红细胞并发育成裂殖子,当红细胞破裂时,大量裂殖子和代谢产物(疟色素等)释放入血,引起高热。其他寄生虫感染人体后引起的疾病也常伴有发热症状。

2.体内产物

(1)抗原-抗体复合物　抗原-抗体复合物对产EP细胞有激活作用。有人用牛血清白蛋白致敏家兔,然后将致敏家兔血清转移给正常家兔,再用特异性抗原攻击受血动物,可引起后者明显的发热反应。但牛血清白蛋白对正常家兔无致热作用。这表明抗原-抗体复合物可能是产EP细胞的激活物。

(2)类固醇　体内某些类固醇代谢产物对人体有致热的作用,睾酮的中间代谢产物——本胆烷醇酮是其典型代表。某些周期性发热的患者,血浆中的本胆烷醇酮的浓度也有所增高,与发热的发生有关。体外实验证明,人体白细胞与本胆烷醇酮一起培育几小时后,白细胞可被激活并产生和释放EP。

(3)致炎物和炎症激活物　硅酸盐结晶和尿酸盐结晶等在体内除引起炎症外还可使产EP细胞激活。此外无菌性炎症部位渗出物中也含有发热激活物,可激活白细胞产生和释放EP。组织坏死过程中可释放某些发热激活物引起发热,见于心肌梗死、脑梗死、肺梗死等,也可见于手术后的发热。

(二)内生致热原

在发热激活物的作用下,体内产内生致热原细胞产生和释放的能引起体温升高的物质,称为内生致热原(EP)。可以产生EP的细胞主要有单核巨噬细胞、内皮细胞、淋巴细胞、神经胶质细胞、肿瘤细胞等。

1.内生致热原的种类　1948年,Beeson在研究家兔无菌性炎症时,发现炎灶部位白细胞在体外培养时可有致热物质产生,于是把这些物质命名为白细胞致热原(leukocytic pyrogen,LP),为表示这些物质是由体内的某些细胞产生和释放的,因此又称为内生致热原,已经发现的内生致热原主要有以下几种:

(1)白细胞介素-1(interleukin-1,IL-1)　是在发热激活物的作用下由单核细胞、巨噬细胞、内皮细胞、星状细胞、角质细胞及肿瘤细胞等多种细胞所产生的多肽类物质,分子量为12~18 kD,目前已发现其有IL-1α和IL-1β两种亚型。IL-1受体广泛分布于脑内,在靠近体温调节中枢的下丘脑外侧密度最大。将提纯的IL-1导入脑室,IL-1与其受体结合后可导致体温调节中枢"调定点"上移而引起发热,剂量较大时可引起双相热,这些反应可被水杨酸钠(解热药)阻断。IL-1有很强的致热性,给动物静脉注射IL-1可引起明显的发热。IL-1不耐热,70 ℃ 30 min即可将其灭活。

(2)肿瘤坏死因子(tumor necrosis factor,TNF)　是一类能导致肿瘤细胞死亡的细胞因子。TNF包括两种亚型:TNF-α和TNF-β,两者具有相似的致热活性。多种外致热原,如葡萄球菌、链球菌、内毒素等可诱导巨噬细胞、淋巴细胞等产生和释放TNF。TNF也不耐热,70 ℃ 30 min可灭活。将小剂量TNF-α给家兔静脉注射或导入脑室,均可引起明显的体温升高,大剂量注射时可引起双相热。这些反应可被环氧合酶抑制剂布洛芬阻断。另外，TNF-α 在体内和体外都能刺激 IL-1β 的产生，IL-1β 也可诱导 TNF-α 的产生。

（3）干扰素（interferon，IFN） 是一种具有抗病毒、抗肿瘤作用的糖蛋白，分子量 15~17 kD，主要由淋巴细胞和自然杀伤细胞等产生，是细胞对病毒感染的反应产物，主要有 IFN-α、IFN-β 和 INF-γ 三种类型，均与发热有关。IFN 引起发热的机制与脑内 PGE 含量升高有关，其发热效应可被 PG 抑制剂阻断。IFN 反复注射可产生耐受性，IFN 不耐热，60 ℃ 40 min 可灭活。

（4）白细胞介素-6（interleukin-6，IL-6） 是由 184 个氨基酸组成的蛋白质，分子量为 21 kD，是由单核细胞、成纤维细胞和内皮细胞等分泌的细胞因子。ET、病毒、IL-1、TNF、血小板生长因子等均可诱导其产生和释放。研究表明，静脉或脑室内注射 IL-6 可引起动物体温升高，布洛芬或吲哚美辛可阻断其作用。由于 IL-6 能引起各种动物的发热反应，也被认为是 EP 之一，但作用弱于 IL-1 和 TNF。

（5）巨噬细胞炎症蛋白-1（macrophage inflammatory protein-1，MIP-1） 是内毒素作用于巨噬细胞所诱生的肝素结合蛋白质。它包括两种类型，即 MIP-1α 和 MIP-1β，两者同源性很高。Davatelis 等用纯化 MIP-1 给家兔静脉注射，可引起剂量依赖型发热反应并呈单相热。

近年研究表明白细胞介素-2（interleukin-2，IL-2）也可诱导发热，但发热反应出现比较晚，推测认为 IL-2 可能是通过其他 EP 间接引起发热，它本身不是一个真正的 EP，有可能是一个激活物。此外，睫状神经营养因子（ciliary neurotrophic factor，CNTF）、白细胞介素-8（interleukin-8，IL-8）以及内皮素等也被认为与发热有一定的关系，但这些因子是否属于 EP 尚需进一步的验证。

2. 内生致热原的产生和释放 内生致热原的产生和释放是一个复杂的细胞信息传递和基因表达调控的过程。这一过程包括产 EP 细胞的激活、EP 的产生和释放。

体内能够产生和释放 EP 的细胞都称为产 EP 细胞，包括单核细胞、巨噬细胞、内皮细胞、淋巴细胞、星状细胞以及肿瘤细胞等。当这些细胞与发热激活物如 LPS 结合后，即被激活，从而启动 EP 的合成。目前研究认为，LPS 激活细胞的方式有两种：在上皮细胞和内皮细胞首先是 LPS 与血清中 LPS 结合蛋白（lipopolysaccharide binding protein，LBP）结合，形成复合物，然后 LBP 将 LPS 转移给可溶性 CD14（sCD14），形成 LPS-sCD14 复合物再作用于上皮细胞和内皮细胞上的 Toll 样受体（Toll-like receptor，TLR），TLR 将信号通过类似 IL-1 受体活化的信号转导途径，激活核转录因子（NF-κB），启动 IL-1、TNF、IL-6 等细胞因子的基因表达、合成内生致热原。而在单核/巨噬细胞，LPS 与 LBP 形成复合物后，再与细胞表面 CD14（mCD14）结合，形成三重复合物，从而启动细胞内激活机制。较大剂量的 LPS 可不通过 CD14 途径直接激活单核/巨噬细胞产生 EP。EP 在细胞内合成后即可释放入血。

二、发热时的体温调节机制

（一）体温调节中枢

人类的体温相对恒定，是依靠体温调节中枢调控产热和散热过程来维持的。POAH 是体温调节的高级中枢，此区含有密集的温度敏感神经元，可以把来自外周和深部的温度信息进行整合,损伤该区可导致体温调节障碍。将微量的内生致热原注射于POAH可引起明显的发热反应,发热时该部位可检测到显著升高的发热介质。另外一些部位,如中杏仁核(medial amygdaloid nucleus,MAN)、腹中隔(ventral septum area,VSA)和弓状核则对发热时的体温变化产生负向影响。MAN和VSA与POAH存在着解剖和功能上的联系,当向侧脑室注射IL-1β时能使VSA热敏神经元放电的频率增加,使冷敏神经元放电减少,而电刺激POAH时可反转IL-1β的上述作用。由此说明POAH与VSA之间有着密切的功能联系。因此倾向于认为,发热时的体温调节涉及中枢神经系统的多个部位。研究认为发热体温调节中枢可能由两部分组成,一个是正调节中枢,主要包括POAH等;另一个是负调节中枢,主要包括VSA、MAN等。当外周的致热信号通过这些途径传入中枢后,启动体温正负调节机制,一方面通过正调节介质使体温上升,另一方面通过负调节介质限制体温的升高。正负调节相互作用的结果决定着调定点上移的水平以及发热的幅度和时程。因此,发热体温调节中枢是由正、负调节中枢构成的复杂的功能系统。

(二)内生致热原信号传入中枢的途径

循环血液中的EP都属于大分子蛋白质,分子量达到15~30 kD,不易透过血-脑屏障,目前认为其进入脑内到达体温调节中枢引起发热可能是通过以下几种途径:

1. EP通过血-脑屏障转运入脑　EP虽然难以通过血-脑屏障,但是在血-脑屏障的毛细血管床部位分别存在有IL-1、IL-6、TNF的可饱和转运机制,推测其将相应的EP特异性地转运入脑。另外,作为细胞因子的EP也可能从脉络丛部位渗入或者易化扩散入脑,通过脑脊液循环分布到POAH。但这些推测还缺乏有力的证据,尚需进一步证实。

2. EP通过终板血管器作用于体温调节中枢　终板血管器(organum vasculosum of lamina terminalis,OVLT)位于第三脑室壁视上隐窝上方,紧靠POAH,是血-脑屏障的薄弱部位,该处存在有孔毛细血管,对大分子物质有较高的通透性,EP可能是由此入脑(图6-2)。但也有人认为,EP并不直接进入脑内,而是被分布在此处的相关细胞(巨噬细胞、神经胶质细胞等)膜受体识别结合,产生新的信息介质,将致热原的信息传入POAH。

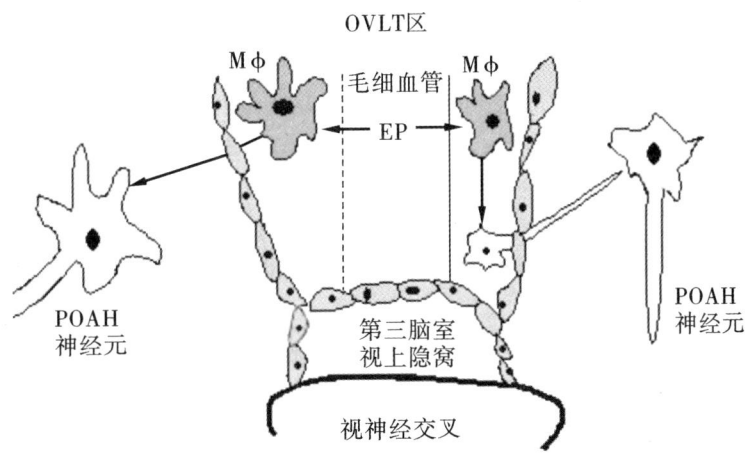

图6-2　内生致热原作用部位

3. 通过迷走神经 有研究发现，部分 EP 可刺激肝巨噬细胞周围的迷走神经，将致热信号传入体温调节中枢。切断大鼠膈下迷走神经后，腹腔注射 IL-1 或者静脉注射 LPS 时引起的发热程度明显减轻甚至消失。

(三) 发热中枢调节介质

研究证实，无论何种方式进入脑内的 EP 都不能直接引起调定点升高，EP 可能是首先作用于体温调节中枢，引起发热中枢调节介质的释放，继而引起调定点改变。发热中枢介质可分为两类：正调节介质和负调节介质。

1. 正调节介质

(1) 前列腺素 E(prostaglandin E, PGE) 作为中枢发热介质的主要依据有：①将 PGE_2 直接注射入动物脑室内，能引起明显发热，且体温升高的潜伏期比 EP 性发热的潜伏期要短；②EP 诱导的发热期间，下丘脑合成和释放 PGE_2，动物脑脊液中 PGE_2 水平明显升高；③使用环氧合酶(cyclooxygenase, COX)抑制剂如阿司匹林、布洛芬等对 IL-1、IFN 或 TNF 导致的发热都具有解热作用，在降低体温的同时，也降低了 CSF 中 PGE_2 的浓度；④PGE_2 对温敏神经元放电特性的影响与 EP 相似。

但也有学者认为 PGE 作为发热的中枢调节介质仍有疑问，因为其在实验中观察到：PGE 拮抗剂能抑制 PGE 性发热，但对 EP 性发热没有影响；小剂量水杨酸钠虽能抑制 EP 引起的脑脊液 PGE 含量升高，却不能阻止体温的升高。这些不同的实验结果表明发热的中枢调节机制非常复杂，有待我们进行更深入的研究。

(2) 环磷酸腺苷(cyclic adenylic acid, cAMP) 是重要的中枢发热介质，主要依据：①外源性 cAMP(二丁酰 cAMP, Db-cAMP)注入动物脑室内可迅速引起发热，潜伏期明显短于 EP 性发热；②cAMP 的致热作用可被磷酸二酯酶抑制剂(减少 cAMP 分解)茶碱所增强，或被磷酸二酯酶激活剂(加速 cAMP 分解)尼克酸减弱；③家兔用 EP 静脉注射引起发热时，脑脊液中 cAMP 的浓度明显增高，而环境高温引起体温升高时不伴有脑脊液中 cAMP 的浓度增加；④ET 和 EP 双相热期间，CSF 中 cAMP 含量与体温呈同步性双相变化，下丘脑组织中的 cAMP 含量也在两个高峰期明显增多。鉴于上述研究许多学者认为 cAMP 可能是更接近终末环节的发热介质。

(3) Na^+/Ca^{2+} 比值 实验表明，给多种动物脑室内灌注 Na^+ 溶液能使体温很快升高，灌注 Ca^{2+} 溶液则使体温很快下降；降钙剂进行脑室内灌注也会引起体温升高；用同位素标记的 $^{22}Na^+$ 和 $^{45}Ca^{2+}$ 灌注猫的脑室时发现，当致热原引起发热时，$^{45}Ca^{2+}$ 流向脑脊液，而 $^{22}Na^+$ 则被保留在脑组织中，脑组织中局部 Na^+/Ca^{2+} 比值升高。因此认为 Na^+/Ca^{2+} 比值的改变在发热机制中可能担负着重要的中介作用。

另有实验研究表明，用降钙剂乙二醇双(2-氨基乙醚)四乙酸[ethy leneglycol bis (2-aminoethylether) tetraacetic acid, EGTA]灌注家兔侧脑室引起发热时，脑脊液中 cAMP 含量明显升高。预先灌注 $CaCl_2$ 可阻止 EGTA 的致热作用，同时也抑制了脑脊液中 cAMP 的增高，并且脑脊液中 cAMP 含量升高被抑制的程度与体温上升被抑制的程度呈明显的正相关。因此指出，EP 通过升高下丘脑体温调节中枢内的 Na^+/Ca^{2+}，使 cAMP 含量增加，引起体温调定点上移，这可能是多种致热原引起发热的重要途径。

(4) 促肾上腺皮质激素释放激素 促肾上腺皮质激素释放激素(corticotropin releasing hormone, CRH)是一种 41 肽的神经激素，主要分布于室旁核和杏仁核。在应激时，它刺激垂体合成释放促肾上腺皮质激素(adrenocorticotropic hormone, ACTH)、β-

内啡肽及黑素细胞刺激素等。同时,中枢 CRH 具有垂体外生理功能,是发热体温中枢的正调节介质。IL-1、IL-6 等均能刺激离体和在体下丘脑释放 CRH,中枢注入 CRH 可引起动物脑温和结肠温度明显升高;用 CRH 单克隆抗体中和 CRH 或用 CRH 受体拮抗剂阻断 CRH 的作用,可完全抑制 IL-1β、IL-6 等 EP 的致热性。

但也有实验证实,TNF-α 和 IL-1α 所诱导的发热并不依赖于 CRH。且在发热的动物脑室内注射 CRH 能使已升高的体温下降。因此,目前倾向于认为,CRH 可能是一种双向调节介质递质,广泛分布于中枢神经系统,在大脑皮层、小脑、海马、下丘脑视上核、室旁核、OVLT 和 POAH 等部位均含有一氧化氮合酶(nitric oxide synthase,NOS)。

(5) 一氧化氮(nitric oxide,NO) 作为一种神经递质,NO 与发热有关,其机制可能为:①NO 作用于 POAH、OVLT 等部位,介导发热时的体温上升;②通过增加棕色脂肪组织的代谢活动导致产热增加;③抑制发热时负调节介质的合成与释放。

2. 负调节介质 发热时的体温仍受体温调节中枢的调控,只是调定点上移到了较高的水平。发热时的体温升高很少超过 41 ℃,即使大量增加致热原的剂量也难超过 41 ℃。这种发热时体温上升的幅度被限制在特定范围内的现象称为热限。热限的存在是机体的自我保护功能和自稳调节机制,这依赖于体温的负反馈调控,它具有极其重要的生物学意义。现已证实,体内体温中枢的负调节介质主要有精氨酸加压素、α-黑素细胞刺激素、脂皮质蛋白-1 及白细胞介素-10 等。

(1) 精氨酸加压素(arginine vasopressin,AVP) 又称抗利尿激素(antidiuretic hormone,ADH)。AVP 是由下丘脑神经元合成并释放的神经垂体肽类激素,在 VSA 的神经纤维和神经末梢中都证实有 AVP 的存在。AVP 解热作用的主要依据为:①多种动物实验证实 AVP 脑内微量注射后,可降低 LPS、EP、PGE 等诱导的发热反应。②应用 AVP 拮抗剂或其受体阻断剂能阻断 AVP 的解热作用或加强致热原的发热效应。③在不同的环境温度中,AVP 的解热作用对体温调节的效应器产生不同的影响。当环境温度 25 ℃ 时,AVP 的解热效应主要表现在加强散热,而在 4 ℃ 时,则主要表现在减少产热。这些都说明 AVP 是通过中枢机制来影响体温的(也有人认为是影响调定点)。

(2) α-黑素细胞刺激素(α-melanocyte-stimulating hormone,α-MSH) 是由腺垂体分泌的 13 个氨基酸构成的多肽激素,其解热或降温的作用表现在:①在 EP 诱导发热期间,脑室中膈区 α-MSH 含量升高,而且将 α-MSH 注射于此区可使发热减弱,说明其作用位点可能在这里;②α-MSH 的解热作用与增强散热有关:在使用 α-MSH 解热时,兔耳皮肤温度增高,说明散热加强(兔主要依靠调整耳壳皮肤血流量来控制散热);③内源性 α-MSH 能够限制发热的高度和持续时间:将 α-MSH 抗血清预先给家兔注射(以阻断内源性 α-MSH 的作用),再给予 IL-1 致热,其发热效应明显增强,持续时间显著延长。

(3) 脂皮质蛋白-1 又称膜联蛋白 A1,是一种钙依赖性膜磷脂结合蛋白。它在体内分布十分广泛,但主要存在于脑、肺等器官之中。目前研究发现糖皮质激素发挥解热作用依赖于脑内脂皮质蛋白-1 的释放。在研究中观察到,向大鼠中枢内注射脂皮质蛋白-1,可明显抑制 IL-1β、IL-6、IL-8、CRH 诱导的发热反应。这些资料都表明,脂皮质蛋白-1 有可能是一种发热时体温调节中枢的负调节介质。

(4) 白细胞介素-10(interleukin-10,IL-10) 其分子量为 35~40 kD,主要是由 T

淋巴细胞产生,也可由单核细胞、角质细胞和活化的 B 细胞产生,IL-10 能够抑制活化的 T 细胞产生细胞因子,因此曾被称为细胞因子合成抑制因子。IL-10 能抑制 LPS 诱导的各种动物的发热反应,也被认为是发热的外周负调节物质。其证据为:给动物脑室或静脉注射 IL-10,则可明显抑制 LPS 引起的发热所产生的 IL-1β、TNF 和 IL-6 的增高。这些资料表明 IL-10 有可能是一种发热体温调节的负调节介质。

发热时,来自体内外的发热激活物作用于产 EP 细胞,引起 EP 的产生和释放,EP 再经各种途径进入脑脊液中,在 POAH 或 OVLT 附近,引起中枢发热介质的释放,后者作用于温度敏感神经元,使调定点上移。此时由于调定点高于中心温度,体温调节中枢对产热和散热进行调整,从而把体温升高到与调定点相适应的水平。在体温上升的同时,负调节中枢也被激活,产生负调节介质,进而限制调定点的上移和体温的上升。正负调节相互作用的结果决定体温上升的水平。

第二节　发热的时相及其热代谢特点

发热持续一定时间后,随着激活物被控制或清除,EP 及增多的介质不再产生并逐步分解,调定点逐渐恢复到正常水平,体温在体温中枢的调控下降至正常。发热的过程可分为三个时相(图 6-3)。

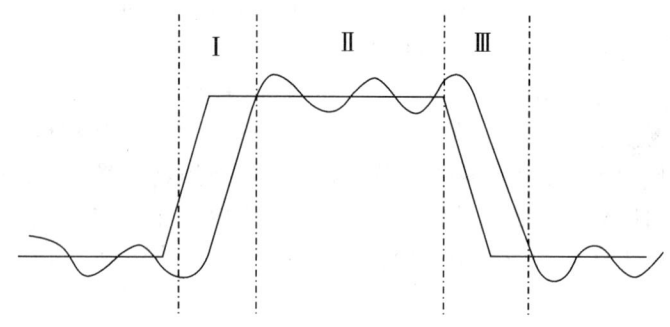

图 6-3　典型发热过程的三个时相

Ⅰ:体温上升期　Ⅱ:高温持续期　Ⅲ:体温下降期

调定点曲线:——　　体温曲线:………

(一)体温上升期

在发热起始阶段,由于调定点上移,正调节占优势,此时原本正常的体温变成了"冷刺激",中枢对"冷"信息起反应,发出指令经交感神经到达散热中枢,引起皮肤血管收缩和血流减少,导致皮肤温度降低,散热也随之减少;同时指令到达产热器官,引起寒战和物质代谢的加强,产热随之增加。

寒战是骨骼肌的不自主节律性收缩,由于屈肌和伸肌同时收缩,但产热率却比正常增加 4~5 倍。有人认为,寒战是由寒战中枢兴奋引起,此中枢位于下丘脑的后部,靠近第三脑室壁,正常时它被来自于 POAH 的热敏神经元的神经冲动抑制。而当 POAH 受冷刺激时,这种抑制被解除,随即发生寒战。皮肤温度的下降也可刺激冷感受器经传入神经兴奋寒战中枢,中枢发出的冲动沿两侧传导通路到达红核,再由此经脑干下降至脊髓侧索,经侧索内的红核脊髓束和网状脊髓束传导到脊髓前角运动神经元,由此发出冲动到运动终板,进而引起肌肉的节律性收缩。另外,由于交感神经的兴奋,使各种物质代谢加快,尤其是棕色脂肪细胞内脂质分解和氧化增强,产热增加。

临床表现:由于皮肤血管收缩,血流减少,患者表现为皮肤苍白;血流减少时皮肤表层温度下降,可刺激皮肤上的温度感受器,使患者感到发冷或畏寒(其实此时的中心温度已经开始上升);另外,交感神经系统兴奋可使立毛肌收缩,皮肤出现"鸡皮疙瘩"。

热代谢特点:体温调定点高于中心体温,机体散热减少,产热增加,产热大于散热,体温升高。

(二)高温持续期

当体温升高达到上移后的调定点水平时,便不再继续上升,而是在这个新调定点附近上下波动,称为高温持续期,亦称高峰期或稽留期。由于此期中心体温已与调定点相适应,所以寒战停止并开始出现散热反应。

临床表现:患者有酷热感,因散热反应使皮肤血管扩张、血流量增加,皮温高于正常,所以患者畏寒感消失出现酷热感,皮肤的"鸡皮疙瘩"也消失。此外,皮肤温度的升高加强了皮肤水分的蒸发,所以皮肤和口唇比较干燥。此期持续时间长短因病因而不同,从几小时(如疟疾)、几天(如大叶性肺炎)到1周以上(如伤寒)不等。

热代谢特点:中心体温与升高后的调定点水平相适应,产热与散热在高水平上保持相对平衡。

(三)体温下降期

在经历了高温持续期后,由于发热激活物、EP及发热介质得到控制和消除,或者依靠药物的作用,体温调节中枢的调定点返回到正常水平。这时由于血温高于调定点,POAH的温敏神经元发放频率增加,通过调节作用使交感神经的紧张性活动降低,皮肤血管进一步扩张。

临床表现:皮肤血管扩张并有汗腺分泌增加使患者皮肤潮红,出汗或大汗淋漓,严重者可致脱水。退热期持续几小时或一昼夜甚至几天。

热代谢特点:产热减少,散热增强,体温下降,逐渐恢复到正常调定点相适应的水平。

体温下降的速度快慢不一。体温逐渐下降,下降阶段持续数天后体温才降至正常,称为体温渐降;在几个小时或24 h内降至正常为体温骤降。体温骤降时,大量出汗易导致水、电解质平衡紊乱,应注意预防或纠正。

第三节 发热时机体的主要功能与代谢变化

除了各原发疾病引起的各种改变以外,发热可引起机体多种代谢和功能变化。

(一)物质代谢的改变

体温升高时物质代谢加快,基础代谢率升高,一般认为,体温每升高1 ℃,基础代谢率提高13%,所以发热患者的物质消耗明显增多。如果发热持续时间长,并且营养物质没有得到足够的补充,机体自身营养物质就会不断地消耗,导致消瘦和体重下降。

1. 糖代谢 发热时由于产热的需要,能量消耗大大增加,因而对糖的需求增多,所以糖的分解代谢加强,糖原储备减少。尤其在体温上升期糖的消耗更大,乳酸的产量也大增。由于在正常情况下,肌肉主要依靠糖和脂肪的有氧氧化供给能量,而寒战时肌肉活动量加大,对氧的需求大幅增加,超过了机体的供氧能力,以致产生氧债,导致肌肉活动所需的能量大部分依赖无氧代谢供给。据粗略计算,肌肉剧烈活动时,从有氧氧化得到的能量只及糖酵解供给能量的1/5,因而产生大量乳酸。当寒战停止后,由于氧债的偿还,乳酸又被逐渐消除。

2. 脂肪代谢 发热时因能量消耗的需要,脂肪分解也明显加强。由于糖原储备不足,加上发热患者食欲较差,营养摄入不足,机体开始动员脂肪储备。另一方面,交感-肾上腺髓质系统兴奋性增高,脂解激素分泌增加,也促进脂肪加速分解。

值得一提的是,棕色脂肪组织(brown adipose tissue,BAT)参与非寒战性产热的作用早已被认识,但它在发热时的反应,近年来才引起重视。多数哺乳类动物含有BAT,其含量一般小于体重的2%,但血管丰富,受交感神经支配和去甲肾上腺素调控,后者作用于肾上腺素受体而引起BAT产热。人体也含有BAT,尤其是在婴儿期,但随年龄增长其功能逐渐减退。有资料表明,恶性疾病或死于严重烧伤伴有高代谢和发热的儿童,其肾周围的BAT代谢比对照者高100%~300%。

3. 蛋白质代谢 正常成人每日需摄入30~45 g蛋白质才能维持总氮平衡。发热时由于高体温和EP的作用,患者体内蛋白质分解加强,尿氮比正常人高2~3倍。此时若未能及时补充足够的蛋白质,将会产生负氮平衡,蛋白质分解加强又可为肝脏提供大量游离氨基酸,用于急性期反应蛋白的合成和组织修复。

4. 水、盐及维生素代谢 在发热的体温上升期,由于肾血流量减少,尿量明显减少,水、Na^+的排泄也减少。但在体温下降期因尿量的恢复以及大量出汗,水、Na^+排出增加。高温持续期时由于皮肤和呼吸道水分不感蒸发增加,再加上体温下降期时的大量出汗可导致水分的大量丢失,严重者可引起脱水。所以,高热患者退热时应及时补充水分和适量的电解质。

发热尤其是长期发热的患者,由于糖、蛋白质和脂肪分解代谢加强,各种维生素的消耗也增多,应注意及时补充。结合发热时消化系统功能减弱的特点,应以高热量、富维生素、易消化饮食为主。

(二)生理功能的变化

1. 中枢神经系统功能改变 发热患者多有不同程度的中枢神经系统症状,患者可能出现头痛、头晕、嗜睡,严重者可出现谵妄和幻觉。这些症状可能与内生致热原以及中枢调节介质的作用有关。在小儿,高热比较容易引起抽搐(热惊厥),这可能与小儿中枢神经系统尚未发育成熟有关。有些高热患者神经系统可处于抑制状态出现淡漠、嗜睡等,可能与IL-1的作用有关。已有实验证明,注射IL-1能诱导睡眠。

2. 循环系统功能改变 发热时心率加快,体温每上升1 ℃,心率约增加18次/min,儿童增加得更快。心率加快与交感-肾上腺髓质系统兴奋和血温增加刺激窦房结有关。LPS导致的发热可引起血浆中IL-1和TNF升高,它们直接增加外周交感神经的兴奋引起心率加快。另外,下丘脑的PGE水平增加诱导CRF的分泌,CRF可引起MPO的交感神经兴奋性增加导致心率加快。此外,代谢加强,耗O_2量和CO_2生成量增加也是影响因素。心率在一定范围内增快可增加心输出量,但如果过度增快,心输出量反而下降。在体温上升期,心率加快和外周血管的收缩,可使血压轻度升高;高温持续期和体温下降期因外周血管舒张,血压可轻度下降。少数患者可因大量出汗而致虚脱,甚至循环衰竭,应及时预防。

3. 呼吸功能改变　发热时血温的升高可刺激呼吸中枢并提高呼吸中枢对 CO_2 的敏感性,再加上代谢加强,酸性代谢产物和 CO_2 生成增多,共同促使呼吸加深加快,有利于散热和促进氧的供应。但过度通气,可导致呼吸性碱中毒。

4. 消化功能改变　发热时消化液分泌减少,各种消化酶活性降低,由于胃肠蠕动减弱,因而产生食欲减退、口腔黏膜干燥、腹胀、便秘等临床征象。这些可能与交感神经兴奋、副交感神经抑制以及水分蒸发较多有关。也有实验证明 IL-1 和 TNF 能引起食欲减退。

第四节　发热的生物学意义

发热对机体防御功能的影响,既有有利的一面,也有不利的一面。

1. 抗感染能力的改变　一些研究表明,有些致病微生物对热比较敏感,一定高温可将其灭活。如淋球菌和梅毒螺旋体,可被人工发热所杀灭。一定的高温也可抑制肺炎球菌。许多微生物生长繁殖需要铁,EP 可使循环内铁水平降低,因而使微生物生长繁殖受到抑制。有实验证明,EP 能降低大鼠血清铁并增加其抗感染能力。有些研究者证明,将用天然病原感染的蜥蜴分别放置于不同的环境温度(35~42 ℃)中,结果在 40 ℃ 或 42 ℃ 环境中的动物都能存活,而在较低的温度中的动物大部分都死亡。说明发热能提高动物的抗感染能力。

发热时,某些免疫细胞功能加强。人淋巴细胞孵育在 39 ℃ 比在 37 ℃ 中有更加强的代谢能力,能摄取更多的胸腺核苷。人和豚鼠的白细胞最大吞噬活性分别在 38~40 ℃ 和 39~41 ℃。发热还可促进白细胞向感染局部游走和包裹病灶。也有报道显示,中性粒细胞功能在 40 ℃ 时加强,巨噬细胞的氧化代谢在 40 ℃ 时明显增加。

但是也有资料表明,发热可降低免疫细胞功能和降低机体抗感染能力,比如,发热可抑制自然杀伤细胞(NK 细胞)的活性、降低感染了沙门菌大鼠的生存率、提高内毒素中毒动物的死亡率等。

2. 对肿瘤细胞的影响　发热时产 EP 细胞所产生的大量 EP(IL-1、TNF、IFN 等)除了能引起发热以外,还具有一定程度的抑制或杀灭肿瘤细胞的作用。肿瘤细胞长期处于相对缺氧状态,对高温比正常细胞敏感,当体温升高到 40 ℃ 左右时,正常细胞尚可耐受,肿瘤细胞却难以耐受,其生长受到抑制并可被部分灭活。因此,目前发热疗法已被用于肿瘤的综合治疗,尤其是那些对放疗或化疗产生抵抗的肿瘤,发热疗法能发挥一定的作用。

3. 急性期反应　急性期反应是机体在细菌感染和组织损伤时所出现的一系列急性时相的反应。EP 在诱导发热的同时,也引起急性期的反应。主要包括急性期蛋白的合成增多(详见应激)、血浆微量元素浓度的改变及白细胞计数的改变。实验证明,家兔静脉注射 IL-1 和 TNF 后,在体温升高的同时,伴有血浆铁和锌含量的下降,血浆铜浓度和循环白细胞计数的增高。IL-1 通过中枢和外周两种途径引起急性期反应,而 TNF 可能只通过外周靶器官起作用。IFN 静脉注射也引起铁和锌浓度的下降。急性期反应也是机体防御反应的一个组成部分。

综上所述,发热对机体防御功能的影响是利弊并存的,有人认为这可能与发热程度有一定关系。中等程度的发热可能有利于提高宿主的防御功能,但高热就有可能产生不利的影响。例如,多核白细胞和巨噬细胞在 40 ℃ 条件下其化学趋向性、吞噬功能及耗氧量都增加,但在 42 ℃ 或 43 ℃ 下则反而降低。因此,发热对防御功能的影响不能一概而论,应全面分析,具体对待。

第五节 发热防治与护理的病理生理基础

(一) 针对原发病进行治疗

发热根据病因可分为感染性发热和非感染性发热,对于感染性发热,应积极控制感染并清除病原体;而对非感染性发热应尽早找到病因,及时去除。去除病因后可快速恢复体温调定点至正常水平,尽快恢复体温。

(二) 一般性发热的处理

对于不过高的发热(体温<39 ℃)又不伴有其他严重疾病者,可不急于解热。这除了前文所述的发热能增强机体的某些防御功能以外,发热还是疾病的症状和信号,体温曲线的变化可以反映病情的进展和转归。特别是某些有潜在病灶的病例,除了发热以外,其他临床征象不明显(如结核病早期),如果过早予以解热,就会掩盖病情,延误原发病的诊断和治疗。因此,对于一般发热的病例,主要针对物质代谢的加强和大汗脱水这些情况,予以补充足够的营养物质、维生素和水。

(三) 必须及时解热的病例

对于发热能够使病情加重、促进疾病的发生发展或威胁生命的病例,应尽快地及时解热。主要包括以下几种情况:

1. 高热(>39 ℃)病例 尤其是体温达到 40 ℃ 以上者,中枢神经系统和心脏会受到明显的影响。已有实验证明,正常动物在极度高热的情况下,可导致心力衰竭。高热引起昏迷、谵妄等中枢神经系统症状也比较常见。因此,对于高热病例,无论有无明显的原发病,都应尽早解热。尤其是小儿高热,容易诱发惊厥,更应及早进行解热。

2. 心脏病患者 心率过快和心肌收缩力加强会增加心脏负荷,对于心肌缺血或心脏有潜在损害的患者就容易诱发心力衰竭,应特别注意并及早解热。

3. 妊娠期妇女 妊娠期妇女如有发热也应及时解热,理由如下:①已有临床研究报道,妊娠早期的妇女如患发热或人工过热(洗桑拿浴)有致畸胎的危险;②妊娠中、晚期,孕妇体内循环血量增多,心脏负担加重,发热会进一步增加心脏负担,有诱发心力衰竭的可能性。

(四) 解热措施

1. 药物解热

(1) 水杨酸盐类化学药物 解热机制可能是:作用于 POAH 附近使中枢神经元的功能复原;阻断 PGE 合成。可能还以其他方式发挥作用。

(2)以糖皮质激素为代表的类固醇解热药 作用原理可能是：①抑制EP的合成和释放；②抑制免疫反应和炎症反应；③中枢效应。

(3)清热解毒的中草药也有很好的解热作用,可适当选用。

2.物理降温 在高热或病情危急时,也可采用物理方法降温。如用冰帽或冰袋冷敷头部,在四肢大血管处用乙醇擦浴以促进散热等。也可将患者置较低的环境温度中,加强空气流通,以增加对流散热。

问题分析与能力提升

宋某,男,28岁,昨起突发寒战、高热,伴头痛、乏力、周身酸痛。今晨起出现咳嗽,气急,右下胸痛,痰黏。病前曾淋雨。体检:体温40 ℃,脉搏118次/min,呼吸32次/min,血压100/75 mmHg,呼吸急促,鼻翼扇动,口唇发绀。右下胸呼吸运动减弱,语颤增强,叩诊音浊。听诊可闻及支气管呼吸音及细湿啰音。胸片示右下肺大片浸润阴影。

思考题:①请给该患者做出初步诊断。②针对发热这一症状,该采取哪些治疗措施?

同步练习

一、名词解释

1.发热 2.过热 3.发热激活物 4.内生致热原 5.高温持续期

二、填空题

1.病理性体温升高有_____、_____。

2.最常见的外致热原是_____。

3.外致热原的作用是促使_____的_____和_____。

4.发热体温调节中枢可能由两部分组成,一个是正调节中枢,主要包括_____等;另一个是负调节中枢,主要包括_____、_____。

5.目前认为致热信号传入中枢的途径可能为_____、_____、_____。

6.糖皮质激素发挥解热作用依赖于脑内_____的释放。

7.在体温上升的同时,_____也被激活,产生_____,进而限制_____和_____;_____决定体温上升的水平。

8.必须及时解热的病例有_____、_____、_____。

三、单项选择题

1.人体最重要的散热途径是(　　)

　A.肺　B.皮肤　C.尿　D.粪　E.肌肉

2.关于发热本质的叙述,下列哪项是正确的(　　)

　A.体温超过正常值0.5 ℃

　B.产热过程超过散热过程

　C.是临床上常见的疾病

　D.由体温调节中枢调定点上移引起

　E.由体温调节中枢调节功能障碍引起

3.下列哪种情况体温升高属于发热(　　)

　A.甲状腺功能亢进　　　　　　B.急性肺炎

　C.环境高温　　　　　　　　　D.妇女月经前期

E. 先天性汗腺缺乏

4. 下列哪种情况下的体温升高属于过热(　　)
   A. 妇女月经前期　　　　　　　　B. 妇女妊娠期
   C. 剧烈运动后　　　　　　　　　D. 流行性感冒
   E. 中暑

5. 下列哪种物质是发热激活物(　　)
   A. IL-1　　　　　　　　　　　　B. IFN
   C. TNF　　　　　　　　　　　　D. MIP-1
   E. 抗原-抗体复合物

6. 下列哪种物质是血液制品和输液过程的主要污染物(　　)
   A. 内毒素　　　　　　　　　　　B. 外毒素
   C. 血细胞凝集素　　　　　　　　D. 螺旋体
   E. 疟色素

7. 下列哪种物质不是发热激活物(　　)
   A. 尿酸结晶　　　　　　　　　　B. 流感病毒
   C. 螺旋体　　　　　　　　　　　D. 抗原-抗体复合物
   E. 白细胞致热原

8. 引起发热最常见的病因是(　　)
   A. 变态反应　　　　　　　　　　B. 病毒感染
   C. 细菌感染　　　　　　　　　　D. 恶性肿瘤
   E. 无菌性炎症

9. 下列哪种物质属于内生致热原(　　)
   A. 革兰氏阳性菌产生的外毒素
   B. 革兰阴性菌产生的内毒素
   C. 体内的抗原-抗体复合物
   D. 体内肾上腺皮质激素代谢产物
   E. 巨噬细胞被激活后释放的 IL-1

10. 发热激活物引起发热主要是(　　)
    A. 激活血管内皮细胞,释放致炎物质
    B. 促进产 EP 细胞产生和释放内生致热原
    C. 直接作用于下丘脑的体温调节中枢
    D. 刺激神经末梢,释放神经介质
    E. 加速分解代谢使产热增加

11. 不产生内生致热原的细胞是(　　)
    A. 单核细胞　　　　　　　　　　B. 巨噬细胞
    C. 心肌细胞　　　　　　　　　　D. 淋巴细胞
    E. 星状细胞

12. 外致热原的作用部位是(　　)
    A. 下丘脑体温调节中枢　　　　　B. 骨骼肌
    C. 皮肤、内脏血管　　　　　　　D. 产 EP 细胞
    E. 汗腺

13. 下列哪种前列腺素属发热介质(　　)
    A. PGA_2　　　　　　　　　　　B. PGD_2
    C. PGE_2　　　　　　　　　　　D. PGI_2

E. PGF_2

14. 发热过程中共同的中介环节主要是通过( )
   A. 内生致热原　　　　　　　　B. 外致热原
   C. 抗原-抗体复合物　　　　　　D. 环磷酸鸟苷
   E. 前列腺素

15. 发热时机体不会出现( )
   A. 物质代谢率增高　　　　　　B. 糖原分解代谢加强
   C. 脂肪分解代谢加强　　　　　D. 蛋白质代谢正氮平衡
   E. 心率加快

16. 发热时体温每升高1℃,基础代谢率一般可提高( )
   A. 3%　　　　　　　　　　　　B. 5%
   C. 10%　　　　　　　　　　　 D. 13%
   E. 15%

17. 在体温上升期动脉血压( )
   A. 无变化　　　　　　　　　　B. 明显下降
   C. 轻度下降　　　　　　　　　D. 明显上升
   E. 轻度上升

18. 发热患者最常出现( )
   A. 代谢性酸中毒　　　　　　　B. 呼吸性酸中毒
   C. 混合性酸中毒　　　　　　　D. 代谢性碱中毒
   E. 混合性碱中毒

19. 体温上升期的热代谢特点是( )
   A. 产热等于散热　　　　　　　B. 散热大于产热
   C. 产热大于散热　　　　　　　D. 产热障碍
   E. 散热障碍

20. 发热时体温每升高1℃,心率平均约增加( )
   A. 5次　　　　　　　　　　　 B. 18次
   C. 15次　　　　　　　　　　　D. 20次
   E. 25次

21. 高热患者容易发生( )
   A. 低渗性脱水　　　　　　　　B. 等渗性脱水
   C. 高渗性脱水　　　　　　　　D. 水中毒
   E. 水肿

四、简答题

1. 体温升高是否就是发热?为什么?
2. 发热与过热有何异同?
3. TNF与发热有何关系?
4. 为什么发热时机体体温不会无限制上升?
5. 内毒素激活产内生致热原细胞的方式有哪些?

五、论述题

1. 试述稽留期的体温变化及其机制。
2. 发热时机体心血管系统功能有哪些变化?

(郭　勇)

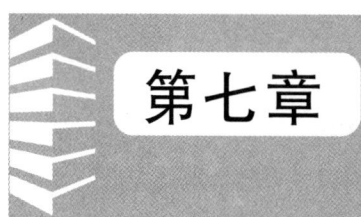

第七章 应激

第一节 应激的原因和发生机制

一、应激与应激源

(一) 应激

应激是指机体在受到一定强度的应激源(躯体或心理刺激)作用时所出现的全身性非特异性适应反应,又称为应激反应。目前认为,应激是生物机体在受到内外环境因素及社会、心理因素刺激时出现的。而这些能够引起应激反应的刺激因素称为应激源。

20世纪30年代,加拿大生理学家Hans Selye首次将应激一词引入医学领域,用以描述生物机体受到各种有害刺激时所出现的一种紧张状态。他采用剧烈运动、毒物、寒冷、高温、外伤等多种应激源处理动物,发现能够引起交感-肾上腺髓质系统和下丘脑-垂体-肾上腺轴系统的兴奋,认为这些变化是机体在遭受有害刺激时出现的一种非特异性适应性反应,并将这种由不同有害因素引起、以神经内分泌变化为主要特征的、具有一定适应代偿意义并导致机体多方面紊乱与损害的反应称为全身适应综合征(general adaptation syndrome, GAS)或应激综合征。GAS 分为以下三个时期:

1. **警觉期** 为机体防御机制的快速动员期,在应激源作用后立即出现。其神经内分泌的改变以交感-肾上腺髓质系统兴奋为主,并伴有肾上腺皮质分泌的糖皮质激素(glucocorticoid, GC)增加,这些变化的意义在于能使机体处于"应战状态",有利于机体进行格斗或逃避,持续时间较短。

2. **抵抗期** 该阶段以交感-肾上腺髓质系统兴奋为主的反应将逐步消退,而肾上腺皮质开始肥大,GC分泌量进一步增多。本期中,GC在抗损伤方面发挥重要作用。

3. **衰竭期** 机体在经历了强烈应激源的持续作用后,能量储备及防御机制被耗竭,虽然GC水平仍可升高,但糖皮质激素受体(glucocorticoid receptor, GR)的数量及亲和力下降,此时,机体内环境可发生严重失调,相继出现一个或多个器官衰竭,最后死亡。

GAS的提出对于理解应激反应的基本机制是有益的,其基本观点至今仍是正确的。第二次世界大战以后,随着工业化进程加快,社会心理因素在应激和疾病发生发展中的作用受到越来越多的关注。美国心理学家John Mason首次提出了应激应该是心理学的概念,推动了应激反应的研究从生理学、病理学方向转向了心理学方向。20世纪60~70年代,随着热休克蛋白和热休克反应的发现,以及之后对细胞应激的研究,证实了应激反应是非常保守的反应,不仅存在于高等动物,也存在于低等动物及单细胞生物。随着细胞分子生物学理论与技术的发展,应激的研究逐步深入到细胞、亚细胞及分子水平。应激在这些不同层次之间相互作用,共同影响着应激反应的结果。

应激属于双刃剑,它可使机体处于警觉状态,有助于抵抗各种突发的有害事件,利于在紧急状态下格斗或逃避;但是在经历了强烈或持续性应激源作用后,能够诱发或加重某些生理或心理疾患。例如,休克及严重创伤的患者常诱发消化道溃疡。

(二)应激源

任何刺激都可以成为应激源。根据来源的不同,应激源分为以下三类:

1. **外环境因素** 如高热、寒冷、射线、噪声、强光、病原微生物及化学毒物等。
2. **内环境因素** 如缺氧、贫血、休克、器官衰竭、酸碱失衡及水和电解质紊乱等。
3. **心理社会因素** 恐惧、紧张、愤怒、焦虑等情绪反应,紧张的工作、人际关系差、离婚、丧偶等打击。

由于机体在遗传素质、性格特点、神经类型、既往经验及体质方面千差万别,不同个体对同样程度的应激源刺激存在不同的敏感性和耐受性。所以,强度相同的应激源在不同的个体可引起程度不同的应激反应。

二、应激的分类

根据应激源的种类、性质、作用时间与强度、对机体的影响,可将应激分为以下类型:

(一)生理性应激和病理性应激

根据应激源对机体的影响程度和导致的结果,可将应激分为生理性应激和病理性应激。生理性应激是指应激源强度适宜且持续时间不长,例如,体育竞赛、考试、适度的工作压力等,能够调动机体潜能,但是不会对机体产生严重影响的应激反应。该类应激能够促进体内的物质代谢,调动器官的储备功能,增强人的活力,提高机体的认知及应对各种事件的能力,也称为良性应激。病理性应激是指由强烈或持续较长时间的应激源,例如,大面积烧伤、创伤、严重的精神创伤等导致的应激。它虽然发挥了某些防御代偿反应,但是同时可导致机体自稳态的严重失衡、代谢紊乱和器官功能障碍,甚至引起应激性疾病,又称为劣性应激。

(二)躯体性应激和心理性应激

根据应激源性质的不同,可将应激分为躯体性应激和心理性应激。躯体性应激的应激源包括外环境的因素,如高温、寒冷、射线、强光、噪声、电击等,也包括内环境因素,如低压、低氧、中毒、创伤、感染等,它们导致的机体内环境紊乱或自稳态失衡就称为躯体性应激。心理性应激的应激源主要是社会和心理因素,例如丧偶、失业、焦虑、恐惧、愤怒等,机体在遭遇上述应激源刺激后主观感觉到压力和威胁时产生的一种伴有生理、行为、情绪改变的心理紧张状态,就称为心理性应激。当然,有些应激源在导致躯体性应激的同时也会诱发心理性应激。例如,严重创伤的患者自然会产生躯体性应激反应,但是在长期的治疗过程当中,容易诱发对于治疗的焦虑状态,从而导致心理性应激反应。再比如长期的心理压力导致心理性应激反应,但是同时也容易诱发应激性溃疡等躯体性应激反应。

(三)急性应激和慢性应激

根据应激源的作用时间与强度不同,可将应激分为急性应激与慢性应激。急性应激是指机体突然受到刺激,如突发的天灾、意外创伤等所导致的应激反应。它可诱发心源性猝死、急性心肌梗死等。慢性应激指的是由应激源(如高考前、高负荷的工作等)长时间作用所导致的应激反应。它可导致机体消瘦、影响生长发育,并可诱发高血压、抑郁症等疾病。

三、应激的发生机制

应激的机制十分复杂,涉及神经内分泌反应,急性期反应以及细胞水平反应,其中神经内分泌反应可由躯体性应激和心理性应激引起,而急性期反应和细胞水平反应主要由躯体性应激引起。

(一)神经内分泌反应

应激最重要的神经内分泌反应是交感-肾上腺髓质系统(sympathetico-adreno medullary system,SAS)和下丘脑-垂体-肾上腺(hypothalamus-pituitary-adrenal,HPA)轴系统。因此,神经内分泌反应一直是应激研究当中的中心内容。目前所知,当机体受到应激源刺激后,神经内分泌系统主要的变化为蓝斑-交感-肾上腺髓质系统和下丘脑-垂体-肾上腺轴系统的兴奋,以及其他神经内分泌系统的改变。

1. 蓝斑-交感-肾上腺髓质系统

(1)结构基础　蓝斑-交感-肾上腺髓质系统的中枢整合部位位于脑桥蓝斑。蓝斑是中枢神经系统对应激最敏感的部位。其中的去甲肾上腺素能神经元上行纤维投射至杏仁复合体、海马、边缘皮质、新皮质,是情绪变化、学习记忆、行为改变的结构基础;下行纤维主要投射至脊髓侧角,能够调节交感神经的张力以及肾上腺髓质中儿茶酚胺(catecholamine,CA)的分泌。

(2)中枢效应　中枢效应与上述脑区中上行纤维中去甲肾上腺素的释放增多有关,主要表现为引起兴奋、警觉、紧张、焦虑等情绪反应。抑郁症状与脑内儿茶酚胺的分泌量下降有关。

(3)外周效应　外周效应主要是交感-肾上腺髓质系统中下行纤维兴奋,表现为血浆中去甲肾上腺素(noradrenaline,NE)、肾上腺素(epinephrine,E)及多巴胺(dopamine,DA)等儿茶酚胺的浓度升高。据报道,在失血性休克时血浆去甲肾上腺素浓度可升高10倍,肾上腺素浓度可升高50倍。随着应激源的性质、强度、作用时间的不同及个体差异,儿茶酚胺浓度的变化可稍有差异,且恢复至正常水平的时间也不一致。

近年来研究表明,交感神经与肾上腺髓质对于不同的应激源可以产生不同的反应。例如,在调节血容量的分配、维持血压稳定中发挥主要作用的是交感神经;而在对整体或代谢性的威胁中如低血糖、大失血、休克等反应中,起关键作用的是肾上腺髓质。

（4）代偿意义　交感-肾上腺髓质系统的兴奋主要参与调控机体对应激的应急反应。其防御代偿意义有以下四个方面。①心血管方面:交感神经兴奋与儿茶酚胺释放增加使心率增快、心肌收缩力增强、外周阻力增加,从而导致心输出量增加,血压升高。并由于外周血管中肾上腺素受体(α_1、α_2、β_1、β_2)分布的亚型与密度不同,使得皮肤、腹腔内脏、肾等器官的血管收缩,而脑血管口径无变化,冠状血管和骨骼肌血管扩张,导致血液重新分布,从而保证了心、脑等重要器官的血液灌流。②呼吸系统:儿茶酚胺能扩张支气管,有利于增加肺泡通气量,向血液提供更多的氧,满足应激状态下机体对氧的高需求。③代谢方面:儿茶酚胺可兴奋 α 受体使胰岛素分泌减少,同时,兴奋 β 受体使胰高血糖素分泌增加,从而促进糖异生和糖原分解,血糖升高;并促进脂肪动员,提高血浆中游离脂肪酸的含量,从而满足应激状态下机体对能量的高需求。④对其他激素的影响:儿茶酚胺还可以促进生长激素、肾素、促红细胞生成素、甲状腺素等其他激素的分泌,使机体能够动员各方面的机制来应对应激发生时的各种变化。

（5）不利影响　持续强烈的交感-肾上腺髓质系统兴奋也会对机体产生明显的不利影响。①长时间腹腔内脏器官的血管收缩会导致脏器缺血,容易引起胃肠道系统黏膜糜烂、溃疡、出血。②血压升高:外周小血管长期收缩可导致血压升高,这也是精神、心理方面的应激源诱发高血压的机制之一。③血浆中儿茶酚胺增多引起血小板数目增多及黏附性增强,同时导致血浆中白细胞及纤维蛋白原含量增高,血液黏滞度增加,促进血栓形成。④儿茶酚胺含量增高导致的心率增加,心输出量增加,心肌耗氧量增加,容易诱发心肌缺血、心肌梗死或致死性心律失常等。

（6）与下丘脑-垂体-肾上腺轴的关系　位于蓝斑的去甲肾上腺素能神经元与下丘脑室旁核分泌促肾上腺皮质激素释放激素(CRH)的神经元之间具有直接纤维联系,前者释放去甲肾上腺素后,通过兴奋室旁核神经元的 α 受体,促进 CRH 释放,从而刺激下丘脑-垂体-肾上腺轴系统的活化。

2. 下丘脑-垂体-肾上腺轴系统

（1）结构基础　下丘脑-垂体-肾上腺轴主要由下丘脑的室旁核(paraventricular nucleus,PVN)、腺垂体、肾上腺皮质组成。室旁核为中枢部分,上行神经纤维与边缘系统的杏仁复合体、海马结构、边缘皮层具有往返联系,下行神经纤维通过 CRH 的释放促进促肾上腺皮质激素(ACTH)释放,进一步调控肾上腺糖皮质激素(GC)的合成与分泌,同时,释放 CRH 的神经元与蓝斑中释放去甲肾上腺素的神经元之间具有双向联系。

（2）中枢效应　应激时,HPA 轴兴奋的主要中枢效应包括抑郁、焦虑、厌食等情绪行为改变以及学习与记忆力下降等。这些效应主要是与 CRH 分泌增多有关。而杏仁复合体是应激时情绪行为改变的关键脑区。有研究表明,应激时分泌 CRH 的神经元与杏仁复合体的中心核团有致密的神经纤维联系。此外,CRH 还可以促进内啡肽的释放,促进蓝斑中去甲肾上腺素能神经元的活性,使之与 SAS 系统发挥相互作用。

（3）外周效应　HPA 轴兴奋的外周效应主要是由肾上腺糖皮质激素(GC)分泌增多引起的。正常未处于应激状态的成人每日分泌皮质醇 25～37 mg,应激时其分泌量急剧增加。如外科手术的患者,每日皮质醇分泌量可达到 100 mg。应激源消除后,血浆 GC 水平一般在 24 h 内恢复正常水平;若应激源短时间内不能去除,如大面积烧伤的患者,则血浆 GC 含量可在高水平状态持续 2~3 个月。

(4)代偿意义　GC 分泌增多对于机体抵抗有害刺激发挥着极为重要的作用。①升高血糖:促进蛋白质分解以及糖异生,抑制肌肉组织对葡萄糖的应用,从而补充肝糖原,提高血糖水平;同时,保证儿茶酚胺、胰高血糖素及生长素引起的糖原分解及脂肪动员作用。②允许作用:有些激素,如儿茶酚胺只有在 GC 存在时才能发挥作用,这被称为 GC 的允许作用。因此 GC 的分泌能够维持儿茶酚胺对于心血管的调节作用,若肾上腺被摘除,则表现为心血管系统对于儿茶酚胺的反应性下降或消失。③稳定细胞膜与溶酶体膜:GC 能诱导产生脂调蛋白,后者可抑制磷脂酶 A_2 活性,从而减少细胞膜与溶酶体膜的降解。④抗炎作用:抑制多种炎症介质与细胞因子的表达,从而发挥抗炎、抑制免疫的作用。

(5)不利影响　GC 的持续增加也会对机体产生一系列不利影响:①明显抑制免疫系统,机体免疫力降低,容易引起感染;②生长发育迟缓,CRH 分泌增多可抑制生长激素(growth hormone,GH)的分泌,从而导致小儿生长发育迟缓;③性腺轴受抑制,GC 可抑制促性腺激素释放激素(gonadotropin-releasing hormone,GnRH)及黄体生成素(luteinizing hormone,LH)的分泌,造成性功能减退、月经不调或停经、哺乳期妇女泌乳减少等;④甲状腺功能受抑制,GC 减少可抑制促甲状腺激素释放激素(thyrotropin-releasing hormone,TRH)与促甲状腺激素(thyriod-stimulating hormone,TSH)的释放,从而抑制甲状腺功能;⑤其他:高血糖、高血脂、胰岛素抵抗等代谢紊乱以及抑郁、自杀倾向、异食癖等情绪行为改变。

3.其他神经内分泌的改变　除上述变化外,应激还可引起体内其他多种神经内分泌的改变。升高的有 β-内啡肽、胰高血糖素、抗利尿激素、催乳素、醛固酮等;水平下降的有胰岛素、TRH、TSH、T_3、T_4、GnRH、LH 及 FSH 等;而生长激素在急性应激时分泌增多,在慢性应激时则分泌减少(表7-1)。

表7-1　应激时其他激素变化

激素名称	分泌部位	变化
β-内啡肽	腺垂体等	升高
抗利尿激素	下丘脑(室旁核)	升高
促性腺激素释放激素	下丘脑	降低
生长素	腺垂体	急性应激↑,慢性应激↓
催乳素	腺垂体	升高
促甲状腺激素释放激素	下丘脑	降低
促甲状腺激素	垂体前叶	降低
T_3,T_4	甲状腺	降低
黄体生成素	垂体前叶	降低
卵泡刺激素	垂体前叶	降低

(二)急性期反应

急性期反应(acute phase response,APR)是指机体在感染、烧伤、创伤、大手术等应激源诱发机体产生的一种快速非特异性反应,表现为体温升高、血糖升高、补体增高、外周血吞噬细胞数目增多、分解代谢增强及血浆中某些蛋白质浓度急剧升高。而在急性期反应中急剧升高的这些蛋白质称为急性期蛋白(acute phase protein,AP)。如在1930年由Tillet和Francis发现的急性感染患者血清中出现的C反应蛋白(C-reactive protein,CRP)。急性期反应与神经内分泌反应一样都是应激反应中机体的一部分表现。只是神经内分泌反应强调的是应激时神经内分泌方面的变化;而急性期反应体现的是血浆中AP含量的变化(表7-2)。

表7-2 几种重要的急性期反应蛋白

成分	反应时间(h)	分子量	正常血浆浓度(g/L)	急性炎症增加倍数	可能功能
C反应蛋白	6~10	110 000	0.068~8.0	>1 000倍	激活补体,调理作用,结合磷脂酰胆碱
血清淀粉样蛋白A	6~10	180 000	<10	>1 000倍	清除胆固醇
α_1-抗胰蛋白酶	10	54 000	1.1~2.0	2~4倍	抑制丝氨酸蛋白酶(尤其是弹性蛋白酶)的活性
α_1-抗糜蛋白酶	10	68 000	0.3~0.6	2~4倍	抑制组织蛋白酶G
α_1-酸性糖蛋白	24	41 000	0.6~1.2	2~4倍	淋巴细胞与单核细胞的膜蛋白,促进成纤维细胞生长
纤维蛋白原	24	340 000	2.0~4.0	2~4倍	促血液凝固及组织修复时纤维蛋白基质的形成
结合珠蛋白	24	86 000	0.5~2.0	2~4倍	抑制组织蛋白酶B、H、L
补体成分C3	48~72	180 000	0.75~1.65	<1倍	趋化作用、肥大细胞脱颗粒
血浆铜蓝蛋白	48~72	132 000	0.2~0.6	<1倍	减少自由基产生

正常情况下,血浆中AP浓度较低,但在应激源作用下,AP浓度可升高几倍甚至1 000倍以上,也有少数蛋白质反而减少,则称为负AP。AP属分泌型蛋白,种类很多,主要由肝细胞产生,少数也可由单核巨噬细胞、血管内皮细胞、成纤维细胞及多形核粒细胞产生。目前认为,应激发生时单核巨噬细胞中核因子-κB(NF-κB)被激活后诱导基因转录的多种细胞因子与AP的分泌有关。

AP的主要功能有以下几个方面:

1.抑制蛋白酶活化 创伤、手术、感染等应激源刺激引起应激反应时,体内蛋白水解酶增多,过多的水解酶能引起组织损害。而AP中有多种蛋白酶抑制剂,包括α_1-抗胰蛋白酶、α_1-抗糜蛋白酶、α_2-抗纤溶酶、α_2-巨球蛋白以及C_1酯酶抑制因子等,这些分泌增多的AP能够抑制蛋白水解酶的活化,从而减轻蛋白水解酶对于组织的损伤,发挥保护组织细胞的作用。

2. 抗感染、抗损伤　在炎症、感染、创伤等应激状态下,血浆中的CRP水平迅速增高。它可以与细菌细胞壁结合,发挥抗体样调理作用;也可激活补体经典途径,促进吞噬细胞的功能,迅速清除与CRP结合的细菌;此外,还可以抑制血小板的磷脂酶,减少炎症介质的释放。由于CRP在各种感染、炎症、组织损伤等疾病中都能见到其水平升高,且其水平升高程度与炎症、组织损伤程度呈正相关,因此,临床上经常将CRP作为炎症性疾病的活动性指标。

3. 抑制自由基产生　AP中的铜蓝蛋白能活化超氧化物歧化酶(superoxide dismutase,SOD),从而清除氧自由基。

4. 其他作用　凝血因子可在组织损伤的早期促进凝血,纤维蛋白原在凝血酶作用下形成的纤维蛋白构成网状物与凝块,有利于阻止病原微生物及其毒性物质的扩散。结合珠蛋白、铜蓝蛋白、血红素结合蛋白等可以与相应的物质结合,避免过多的游离Cu^{2+}、血红素等对机体产生不利影响,并可调节它们在体内的代谢和生理功能。而血清淀粉样蛋白A则能够促进细胞的修复。

正如神经内分泌反应一样,急性期反应与急性期蛋白对于机体既有有利一面,能增加防御反应,保护机体;同时,也存在不利影响,例如,代谢紊乱、贫血、生长迟缓、恶病质等。

(三)细胞水平反应

当被各种明显的环境变化,例如,炎热、寒冷、低氧、射线、感染等应激源刺激后,从原核细胞到真核生物细胞及高等哺乳动物细胞都会发生一系列适应性的变化。这些细胞的反应包括与损伤因素的性质有关的特异性反应以及与损伤性因素的性质无关的非特异性反应,统称为细胞应激。例如,当暴露于低氧环境时细胞中的低氧诱导因子-1(hypoxia-inducible factor-1,HIF-1)表达增加,而当细胞遭受氧自由基攻击时,其抗氧化酶(包括超氧化物歧化酶、过氧化氢酶等)的表达也会增加。细胞应激是更为原始的反应,从原核细胞、真核细胞到高等动物都有发生,而在高等动物,细胞应激受神经内分泌的调节,更为复杂、精密。下面我们仅就非特异性反应进行阐述。

1. 热休克蛋白　1962年,Ritossa发现培养的果蝇受热刺激后,其唾液腺的多丝染色体上发生了蓬松或膨突现象,提示该部位某些基因的转录被激活。1974年,Tissieres从中分离了新的蛋白质,也就是热休克蛋白(heat shock protein,HSP)。后来的研究发现HSP不仅限于受到热应激被激活,许多对机体有害的应激源,例如,低氧、缺血、活性氧自由基、酸中毒、重金属、感染及创伤等都能诱导HSP的产生。所以,HSP又称为激蛋白(stress protein,SP)。但习惯上仍称为热休克蛋白。

HSP是在生物体内广泛存在的一组高度保守的细胞内蛋白质,具有显著的生物学特点:①应激源的多样性,多种不同性质的应激源都可诱导HSP基因表达;②存在的广泛性,其广泛存在于从单核细胞到哺乳动物的整个生物界;③结构的保守性,人类HSP90的氨基酸序列与酵母HSP90有60%的同源性,与果蝇HSP90有78%的同源性。这些生物学的特点表明HSP是生物长期进化过程中保留下来的,具有普遍生物学意义的一类蛋白质。

HSP具有多个成员,根据分子量大小分为HSP90、HSP70、HSP60、HSP27、HSP10、小分子HSP及泛素等多个亚家族,其中与应激关系最密切的是HSP70。

HSP在细胞内表达广泛,其主要功能是帮助蛋白质正确折叠、移位、复性、降解。

(1)折叠、移位　由于HSP本身不是蛋白质代谢的底物或产物,但是其伴随着蛋白质代谢的许多重要步骤,因此形象地被称为"分子伴侣"。在正常情况下,从核糖体上新合成的蛋白质多肽链尚未折叠形成具有一定空间结构的功能蛋白,其疏水基团暴露在外。如果没有HSP的存在,这些疏水基团就会相互结合,从而使蛋白不能正确折叠。HSP通过其C端的疏水区与这些分子的疏水基团相结合,防止这些新合成的多肽链相互结合。然后依赖N端ATP酶的活性,促成这些肽链的正确折叠。折叠过程完成后,HSP就脱离了蛋白质底物。然后,成熟的蛋白质就可通过囊泡转运至高尔基体,或经HSP帮助转运到线粒体或其他细胞器。

(2)复性、降解　应激状态下,多种蛋白质发生变性,使多肽链处于伸展或错误的折叠状态,疏水区重新暴露,形成蛋白质聚集物,并对机体细胞产生损伤。HSP此时再次发挥分子伴侣的作用,能够防止这些多肽链聚集变性,并促使已经聚集的蛋白质解聚,重新折叠为正确的空间结构,使蛋白质复性。若蛋白质损伤过于严重无法复性,HSP家族中的泛素成员就会与其结合,经蛋白酶系统降解,以恢复细胞的正常功能。

HSP根据其生成方式又可分为组成型和诱导型。应激时能够促进原来就存在于胞质的热休克因子(heat shock factor,HSF)激活,从而促进诱导型HSP的生成。HSF在非应激状态下以HSF1无活性的单体形式存在于胞质中与HSP70结合,不表现转录活性。应激源刺激后,细胞内的变性蛋白质增多,其与HSP70结合,使得无活性的HSF1单体游离,然后单体聚集为具有转录活性的三聚体形式,转入细胞核内,与热休克蛋白基因上游的热休克原件结合,促进一系列的HSP表达增加。

2.其他的细胞反应　除了热刺激能够刺激细胞产生热休克蛋白以外,其他的刺激也能导致细胞产生其他的应激反应。例如,冷刺激引起的冷休克反应或称冷应激,过量的活性氧(reactive oxygen species,ROS)引起的氧化应激,各种毒素、病毒引起的基因毒应激,渗透压改变引起的渗透性应激,低氧引起的低氧应激,以及近年来受到更多关注的内质网应激等。这些应激分类并不是绝对的,一些应激源可能引起一类应激反应的同时也引起另一类应激,例如,氧自由基即可导致氧化应激,也能引起基因毒应激。所以一种应激源可以导致两种甚至更多的应激反应。

细胞的应激反应包括了细胞对应激源的感知,诱发细胞内信号转导,激活特定的转录因子,导致基因表达的增多或减少,诱导多种对细胞有保护性作用蛋白的生成。例如,ROS增多可以激活多种信号通路与转录因子,诱导超氧化物歧化酶,以及过氧化氢酶等,从而清除ROS,对细胞发挥保护作用。同时,一些有害蛋白被降解,保护细胞的正常功能。如果,细胞受损太严重无法修复,就会通过细胞凋亡或死亡来清除损伤的细胞,以恢复机体正常的功能。

第二节 应激时物质代谢与机体功能的变化

应激发生时可发生一系列反应，包括生理反应与心理反应。这些变化会导致机体产生代谢与功能改变，使机体能够应对应激源引起的一系列反应，发挥保护性作用；但如果强烈的应激源持续存在，那么就可能对机体造成代谢异常，功能紊乱，从而对机体造成伤害。

(一) 物质代谢变化

应激发生时，物质代谢总的特点是高代谢率，合成代谢减弱，分解代谢增强。研究表明，大面积烧伤患者每日的能量需求量高达 5 000 kcal(1 kcal=4.2 kJ)，而正常成人安静状态下每日的能量需求量约 2 000 kcal，因此，这种患者的代谢率约相当于重体力劳动者的代谢率。此时的高代谢率是由儿茶酚胺、糖皮质激素、胰高血糖素大量释放引起的，它的防御意义在于能够为机体应对"紧急情况"提供大量能量。

在糖代谢方面，应激发生时，糖原的分解及糖异生明显增强，血糖水平升高，严重者会出现糖尿，称为应激性糖尿。脂肪代谢方面，机体脂肪分解增加，使血液中游离脂肪酸及酮体有所增加，同时脂肪酸的利用率也会提高。蛋白质代谢方面，蛋白质分解代谢增强，血浆中氨基酸水平升高，尿氮排出增多，出现了负氮平衡。正是由于糖、脂肪、蛋白质的高代谢水平才能为机体的应激状态提供更多的 ATP。

但是从上述描述发现，应激状态下，体内糖原、脂肪、蛋白质消耗过多，生成减少，如果持续长时间的应激，机体就会出现消瘦、衰弱、体重下降、免疫力下降、创面难愈合等状况（图 7-1）。

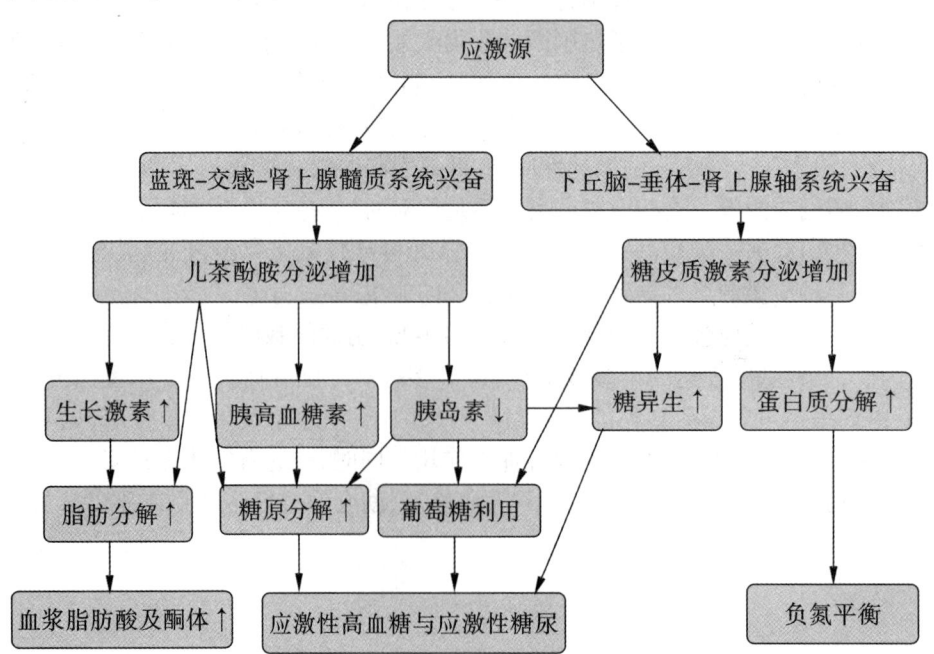

图 7-1 应激时糖、脂肪及蛋白质代谢变化

(二)机体功能变化

应激发生时,心血管系统、中枢神经系统、消化系统、免疫系统等多个机体系统都会发生改变。

1. 心血管系统　应激时,交感-肾上腺髓质系统以及下丘脑-垂体-肾上腺轴系统激活,大量儿茶酚胺以及糖皮质激素释放。儿茶酚胺的大量释放能使心肌收缩力增强,心率加快,心排血量增多,血压升高,保证心、脑等重要器官的供血。同时,糖皮质激素通过允许作用增强了儿茶酚胺的作用。在格斗等状态下,骨骼肌血管也可扩张,保证骨骼肌的血液与能量供应。但是持续的应激则可对心血管系统造成一些不利影响。例如,可引起血管壁增厚,管腔狭窄,亦可使血液黏滞性和凝固性升高,从而导致心肌缺血或心梗,甚至猝死。

2. 中枢神经系统　应激时,脑桥蓝斑的去甲肾上腺素神经元被激活,使得上行纤维投射区,包括海马、杏仁复合体、边缘皮质、新皮质等区域的去甲肾上腺素含量增高,诱发机体发生焦虑、紧张、恐惧、愤怒等情绪行为改变。而下丘脑室旁核分泌的 CRH 与边缘系统有联系,可通过边缘系统导致情绪行为变化,同时,CRH 通过与蓝斑的联系促进蓝斑-交感-肾上腺髓质系统的兴奋。

3. 消化系统　应激时,消化功能的典型变化为食欲减退,严重时可导致神经性厌食症。有研究表明食欲减退与 CRH 的分泌增加有关。但也有部分人出现饮食增加的情况,甚至诱发肥胖症,其机制不清。腹痛或腹部不适伴排便异常为特征的肠道功能紊乱综合征,也称为肠易激综合征(irritable bowel syndrome,IBS)。该病发病率女性高于男性,临床表现为慢性反复发作的腹痛、腹胀、腹鸣、便秘或腹泻等症状,但无明显的形态和生化方面异常。该病目前被认为与心理性应激有很大关系。此外,应激时消化道最重要的病理变化是由于交感-肾上腺髓质系统兴奋,胃肠道血管收缩,导致胃肠道黏膜缺血受损,出现应激性溃疡。

4. 免疫系统　无论是躯体应激还是心理应激,都会导致免疫功能的改变,参与应激反应的大部分神经递质和内分泌激素的受体被发现普遍存在于免疫细胞。某些应激源在一定条件下,可以诱导免疫力增强,例如,炎症或感染情况下,外周血吞噬细胞数量增多,补体、C 反应蛋白含量升高。但长时间强烈的应激或慢性应激会导致免疫功能受抑制。免疫功能低下主要是由于应激时神经内分泌系统兴奋,儿茶酚胺与糖皮质激素分泌增加,而这两者对于免疫系统都显示抑制效应。例如,糖皮质激素与免疫细胞上存在的受体相结合后,能够抑制转录因子 NF-κB 的转录活性,从而减少多种细胞因子、趋化因子、细胞黏附因子的表达,从而导致免疫功能被抑制。

免疫系统除受神经内分泌系统调控外,也可通过产生多种神经内分泌激素和细胞因子,对神经内分泌系统发挥调节作用。例如,免疫细胞释放的 ACTH、β-内啡肽、生长激素等,参与应激反应的调控,可在局部发挥生理或病理作用,也可释放入血液产生相应的内分泌激素样作用(图 7-2)。

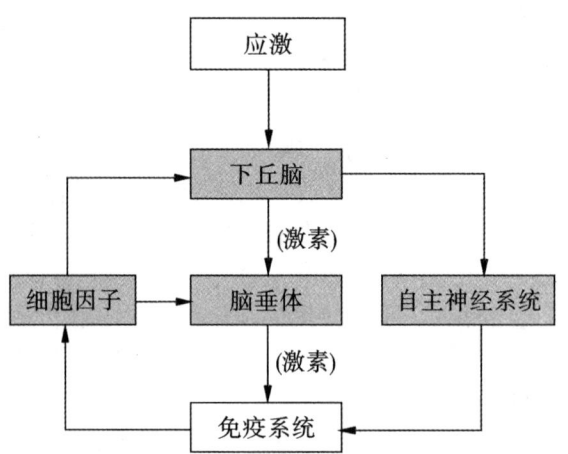

图7-2 应激时神经内分泌系统和免疫系统相互作用

而社会、心理因素,比如丧偶、离异、焦虑及长期的精神紧张造成的长时间持续状态的应激反应对于机体都可造成免疫力低下,使机体对感染的抵抗力下降,易致呼吸道感染,并可促进肿瘤的发生发展。

此外,应激也可以诱发一些自身免疫性疾病。例如,造成类风湿性关节炎、系统性红斑狼疮等患者的病史加重,还有一些疾病的发生可以查出有明显的心理应激因素,例如,愤怒、惊吓等因素可诱发哮喘发作。这些都与应激有关,但是目前机制尚不清楚。

5. 血液系统　急性应激时,外周血白细胞数目增多,血小板数目增多、黏附力增强,纤维蛋白原浓度升高,凝血因子Ⅴ、Ⅷ含量升高,血浆纤溶酶原、抗凝血酶Ⅲ含量增多。机体表现出非特异性抗感染能力增强,凝血功能加强,全血黏度升高,红细胞沉降率增快,这些反应在应激中发挥了抗感染、促凝血的功能,一定程度上保护了机体组织。但凝血能力的增强,也会促进机体血栓形成,诱发 DIC 等不利影响。

慢性应激时,特别是各种慢性疾病发生时,患者常出现低色素性贫血。其血清铁降低,与缺铁性贫血类似,但是其骨髓中的含铁血黄素含量正常,补铁疗效不佳,其机制可能与单核吞噬细胞对红细胞的破坏增多有关。有学者将上述血液系统的变化称为血液应激综合征。

6. 内分泌系统　应激可导致神经内分泌功能改变,因此,长时间的应激可引发多种内分泌功能的紊乱,与糖尿病和甲状腺功能亢进的发生有关。有研究表明,增多的糖皮质激素与细胞因子可通过干扰胰岛素受体后的信号转导途径,导致细胞抵抗胰岛素,造成糖代谢异常,诱发糖尿病。

7. 泌尿生殖系统　应激时,交感-肾上腺髓质系统兴奋,去甲肾上腺素分泌增多,引起肾血管收缩,肾小球滤过率降低;再加上肾素-血管紧张素-醛固酮系统被激活,导致肾血管收缩的同时诱发醛固酮与抗利尿激素分泌增加,水、钠重吸收增多。因此应激发生时,尿量减少,尿比重增加,水、钠排泄减少。

应激发生时,下丘脑-垂体-肾上腺轴系统兴奋,下丘脑分泌的促性腺激素释放激素以及垂体分泌的黄体生成素分泌减少,且靶细胞对性腺发生抵抗,因此,可出现月经紊乱、停经、性欲减退、哺乳期妇女乳汁分泌减少等现象。而长期慢性心理应激,例如,抑郁、恐惧、焦虑等还会导致生长激素分泌减少,造成儿童及青少年生长发育迟缓,并伴有情绪行为改变。如应激源去除,则体内生长激素水平恢复至正常,生长发育亦恢复。

第三节 应激与疾病

(一) 应激与疾病的关系

许多疾病的发生过程中都存在应激反应。我们将由应激直接引起的疾病叫作应激性疾病,如消化道溃疡。而应激为诱因,导致疾病加重加速发展的叫作应激相关疾病,如原发性高血压、动脉粥样硬化、冠心病、抑郁症等(图7-3)。

对于大多数的应激反应,应激源去除后,机体的功能可以很快恢复正常状态。但是如果长期持久的应激源刺激下,就会对机体造成内分泌紊乱以及其他系统疾病的发生。应激与疾病的关系越来越受到重视,特别时心理性因素对疾病的影响。

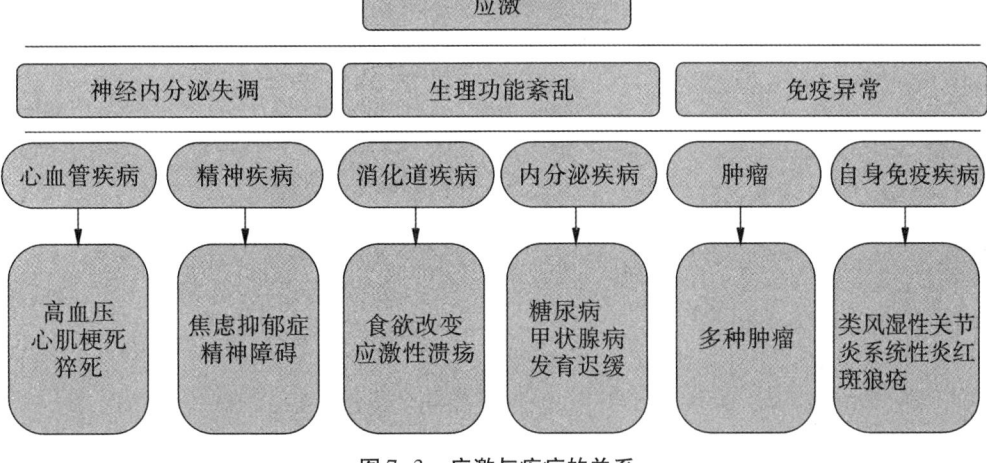

图7-3 应激与疾病的关系

(二) 应激性溃疡

机体在遭受到创伤、大手术、重病等严重的应激源刺激下,出现的以胃、十二指肠黏膜糜烂、浅溃疡、渗血、穿孔、大出血等急性病变的应激性疾病,称为应激性溃疡。应激性溃疡在重伤重病时发生率高达75%~100%。而且,长期精神应激患者发生应激性溃疡的概率也明显提高。目前,认为其发生机制与下列因素有关(图7-4)。

1. 胃肠黏膜缺血 由于交感-肾上腺髓质系统兴奋,去甲肾上腺素分泌增加,诱导重要心、脑血管扩张,并且使胃肠道血管收缩,血流减少,导致胃肠道黏膜缺血、缺氧,发生损伤。同时,下丘脑-垂体-肾上腺轴系统兴奋,糖皮质激素分泌增加,蛋白质合成减少,分解增加,使得胃肠道黏膜上皮细胞再生与修复能力减弱。上述这些因素共同导致了胃肠道黏膜出现糜烂、溃疡、出血等多种症状。

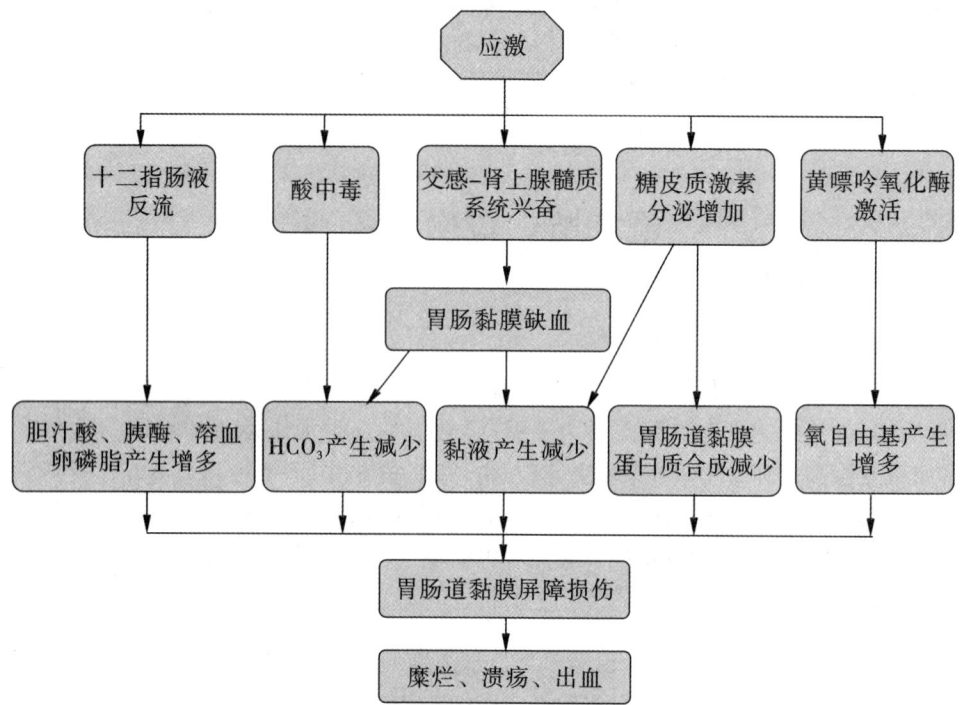

图7-4 应激性溃疡的发生机制

2. 黏膜屏障功能降低　胃肠道黏膜缺血缺氧,使胃黏膜上皮细胞缺乏足够能量来维持分泌足量的碳酸氢盐与黏液,而糖皮质激素可促进胃酸与胃蛋白酶的分泌。本来碳酸氢盐与黏液能够中和胃酸,形成胃黏膜屏障,此时分泌量的减少削弱了胃肠道的屏障作用,使得胃酸反向流入胃肠道黏膜层。如胃肠道血供良好,则此时的H^+能够被血液里面的HCO_3^-中和,但此时血供减少,所以加重了H^+对于胃肠道黏膜的损伤。

3. 其他因素　胆汁逆流,氧自由基增多,都会导致胃肠道黏膜屏障功能减弱,再加上血管收缩导致的缺血、缺氧、H^+反向腐蚀等作用,共同加重了胃肠道的损伤,出现糜烂、溃疡、出血等症状。

总而言之,应激性溃疡与胃肠道的供血不足、黏膜屏障作用减弱等因素有关。一般情况下,如胃肠道系统没有出现穿孔、大出血症状,当应激源去除后,胃肠道溃疡可自行痊愈。

(三)心身疾病

1. 高血压　持续紧张、焦虑、长期的精神刺激及过负荷的脑力劳动等,使心理长期处于应激状态,神经内分泌系统持续兴奋,大量儿茶酚胺释放,内脏及外周血管持续收缩,心排血量增加,加上下丘脑-垂体-肾上腺轴系统释放的糖皮质激素对于儿茶酚胺的允许作用,使得血管对于儿茶酚胺的敏感性增加,再加上肾素-血管紧张素-醛固酮系统被激活,抗利尿激素分泌增多,体内水、钠重吸收增多,导致血管壁增生变厚。这些因素共同长期作用都会导致小血管收缩,外周阻力加大,促进高血压的发生。

2. 动脉粥样硬化　应激时,外周血中白细胞、血小板数目增多,纤维蛋白原浓度升高,凝血因子含量增多,血液表现出高凝血状态,全血和血浆的黏度升高。同时,应激状态下,外周血管收缩诱发高血压,糖皮质激素分泌增加导致血糖,血脂升高。如在内皮受损伤的情况下,上述高血压、高血糖、高血脂及血小板数目增多等会导致血小板附壁、纤维蛋白凝集、诱发血栓形成及动脉粥样硬化斑块形成。

3. 心肌梗死与猝死　糖皮质激素分泌增加能够增加糖、脂肪、蛋白质的分解代谢,造成体内血糖、血脂及游离氨基酸增多,交感神经兴奋还会导致血液黏滞度升高,血管内皮损伤部位易发生细胞黏附,进一步发生血栓、栓塞,如发生在心脏供血血管,再加上情绪激动等诱因,则引起心肌缺血、心绞痛、心肌梗死等。

交感-肾上腺髓质系统强烈兴奋时,反应过于激烈,会导致心肌纤维断裂,在冠脉已有病变的基础上还易致心肌电活动异常,诱发心律失常,如诱发产生致死性的心室纤颤就会导致心源性猝死。

同时,应激发生时,由于免疫功能受抑制,容易发生呼吸道感染,如上呼吸道感染、结核等;也易诱发自身免疫性疾病,如类风湿性关节炎、系统性红斑狼疮等。由于神经内分泌功能受影响,激素分泌出现异常,可以导致小儿发育迟缓,出现侏儒症、呆小症。

(四) 应激相关精神障碍

机体在主观感受到压力或威胁时,除了生理器官功能发生各种改变外,心理状态也会发生情绪行为改变。随着现代职业压力过大、生活节奏加快等,心理应激导致的精神障碍也越来越受关注。

应激导致的精神障碍与边缘系统的扣带皮质、海马、杏仁复合体等区域以及下丘脑部分关系密切。例如,心理应激可导致中枢兴奋性氨基酸分泌增多。海马区椎体细胞的萎缩和死亡,可导致记忆力下降、愤怒、焦虑、抑郁等情绪反应。

良性的应激可以使机体保持一定的应激状态,保持对社会环境变化的积极应对状态,因而增强认知状态,但持续的劣性应激则可以损害认知功能。例如,海马主要参与了机体的学习与记忆,适当的应激可以使机体注意力集中,提高反应、判断、认知能力。而已有研究表明,持续的反复应激可引起海马结构与功能异常,在学龄儿童表现为认知学习能力下降,特别是与声音相关的学习认知能力。

同一个体在遭遇不同的应激源后易产生不同的心理精神障碍。例如,创伤后应激障碍(post-traumatic stress disorder,PTSD)是指个体在经历了残酷的战争、突发的自然灾害、严重的创伤、强暴以及儿童长期遭虐待等事件后延迟出现的长期持续存在的一系列心理障碍,又称为延迟性心因性反应。该类精神障碍表现为强烈的恐惧、焦虑等突出明显的症状,并持续加重,不会自行痊愈。再比如急性心因性反应(acute psychogenic reaction,APR)是指由于急剧且强烈的心理社会应激源刺激后,在数分钟或数小时内所产生的功能性精神障碍。其表现为情感迟钝的精神运动性抑制(不言不语、对周围事物漠不关心、呆若木鸡)或伴有恐惧的精神运动性兴奋(兴奋、恐惧、紧张、叫喊、无目的乱跑、痉挛),此类精神障碍一般持续时间较短,数天或1周内缓解。还有一种由于长期存在的心理社会应激,伴随个体本身比较脆弱的心理特点及人格缺陷,产生抑郁、焦虑、烦躁等情绪障碍,并伴有适应不良、学习工作能力下降、与周围接触减少等表现的一类精神障碍,称为适应障碍(adjustment disorders,AD)。该类精神障碍经常发生在应激事件或环境变化1个月内,持续时间一般不超过半年。

不同个体对于应激源的敏感性也不同。同一程度的应激源作用于不同个体后,所产生的心理应激程度也不同,这些影响因素包括了个人的性格类型、经历、经验以及应激源是否有可控性等。如同样的工作和生活压力能导致一些人出现焦虑、紧张等情绪行为改变,但是对于另一些人,则能够刺激机体产生更好的应对状态,提高认知能力,应对自如。性格内向的人在遭遇到压力的时候,由于本身不太善于倾诉与排泄,更容易发生严重的心理应激反应,所以培养开朗乐观的心态以及良性的沟通对于心理性应激导致的精神障碍有一定作用。

第四节 应激防治与护理的病理生理基础

应激实际上是一种防御适应反应。适当的应激可以唤起机体的潜能,帮助机体适应外界环境刺激的变化,完成某些艰巨的任务。而当机体持续受到强烈的应激作用时,机体的各种反应仍发挥部分防御作用,但是其主要作用则转变为对机体造成功能代谢障碍及组织损伤。所以研究应激的主要目的是当应激的作用转变为对机体发生伤害的时候,我们了解其发挥作用的机制,并找到合适的处理方式来应对,以减少对机体的伤害。

首先,消除应激源。当应激源十分明显时,应尽快消除或撤离主要的应激源。例如,感染时抗炎治疗,休克时及时补液,酸碱平衡紊乱时及时调节至平衡状态等。

其次,应激性疾病的及时诊断、治疗。当应激源已经刺激机体发生了明显的应激性疾病时,应积极对症治疗。例如,高血压发生时应用降压药物,血糖升高后应用降糖药物,发生应激性溃疡后对症治疗等。

再次,糖皮质激素的应用。由于应激时下丘脑-垂体-肾上腺轴兴奋,体内糖皮质激素分泌增多,糖、脂肪、蛋白质的降解增多,合成减少,以应对应激发生时机体的需要。但某些应激反应低下的患者,例如,肾上腺出血、坏死,年老体弱,严重营养不良等,其糖皮质激素分泌不足,因此需要适当补充小剂量的糖皮质激素。

最后,综合治疗。如针对应激时的高代谢状态,可适当补充 GIK(葡萄糖+胰岛素+钾)、氨基酸以及白蛋白等;如应激源导致了心理精神障碍,可采取心理治疗及护理、及时缓解与清除患者的心理应激,增强患者的康复信心;当发生明显的焦虑与抑郁症状,还可采用抗焦虑药与抗抑郁药物治疗。

问题分析与能力提升

患者刘某,男性,8 岁。左臂、左下肢大面积烫伤。入院时体温 37.5 ℃,心率 135 次/min,血压 135/80 mmHg,白细胞 $1.4×10^9$/L,中性粒细胞 0.90,血糖 10 mmol/L。治疗 2~3 d 后突然出现上腹部不适,伴黑便 2 次,大便潜血阳性。

思考题:①患者为什么出现黑便?其发病机制如何?②患者神经内分泌系统有何变化?与黑便有何关系?

同步练习

一、名词解释

1. 应激源 2. 全身适应综合征 3. 急性期蛋白 4. 热休克蛋白 5. 应激性溃疡

二、填空题

1. 应激源可分为_____、_____、_____三大类。
2. 应激的最基本神经内分泌反应包括_____、_____。
3. 急性期反应蛋白主要由_____细胞合成。
4. HPA 轴兴奋释放的中枢介质为_____和_____,特别是_____,可能是应激时最核心的神经内分泌反应。
5. 在应激时,具有"分子伴侣"功能的是_____。
6. 应激时变化最明显的激素是_____和_____。
7. HPA 轴的神经中枢部位为_____。
8. 应激反应的核心研究内容为_____。
9. 急性应激时,外周血中的白细胞数_____,纤维蛋白原浓度_____。慢性应激时,血中的红细胞数常_____。

三、单项选择题

1. 应激是机体受到各种内外环境因素刺激时所出现的一种(　　)
   A. 特异性全身反应　　　B. 非特异性全身反应
   C. 损害性全身反应　　　D. 防御性全身反应
   E. 代偿性全身反应

2. 蓝斑-交感-肾上腺髓质系统中枢位点是(　　)
   A. 室旁核　　　　　　　B. 蓝斑
   C. 腺垂体　　　　　　　D. 杏仁复合体
   E. 下丘脑

3. 全身适应综合征的警觉期发挥主要作用的激素是(　　)
   A. 胰岛素　　　　　　　B. 糖皮质激素
   C. 儿茶酚胺　　　　　　D. CRH
   E. 抗利尿激素

4. 全身适应综合征的抵抗期发挥主要作用的激素是(　　)
   A. 醛固酮　　　　　　　B. 糖皮质激素
   C. 儿茶酚胺　　　　　　D. 胰高血糖素
   E. 抗利尿激素

5. 应激时最核心的神经内分泌反应可能是(　　)
   A. 肾上腺素的分泌　　　B. 糖皮质激素的分泌
   C. 去甲肾上腺素的分泌　D. 胰高血糖素的分泌
   E. CRH 的分泌

6. 机体在应激时最突出的反应是(　　)
   A. 热休克反应　　　　　B. 急性期反应
   C. 神经内分泌反应　　　D. 免疫反应
   E. 炎症反应

7. 应激时糖皮质激素的作用不包括下列哪一种(　　)
   A. 稳定溶酶体膜　　　　B. 降低血糖
   C. 促进蛋白质的糖异生　D. 抑制炎症介质的生成和释放

E. 稳定心血管系统对儿茶酚胺的敏感性

8. 慢性应激时糖皮质激素的持续增加对机体的不利影响不包括下列哪一项( )
   A. 对甲状腺轴的抑制   B. 抑制免疫炎症反应
   C. 对性腺轴的抑制   D. 生长发育迟缓
   E. 提高蛋白质的合成

9. 应激时急性期反应蛋白不包括下面哪一项( )
   A. 热休克蛋白   B. 铜蓝蛋白
   C. C反应蛋白   D. 补体成分
   E. α_2-巨球蛋白

10. 急性期反应蛋白中具有清除异物和坏死组织作用的蛋白是( )
    A. 结合珠蛋白   B. 铜蓝蛋白
    C. C反应蛋白   D. 纤维蛋白原
    E. α_1-蛋白酶抑制剂

11. 应激时血液系统的改变不包括下面哪一项( )
    A. 急性应激时白细胞数目减少
    B. 急性应激时凝血因子Ⅷ升高
    C. 慢性应激时红细胞数目减少
    D. 急性应激时红细胞沉降率增快
    E. 急性应激时纤维蛋白原浓度升高

12. 应激时内分泌功能障碍不包括哪一项( )
    A. 性欲减退   B. 月经紊乱
    C. 儿童生长发育迟缓   D. 甲状腺功能亢进
    E. 哺乳期妇女乳汁分泌减少

13. 应激时分泌增多的激素不包括哪一项( )
    A. 糖皮质激素   B. 胰岛素
    C. 儿茶酚胺   D. β-内啡肽
    E. 胰高血糖素

四、简答题
1. 简述急性期反应蛋白的基本功能。
2. 简述应激性溃疡的发生机制。
3. 简述热休克蛋白的基本功能。
4. 全身适应综合征分哪几期？主要变化是什么？

五、论述题
1. 应激时神经内分泌系统的主要变化有哪些？
2. 应激时机体代谢与功能的主要变化有哪些？

(李莎莎)

第八章 弥散性血管内凝血

正常生理下,血液的凝血系统和抗凝血系统功能保持动态平衡,血液不易形成血栓而保持液体状态,当二者动态平衡紊乱时,即可发生凝血或出血。

弥散性血管内凝血(disseminated intravascular coagulation,DIC)是继发于某些基础疾病或病理过程,以凝血系统和纤溶系统相继激活,并导致广泛微血栓形成及止血、凝血功能障碍为主要表现的临床综合征,是一种常见的临床危重病理过程,表现为严重的出血、休克、器官功能障碍及溶血性贫血等。由于引起DIC的原发性疾病性质各异,故其发生发展的机制相当复杂,临床表现亦形式多样,给临床诊断和治疗带来较大难度。

第一节 弥散性血管内凝血的病因和发生机制

(一)弥散性血管内凝血的病因

DIC并非一独立疾病,是继发于某些疾病而发生的一种病理过程。易引起DIC的常见疾病有严重感染、恶性肿瘤、产科意外和广泛组织创伤等(表8-1)。一般情况下,当存在易发DIC基础性疾病的患者,出现无法以现有临床证据解释的出血症状时,应考虑其发生DIC的可能性。

表8-1 引起DIC的常见疾病

类型	主要疾病
感染性疾病	革兰氏阴性或阳性菌感染、败血症等;重症病毒性肝炎、流行性出血热、病毒性心肌炎等
肿瘤性疾病	胰腺癌、结肠癌、食管癌、胆囊癌、肝癌、胃癌、白血病、前列腺癌、肾癌、膀胱癌、绒毛膜上皮癌、卵巢癌、子宫颈癌、恶性葡萄胎等
妇产科疾病	流产、妊娠中毒症、子痫及先兆子痫、胎盘早期剥离、羊水栓塞、子宫破裂、宫内死胎、腹腔妊娠、剖腹产手术等
创伤及手术	严重软组织创伤,挤压综合征,大面积烧伤,前列腺、肝、脑、肺、胰腺等脏器大手术,器官移植术等

(二)弥散性血管内凝血的发生机制

DIC 的发生发展可因病因不同而异,机制复杂。血液凝血系统激活,血管内凝血酶大量激活,导致血液凝固性增加是 DIC 的起始环节。

1. **血管内皮细胞损伤** 细菌、病毒、内毒素、免疫复合物或颗粒等物质进入体内,或持续性缺氧、酸中毒时,都可引起血管内皮细胞(vascular endothelial cell,VEC)损伤,尤其是微血管部位的 VEC,从而激活凝血系统,导致 DIC 发病,其主要机制如下:①外源性凝血过程启动,受损的 VEC 释放大量组织因子(tissue factor,TF),启动外源性凝血过程;②内源性凝血途径启动,VEC 损伤暴露内皮下胶原纤维,促进血小板黏附、聚集和释放反应,同时凝血因子Ⅻ(FⅫ)与内皮下胶原纤维接触而被激活,从而启动内源性凝血途径,加剧血栓形成;③纤溶活性减弱,VEC 释放组织型纤溶酶原激活物(tissue-type plasminogen activator,tPA)减少,纤溶酶原激活物抑制剂-1(plasminogen activator inhibitor-1,PAI-1)增多,t-PA/PAI-1 比例失调,后者相对增多,使纤溶活性减弱;④抗凝作用减弱,VEC 分泌组织因子途径抑制物(tissue factor pathway inhibitor,TFPI)、抗凝血酶Ⅲ(AT-Ⅲ)、血栓调节蛋白(thrombomodulin,TM)减少,使抗凝力量减弱。

2. **组织损伤** 组织因子(tissue factor,TF)广泛存在于人、动物的组织细胞中,脑、肺和胎盘的含量尤为丰富,只有当血管壁的完整性遭到破坏时 TF 才暴露于循环血液,通过激活凝血的级联反应发挥止血作用。在大手术、严重创伤、产科意外(如胎盘早期剥离、宫内死胎等)、恶性肿瘤或实质性器官严重破坏时,都可促使大量 TF 释放入血,与 FⅦ、Ca^{2+} 结合形成复合物,同时 FⅦ被 FⅩa 激活成有活性的 FⅦa,FⅦa-TF 复合物可激活 FⅩ(传统通路),也可激活 FⅨ(选择通路)。FⅨa 与 FⅩa 可与 Ca^{2+}、FⅤ和血小板磷脂相互作用形成凝血酶原激活物,逐步完成外源性凝血过程。

3. **血细胞大量破坏,释放促凝物质**

(1)**血小板的激活** 血小板的黏附、聚集与释放在 DIC 的发生发展中起着重要的作用。除了 VEC 损伤,内毒素、免疫复合物、颗粒物质、凝血酶等都可直接损伤血小板,促进它的聚集。此外,外源性的或早期形成的凝血酶,也具有极强的血小板活化作用。血小板活化加速并加重 DIC 进程的机制为:①血小板直接聚集形成血栓;②血小板活化启动花生四烯酸代谢,产生血栓素 A_2(TXA_2)、ADP 等物质,导致血管收缩及血小板聚集反应加强;③活化血小板,释放血小板第 3 因子(PF_3),加速凝血反应;④血小板释放反应中产生的 ADP 和 5-HT 等,具有引起血小板聚集和收缩血管的作用;⑤在一定条件下,活化血小板还能直接激活 FⅫ和 FⅪ。一般来说,在 DIC 发病中,血小板多起继发作用,在外源性凝血途径被激活所致的 DIC 中,血小板不起主要作用,而在内毒素引起的 DIC 中,血小板对白细胞的促凝机制还有促进作用。

(2)**白细胞的破坏或激活** 血液中的单核细胞、嗜中性粒细胞内含有促凝物质,在内毒素、IL-1、TNF-α 等刺激下均可诱导表达 TF,从而启动外源性凝血反应。此外,急性早幼粒细胞性白血病患者,此类白血病细胞质中含有凝血活酶样物质,当白血病细胞大量坏死或经化疗杀伤时,这些物质就大量释放入血,通过外源性凝血系统的启动而引起 DIC。

(3)**红细胞的大量破坏** 异型输血、蚕豆病、恶性疟疾等急性溶血性疾病时,红细胞大量破坏,特别是伴有较强免疫反应的情况下,如药物引起的免疫性溶血时,抗原-

抗体复合物的形成等情况下,易引起DIC。红细胞破坏时,一方面可释放出大量ADP等促凝物质,促进血小板黏附、聚集,释放PF_3,导致凝血;另一方面,红细胞膜内大量的磷脂既有直接的促凝作用,又能促进血小板的释放而间接促进凝血过程,导致大量凝血酶生成,促进DIC产生。

4. **外源性促凝物质入血** 蛇毒或蜂毒中含有的蛋白水解酶,有组织因子样作用,可激活外源性凝血途径。某些蛇毒还可直接激活FⅩ、凝血酶原或使纤维蛋白原(fibrinogen,Fbg)转变为可溶性纤维蛋白单体(soluble fibrin monomer,SFM),进而形成纤维蛋白(fibrin,Fbn),引起凝血。细菌、病毒、内毒素、饱和脂肪酸入血,能直接激活FⅫ,启动内源性凝血途径。羊水中含有胎粪、脱落的胎儿表皮等颗粒物质,含有组织因子样物质和FⅩ激活物等多种凝血相关物质,具有较强的促凝活性。某些药物(如高分子量右旋糖酐、左旋门冬酰胺酶)也可直接激活FⅫ启动内源性凝血途径。

第二节 影响弥散性血管内凝血发生发展的因素

(一)单核/吞噬细胞系统功能受损

单核/吞噬细胞系统具有清除血液循环中的凝血酶、纤维蛋白降解产物(fibrin degradation product,FDP)、细菌内毒素、含TF的细胞碎片、免疫复合物等各种促凝物质的作用。当单核/吞噬细胞系统功能障碍时,如严重的革兰氏阴性细菌所致内毒素休克,单核/吞噬细胞系统因吞噬大量细菌或内毒素而使其功能处于"封闭"状态,对凝血因子清除能力下降,血液凝固性升高,促进DIC发生。因此,能够引起单核/吞噬细胞系统功能降低或受损的因素可以导致机体非特异性细胞抗凝功能的下降,进而促进DIC的发生与发展。临床上长期大量应用糖皮质激素、反复感染、脾切除术后或严重的肝脏疾病时,单核/吞噬细胞系统功能明显降低,可成为某些患者发生DIC的诱因。

(二)肝功能严重障碍

肝脏既能合成多种凝血因子(如纤维蛋白原、凝血酶原、FⅡ、FⅦ、FⅨ、FⅩ等),又能合成部分抗凝物质(如蛋白S、蛋白C和AT-Ⅲ等),还能灭活某些活化的凝血因子(如FⅨa、FⅩa、FⅪa等)。因此,当肝功能严重障碍时,凝血、抗凝和纤溶作用失衡,易发生DIC。同时,肝细胞大量坏死,又可释放组织凝血活酶样物质。因此,当肝细胞功能严重受损时,可加剧和促进DIC的发生。

(三)血液的高凝状态

血液高凝状态是指在某些生理或病理条件下,血液凝固性增高,有利于血栓形成的一种状态,常见于:①缺氧和酸中毒可损伤VEC,暴露内皮下胶原,激活FⅫ,启动内源性凝血途径;可致肝素抗凝活性下降,生理性抗凝作用减弱;可促进血小板聚集且促凝因子释放增多。②妊娠3周开始,母体内血小板及多种内外源性凝血途径因子逐渐增多,而抗凝物质逐渐减少,同时PAI-1增加,使纤溶系统活性抑制,导致妊娠末期血液呈明显的高凝状态,故发生胎盘早剥、宫内死胎、羊水栓塞时,易致DIC。③对于有DIC发生倾向的患者,临床上应用纤溶酶抑制(如6-氨基己酸)不适当,可阻抑纤溶过程,破坏体内凝血与抗凝血之间的平衡,诱发DIC的发生。

(四) 微循环障碍

休克、心力衰竭及高黏血症等情况下,微循环灌流量下降,血流缓慢,若微循环内同时又有大量促凝物质进入,此时极易诱发 DIC。休克可以是 DIC 的重要临床表现之一,也可以是 DIC 发生的重要诱因。休克引起凝血功能异常改变的原因与机制包括:①有效循环血量减少,血液浓缩并伴有血液黏度增加,微循环血流减慢,易引起红细胞和血小板聚集,甚至"泥化",并导致微血栓形成;②组织缺血缺氧易产生酸中毒,使血液凝固性增加;③休克失代偿期,组织缺血、坏死还可致组织因子释放入血,通过外源性凝血途径导致血栓形成;④应激、免疫反应的影响和血管舒缩活性的失调;⑤炎症和炎症介质的作用;⑥器官功能障碍引起内环境的严重紊乱。

第三节 弥散性血管内凝血的分期和分型

(一) 弥散性血管内凝血的分期

根据发展过程和病理生理特点,一般可将典型的 DIC 分为三期(表 8-2):

1. **高凝期** 各种病因导致凝血系统被激活,大量的促凝物质入血,血中凝血酶含量增多,微血栓形成,血液呈高凝状态。高凝期持续时间短,临床症状不多,患者抽血困难,易发生凝固。

2. **消耗性低凝期** 由于凝血系统的激活和微循环中广泛的微血栓形成,消耗了大量凝血因子和血小板,并伴有继发性纤溶亢进,血液凝固性迅速降低,呈低凝状态。临床表现为出血,如皮肤、黏膜、内脏等多部位出血。

3. **继发性纤溶亢进期** 纤溶是机体对应激的一种保护性反应。随着 DIC 病情的发展,凝血过程逐渐减弱、纤溶系统的活性逐渐增强,纤维蛋白开始溶解。此期患者出现明显的出血倾向。

表 8-2 DIC 分期临床特征

项目	高凝期	消耗性低凝期	继发性纤溶亢进期
机制	促凝物质入血,凝血因子激活	凝血因子和血小板大量被消耗,继发纤溶激活	纤溶和抗凝作用增强,纤溶酶↑↑;FDP 形成
特点	血液凝固性↑,微血栓形成	出血	广泛而严重出血
实验室检查	凝血时间↓,血小板黏附性↑	血小板↓,Fg↓,凝血时间延长,3P 试验(+)	3P 试验(+),凝血酶时间延长

①Fg,纤维蛋白原;②3P 试验,血浆鱼精蛋白副凝试验,检查 FDP 存在

(二)弥散性血管内凝血的分型

1. 按DIC发生快慢分型

(1) 急性型　DIC可在几小时或1~2 d内发生,常见于各种严重感染、血型不合的输血、严重创伤、移植后急性排异反应等。此型临床表现明显,常以休克、出血为主,患者的病情迅速恶化,分期不明显,实验室检查结果明显异常。此型占DIC发病总数的80%以上。

(2) 慢性型　常见于恶性肿瘤、胶原病、慢性溶血性贫血等疾病。此型各种异常表现均轻微而不明显,病程较长,临床诊断较困难,常以某脏器功能不全表现为主,有时仅有实验室检查异常。此类DIC往往在尸检后做组织病理学检查时才被发现。在一定条件下,本型可转化为急性型。

(3) 亚急性型　可于数天内逐渐形成,常见于恶性肿瘤转移、宫内死胎等患者,表现介于急性型和慢性型之间。

2. 按DIC代偿情况分型

在DIC发生发展过程中,血浆凝血因子与血小板不断消耗,但是骨髓生成血小板和肝脏合成凝血因子的功能相应增强而起代偿作用。因此根据凝血因子和血小板的消耗与代偿关系,可将DIC分为以下三型(表8-3):

(1) 代偿型　主要见于慢性DIC。凝血因子与血小板的消耗与代偿生成间基本保持平衡。患者可无明显临床表现或仅有轻度出血和血栓形成的症状,实验室检查无明显异常,易被忽视。但如病情持续加重,则可转化为失代偿型。

(2) 失代偿型　主要见于急性DIC。凝血因子和血小板的消耗超过生成。患者出血、休克等表现明显,实验室检查发现血小板和纤维蛋白原等凝血因子均明显减少。

(3) 过度代偿型　主要见于慢性型DIC后期或急性DIC恢复期。机体代偿功能较好,凝血因子和血小板的生成迅速,甚至超过消耗,有时可出现纤维蛋白原等凝血因子暂时升高的表现。患者出血或栓塞症状可不明显,但与代偿型相似,在致病因子的性质和强度发生改变时,也可转化为典型的失代偿型。

表8-3　按DIC代偿情况分型比较

DIC分型	凝血因子、血小板	DIC分型
代偿型	消耗=生成	慢性DIC
失代偿型	消耗>生成	急性DIC
过度代偿型	消耗<生成	慢性DIC、DIC恢复期

第四节　弥散性血管内凝血时机体的功能与代谢变化

DIC的临床表现因原发疾病的存在而呈现出多样性和复杂性,由DIC单独引起的临床表现主要是出血、微循环障碍(休克)、多器官功能障碍和溶血性贫血。但临床上导致DIC患者死亡的真正原因,通常是表现较为隐匿的、由大量微血管血栓或部分较大血管内血栓引起的循环缺血及相应器官的不可逆损伤(图8-1)。

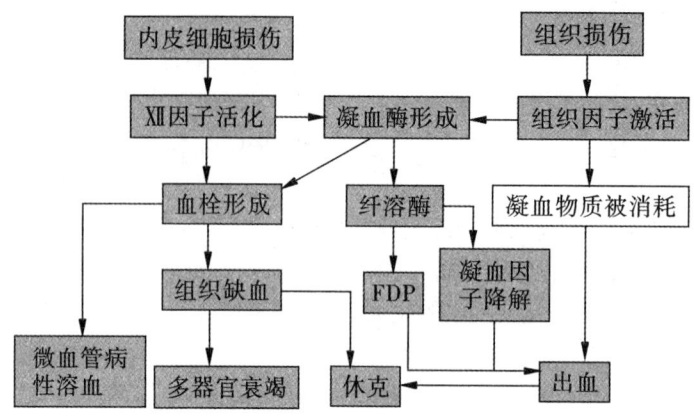

图8-1 DIC临床表现与形成机制

(一)出血

1. 出血的表现　出血是 DIC 患者最常见的临床表现之一,80% 左右患者以此为最初症状,表现为无法用原发性疾病解释的多部位同时出血,如皮肤瘀斑、紫癜、呕血、黑便、咯血、血尿、牙龈出血、鼻出血及阴道出血等。轻者表现为局部伤口渗血,严重者可因大出血不止而危及生命,用一般止血剂疗效不佳。

2. 出血机制

(1) 凝血物质大量消耗　在 DIC 发生发展过程中,尤其是急性 DIC,大量微血栓的形成消耗了各种凝血因子和血小板,肝脏、骨髓可代偿性产生增多,但由于消耗过多而代偿不足。此时,因凝血物质和血小板大量减少,凝血功能受阻而出血。

(2) 继发性纤溶系统激活　①DIC 时在凝血系统激活后产生的凝血酶,F Ⅺa、F Ⅻa 及激肽释放酶都能激活纤溶系统。②一些富含 tPA 的器官,如子宫、前列腺、肺等,因器官内大量微血栓形成而发生缺血坏死时,大量 tPA 释放入血而激活纤溶系统。③缺氧等原因可使 VEC 受损,VEC 释放 tPA 数量增加,激活纤溶系统。④应激时,交感-肾上腺髓质系统兴奋,肾上腺素增多,促进血管内皮细胞合成、释放 tPA。纤溶系统激活后产生的纤溶酶(plasmin,PLn)除能使纤维蛋白(原)降解外,还能水解 F Ⅴ、F Ⅷ和凝血酶原等,使凝血因子进一步减少,加剧凝血功能障碍并出血。

(3) FDP 的形成　纤溶酶水解 Fbg/Fbn 产生的各种片段,统称为 FDP,其具有很强的抗凝血和抗血小板黏附、聚集作用,使机体止血、凝血功能明显下降,是 DIC 引起出血的重要原因。各种 FDP 片段的检查,如 3P 试验、D-二聚体检查等在 DIC 的诊断中具有重要的意义。

1) 3P 试验　即血浆鱼精蛋白副凝试验。DIC 时,纤维蛋白在纤溶酶的作用下产生 FDP,纤维蛋白单体(FM)与 FDP 的碎片可形成可溶性复合物,当加入鱼精蛋白后可使该复合中的 FM 游离,FM 再自行聚合呈肉眼可见的纤维状、胶状或胶冻状,反映 FDP 的存在,是为阳性反应。DIC 患者呈阳性。

2) D-二聚体检查　D-二聚体是纤溶酶分解纤维蛋白多聚体的产物。原发性纤溶亢进时,因血中没有纤维蛋白多聚体形成,故 D-二聚体并不增高,只有在继发性纤溶亢进时，血液中才会出现D-二聚体。因此，D-二聚体是反映继发性纤溶亢进的重要指标。

（4）微血管损伤　DIC发生、发展过程中，各种原发因素或继发性因素引起的缺氧、酸中毒、细胞因子和自由基作用等可导致微小血管壁损伤，血管通透性增强，这也是DIC出血的机制之一。

（二）休克

DIC与休克二者可互为因果，形成恶性循环，特别是急性DIC。

DIC引起休克的原因有：①微血管中广泛的微血栓形成，使各组织器官血液灌注量不足及回心血量明显减少；②心内微血栓形成使冠状动脉供血减少，心肌受损，直接影响心泵功能；③广泛出血可使血容量减少，有效循环血量严重降低；④DIC时激肽、补体系统被激活，产生大量血管活性物质，如激肽、补体成分（C3a、C5a）、组胺等，具有强烈的扩血管和增强微血管通透性作用，引起血管床容量扩大，外周阻力显著下降；⑤FDP小片段成分A、B等可增强激肽和组胺作用，促进微血管扩张。在上述因素作用下，血容量减少，回心血量降低，外周阻力下降以及心泵功能降低，最终导致动脉血压明显降低及严重的微循环障碍。

DIC所致休克的临床特点是：①休克多为突发，常不能找出明显的休克原因，也不能用原发病解释；②休克常伴有出血倾向，但休克的程度与出血程度不相称；③常早期出现器官功能障碍；④常规的抗休克治疗效果差。

（三）器官功能障碍

DIC时，广泛微血栓形成，阻塞微循环，导致受累脏器缺血缺氧，出现不同程度的功能障碍，甚至缺血性坏死。若合并严重出血或休克，更容易造成器官功能障碍。常见的有以下几类：①肺脏，肺内栓塞导致肺泡-毛细血管膜损伤，出现肺淤血、出血、透明膜形成和肺不张，患者表现为呼吸困难、发绀和低氧血症等呼吸功能不全症状，甚至因呼吸衰竭而死亡。②心脏，心内栓塞引起心肌缺血、梗死，导致心肌收缩力下降、心输出量减低，甚至心力衰竭或心源性休克。③消化系统，胃肠黏膜及黏膜下微血管栓塞，可致胃肠组织溃疡和坏死，患者表现为恶心、呕吐、腹泻、黄疸和消化道出血等。④肾脏，可致两侧肾皮质坏死和急性肾功能不全，临床上表现为少尿、无尿、蛋白尿、血尿等。急性肾上腺皮质出血性坏死可导致沃-弗综合征，又称出血性肾上腺综合征；若垂体受累发生坏死，可致席-汉综合征。⑤神经系统：可出现神志模糊、嗜睡、昏迷、惊厥等非特异症状，这些症状可能是由蛛网膜下腔出血以及微血管阻塞、脑皮质和脑干的多处淤血、出血、水肿、颅内压升高所致。

由于DIC发生的原因各异，病变范围、病程及严重程度亦不同，轻者影响个别器官的部分功能；重者可同时或相继出现两个或两个以上脏器功能障碍，形成多器官功能障碍综合征（multiple organ dysfunction syndrome，MODS），后者是DIC引起患者死亡的重要原因。

（四）微血管病性溶血性贫血

DIC有时可伴发一种特殊类型的贫血，即微血管病性溶血性贫血（microangiopathic hemolytic anemia，MAHA）。在外周血涂片中出现某些形态特殊的变形的红细胞如裂体细胞，其外形呈盔形、星形、新月形等，统称其为红细胞碎片。这些碎片由于脆性高,故容易发生溶血。

产生红细胞碎片的主要机制:一方面是由于DIC时,纤维蛋白丝在微血管内形成细网,当红细胞流经网孔时,由于机械性挤压和冲击而引起红细胞变形碎裂,出现溶血现象;另一方面,DIC时引起的组织缺血、缺氧,以及某些DIC的病因(如内毒素等)也可致红细胞变形能力下降,使红细胞处于"前溶解状态",在经过纤维蛋白网孔和血流冲击的作用下容易破坏。当外周血破碎红细胞数超过2%时,具有辅助诊断意义。

第五节 弥散性血管内凝血防治与护理的病理生理基础

1. 早期诊断和治疗 早诊断、早治疗是提高急性DIC救治率的根本保证。

2. 防治原发病及消除诱因 及时预防和消除引起DIC的病因和诱因,是防治DIC的根本措施。例如,及时有效地控制感染、切除肿瘤、取出死胎和抢救休克等,对防治DIC均起决定性作用。

3. 改善微循环 及时纠正微循环障碍,疏通有微血栓阻塞的微循环,增加重要脏器和组织微循环的血液灌流量,减少血小板和红细胞凝集。具体包括补充血容量、解除血管痉挛、早期应用肝素抗凝防止新的微血栓形成,应用抑制血小板黏附和聚集功能的药物,如双嘧达莫(潘生丁)、阿司匹林等,以及酌情使用溶栓剂,如腹蛇抗栓酶、尿激酶等。溶栓疗法应是最后考虑采取的措施。

4. 重建凝血与抗凝血(含纤溶)间的动态平衡 DIC时凝血系统和纤溶系统的变化往往交错在一起,但是,凝血亢进是其基本发病机制,故主要应采用肝素、AT-Ⅲ等抗凝血药物治疗,在使用肝素治疗基础上,可根据实验室检查结果补充凝血因子和血小板。如病程进入纤溶亢进期,可谨慎应用纤溶抑制剂。

5. 维持和保护重要器官功能 器官功能障碍是DIC致死的主要原因之一,故对DIC防治应当注意重要器官的功能保护。必要时用人工辅助装置,如血液透析、人工心肺机等。

6. 护理工作中注意及时观测生命体征 注意患者意识状态的变化,对各器官由于栓塞而出现的症状和体征要尽早发现并及时对症处理,注意患者的情绪,减轻患者紧张焦虑的状态。

问题分析与能力提升

患者王某,男性,30岁,因急性黄疸性肝炎入院。入院前10 d,患者开始感到周身不适,乏力,食欲减退,厌油,腹胀。5 d后上述症状加重,全身发黄而来院求治。

体检:神志清楚,表情淡漠,巩膜黄染,肝大,质软。

实验检查:血红蛋白100 g/L,白细胞3.9×10^9/L,血小板120×10^9/L。入院后虽经积极治疗,但病情日益加重。入院后第10天,腹部及剑突下皮肤出现瘀斑,尿中有少量红细胞,尿量减少,血小板50×10^9/L。第11天,血小板39×10^9/L,凝血酶原时间30 s(正常对照15 s),纤维蛋白原定量2.4 g/L,经输血及激素治疗,并用肝素抗凝。第13天,血小板32×10^9/L,凝血酶原时间31 s,纤维蛋白原1 g/L,继续在肝素化基础上输血。患者当日便血600 mL以上,尿量不足400 mL。第14天,血

第八章 弥散性血管内凝血

小板30×10^9/L,凝血酶原时间29 s,纤维蛋白原1 g/L,继续用肝素,输血,并加6-氨基己酸。第15天,仍大量便血,呕血,血小板28×10^9/L,凝血酶原时间28 s,纤维蛋白原0.8 g/L,3P试验阳性(++),尿量不足100 mL,血压下降,出现昏迷而死亡。

思考:①患者住院过程中发生了DIC,导致此病理过程的原因和机制是什么?②患者的血小板计数为何进行性减少?凝血酶原时间为什么延长?纤维蛋白原定量为什么减少?3P试验为什么阳性?③患者为什么发生出血?机制是什么?

同步练习

一、名词解释

1. DIC　2. MODS　3. 微血管病性溶血性贫血　4. 3P试验　5. D-二聚体检查

二、填空题

1. DIC分为_____、_____、_____三期。
2. 出血开始于DIC的_____期,而微血栓最早形成于_____期。
3. 引起DIC发生最重要的三个环节是_____、_____、_____。
4. DIC的诱因分四类,包括_____、_____、_____、_____。
5. DIC时最常见的临床表现是_____、_____、_____、_____。

三、单项选择题

1. 恶性肿瘤坏死是通过( )
   A. 血管内皮受损,激活凝血因子Ⅻ引起DIC
   B. 白细胞大量破坏导致DIC
   C. 组织细胞破坏,大量组织因子入血引起DIC
   D. 红细胞大量破坏导致DIC
   E. 促凝物质入血引起DIC

2. DIC继发性纤溶亢进期( )
   A. 凝血酶含量增多　　B. 3P试验阴性　　C. 纤维蛋白原含量减少
   D. D-二聚体含量增高　　E. FDP含量减少

3. DIC患者出血与下列因素关系最为密切( )
   A. 凝血因子大量消耗　　B. 抗凝血酶物质增加　　C. 凝血因子Ⅻ被激活
   D. 血管通透性增加　　E. 肝脏合成凝血因子障碍

4. 大量使用肾上腺皮质激素容易诱发DIC与下列哪项因素有关( )
   A. 微循环障碍　　B. 降低溶酶体膜稳定性　　C. 血管内皮细胞广泛受损
   D. 单核/吞噬细胞系统功能抑制　　E. 组织凝血酶大量入血

5. 下列哪项是导致DIC发病的关键环节( )
   A. 凝血因子Ⅴ的激活　　B. 组织因子大量入血　　C. 凝血酶原激活物的形成
   D. 凝血酶生成增加　　E. 凝血因子Ⅻ的激活

6. 妊娠末期的产科意外容易诱发DIC,这主要是由于( )
   A. 微循环血流淤滞　　B. 血液处于高凝状态　　C. 单核/吞噬细胞系统功能低下
   D. 纤溶系统活性增高　　E. 胎盘功能受损

7. 单核/吞噬细胞系统功能障碍时容易诱发DIC的原因是( )
   A. 体内大量血管内皮细胞受损　　B. 循环血液中促凝物质的生成增加
   C. 循环血液中促凝物质的清除减少　　D. 循环血液中凝血抑制物减少
   E. 纤溶系统活性减弱

8. 细胞损伤后释放出的组织凝血活酶的作用是( )
   A. 和凝血因子Ⅺ共同激活凝血因子Ⅸ B. 和Ca^{2+}、凝血因子Ⅴ、Ⅹa共同激活凝血酶
   C. 激活凝血因子Ⅹ D. 激活凝血因子Ⅻ
   E. 和Ca^{2+}、凝血因子Ⅶ共同激活凝血因子Ⅹ

9. 严重创伤引起DIC的主要原因是( )
   A. 大量红细胞和血小板受损 B. 凝血因子Ⅲ大量入血 C. 凝血因子Ⅻ被激活
   D. 凝血因子Ⅹ被激活 E. 直接激活凝血酶

10. 急性DIC患者不可能出现下列哪项结果( )
    A. 血小板计数减少 B. 纤维蛋白降解产物浓度增高 C. 凝血酶时间明显延长
    D. 纤维蛋白原浓度增加 E. 凝血酶原时间延长

11. 下列哪项是导致DIC发病的关键环节( )
    A. 凝血因子Ⅴ的激活 B. 凝血因子Ⅻ的激活 C. 组织因子大量入血
    D. 凝血酶原激活物的形成 E. 凝血酶生成增加

12. 3P试验是检查( )
    A. 凝血酶原的存在 B. 纤维蛋白原的存在 C. 纤维蛋白单体的存在
    D. 纤维蛋白降解产物中的X片段存在 E. 纤溶酶的存在

13. 大量使用肾上腺皮质激素容易诱发DIC与下列哪项因素有关( )
    A. 单核/吞噬细胞系统功能被抑制 B. 微循环障碍 C. 降低溶酶体膜稳定性
    D. 血管内皮细胞广泛受损 E. 组织凝血活酶大量入血

14. DIC患者出血与下列哪项因素关系最为密切( )
    A. 凝血因子Ⅻ被激活 B. 肝脏合成凝血因子障碍 C. 凝血因子大量消耗
    D. 抗凝血酶物质增加 E. 血管通透性增加

15. 微血管病性溶血性贫血的发病机制主要与下列哪项因素有关( )
    A. 微血管内皮细胞大量受损 B. 纤维蛋白丝在微血管腔内形成细网
    C. 血小板的损伤 D. 小血管内血流淤滞 E. 白细胞的破坏作用

16. 下列诸因素中哪项是引起DIC晚期出血的主要原因( )
    A. 血管通透性增加 B. 血小板减少 C. 继发性纤溶亢进
    D. 纤维蛋白原减少 E. 凝血酶减少

四、简答题

1. 简述DIC的分期和临床表现。
2. 简述D-二聚体检查的原理及意义。
3. 肝功能严重障碍患者为何易发生DIC?

五、论述题

1. 试述休克和DIC的关系。
2. 试述DIC的发病机制。

(施 旻)

第九章 休 克

休克是指机体在严重失血、失液、创伤、感染等强烈致病因素作用下,有效循环血量急剧减少,组织血液灌流量严重不足,微循环发生障碍,以致组织细胞缺血、缺氧及机体各重要器官发生功能、代谢障碍及结构损害的全身性病理过程。

休克,原意为震荡或打击。自法国医生 Le Dran 1731 年,首次将它应用于医学领域,形容机体受剧烈创伤而引起的临床危重状态。经过 200 多年对休克的认识和研究,期间经历了四个主要发展阶段:症状描述阶段、急性循环衰竭认识阶段、微循环灌流障碍学说创立阶段和细胞分子水平研究阶段。

1895 年,Warren 首次以临床表现来认识休克,把休克描述成为"面色苍白或发绀、四肢湿冷、脉搏细速、脉压变小、神志淡漠",后 Crile 又补充了休克的重要体征"低血压"。这是关于休克的临床表现的生动描述,对休克的诊断至今仍具有重要意义。

在第一、二次世界大战期间,大量伤员死于休克,医学界认为休克的本质是急性循环衰竭,关键是血管运动中枢麻痹和动脉血管的扩张而引起的低血压,主张采用大量的肾上腺素类药物抢救患者。然而,采用血管收缩药物治疗的患者,虽部分患者获救,但有些患者反而病情恶化,甚至死亡。

20 世纪 60 年代,Lillehei 等学者经过反复测定各种休克时器官血流量和血流动力学的变化,提出休克的微循环学说。该学说认为,各种不同原因引起的休克都有一个共同的发病环节,即交感-肾上腺髓质系统强烈兴奋导致微循环血液灌流障碍。否定了血管运动中枢麻痹引起血管扩张的观点。强调休克的关键在于血流而不是血压。根据这一学说,临床上在治疗休克时不再单纯使用肾上腺素类血管收缩药物来升高血压,而是把补充血容量提到了首要地位,并结合血管活性药物,甚至采用血管扩张药改善微循环,这些措施提高了休克救治的成功率。

20 世纪 80 年代以后,人们对于休克的研究热点从低血容量性休克转向感染性休克,开始从细胞、亚细胞和分子水平对休克发病机制进一步研究,认为休克的发生发展除微循环机制外,还存在细胞分子方面的机制,即各种病因直接影响细胞或分子而导致或促进休克的发生发展。探讨休克时细胞功能等方面变化对阐明休克发病机制有重要的意义,也为休克的防治提供了一条新的途径。

第一节 休克的病因和分类

（一）休克的病因

多种病因可引起休克的发生，常见的病因有：

1. 失血与失液

（1）失血 血管破裂引起的大出血而导致的休克称为失血性休克，见于创伤失血、食管静脉曲张破裂出血、胃溃疡出血及不同原因的产科疾病出血等。休克的发生取决于血容量丧失的速度与量，一般成人在 15 min 内失血量超过全身血量的 15%～25%，往往发生休克，若失血量达到全身血量的 50%，常引起死亡。

（2）失液 常见于因剧烈呕吐或腹泻、大量出汗、肠梗阻等导致的体液大量丢失，机体有效循环血量锐减而导致休克的发生。

2. 创伤 骨折、挤压伤和大手术等严重创伤都可引起创伤性休克。休克的发生不仅与失血和失液有关，还与疼痛刺激有关。

3. 烧伤 大面积烧伤常伴有大量血浆的丢失和体液的渗出而引起烧伤性休克。烧伤性休克的发生早期还与剧烈疼痛和血容量降低有关，晚期因继发感染而发展为败血症性休克。

4. 感染 细菌、病毒、真菌、立克次体等病原微生物的严重感染可引起感染性休克。在革兰氏阴性细菌感染引起的休克中，内毒素入血起到重要作用，故又称为内毒素性休克。严重的革兰氏阴性细菌的感染常伴有败血症，故又称为败血症性休克。

5. 过敏 过敏体质的人在接受某些药物（如青霉素）、血清制剂或疫苗注射，甚至在食用某些食物或接触某些物品（如花粉），会激发Ⅰ型变态反应而引起过敏性休克。

6. 心脏功能障碍 大面积急性心肌梗死、弥散性心肌炎、急性心包填塞和严重的心律失常（房颤、室颤）等导致心泵功能严重障碍，心输出量明显减少而引起休克，称为心源性休克。

7. 强烈神经刺激 剧烈疼痛、高位脊髓麻醉或损伤等可引起神经源性休克。其机制与血管运动中枢抑制、阻力血管扩张、有效循环血量相对不足有关。神经源性休克的微循环血液灌流正常并且预后较好，常不需要治疗而自愈。因此有人称这种状况为"低血压状态"，而并非休克。

（二）休克的分类

休克由多种致病因素导致，发病机制复杂，因此有多种分类方法，常用分类方法有：

1. 按休克发生的病因分类 可分为失血性休克、失液性休克、烧伤性休克、创伤性休克、过敏性休克、感染性休克、心源性休克和神经源性休克等，按照病因分类有利于及时针对病因进行治疗，故临床上常采用此分类方法。

2. 按休克发生的始动环节分类 引起休克的病因各异，但有效循环血量的减少是大多数休克发生的共同环节。维持机体有效循环血量的三个因素：①充足的血容量；②正常的血管舒缩功能；③正常的心泵功能。各种病因可通过其中的一个或多个因素来影响有效循环血量,导致休克的发生。

(1)低血容量性休克　血容量急剧减少是导致低血容量性休克的始动环节。常见于失血、失液、创伤、烧伤以及感染等病因。

大量体液丢失或血管通透性增加使血容量急剧减少,静脉回流不足,心输出量减少和血压下降,组织灌流量减少,同时由于减压反射抑制,交感神经兴奋,外周血管收缩,临床上常表现为"三低一高",即心排血量、动脉血压和中心静脉压均降低,而外周阻力增高。

(2)血管源性休克　由于外周血管扩张,血管床容量增加,大量血液淤滞在扩张的外周小血管内,回心血量减少,使有效循环血量锐减而引起的休克,称为血管源性休克,又称分布异常性休克。

机体的血管床总容量很大,毛细血管网是轮流开放的,其全部开放的容量远大于总血液量。若全部开放,仅肝脏的毛细血管就可容纳全身血量。正常情况下,毛细血管呈交替开放状态,仅20%开放,80%处于闭合状态。感染性或过敏性休克时,由于组胺、激肽等内源性或外源性血管活性物质作用,引起小血管尤其是腹腔内脏小血管扩张,血管床容量明显增加,有效循环血量明显减少而导致休克的发生。神经源性休克时,剧烈疼痛或严重脑部、脊髓损伤可通过抑制交感缩血管功能,引起血管一过性扩张,血管床容积扩大,有效循环血量减少和血压下降。

(3)心源性休克　指由于心脏泵血功能衰竭使心排血量急剧减少,有效循环血量和微循环灌流量明显不足所引起的休克。病因包括心肌源性和非心肌源性两类,心肌源性病因常见于大面积心肌梗死、心肌病、严重的心律失常和其他严重心脏病晚期。非心肌源性病因常见于急性心脏压塞、心肌肿瘤和张力性气胸,或者由于肺动脉高压、肺血管栓塞导致的心脏射血受阻等,它们都可引起血流受阻,心室舒张期充盈减少,心排血量减少,不能维持正常的组织血液灌流。因此非心肌源性病因导致的心源性休克又被称为阻塞性休克。

3.按休克时血流动力学变化特点分类

(1)低排高阻型休克　血流动力学特点是心排血量低,总外周阻力高,亦称低动力型休克。临床表现为皮肤血管收缩、苍白、湿冷,又称"冷休克"。临床多见,多见于心源性休克、低血容量性休克和大部分感染性休克。

(2)高排低阻型休克　血流动力学特点是心排血量高,总外周阻力低,亦称高动力型休克。由于皮肤血管扩张、血流量增多,表现为皮肤潮红、温暖,又称"暖休克",主要见于部分感染性休克。

第二节　休克的微循环发生机制

虽然休克的病因和始动环节不同,各型休克发生、发展过程有其各自的特点,但微循环障碍是各种类型休克发生发展的共同基础。

微循环是指微动脉和微静脉之间微血管的血液循环,是血液和组织细胞进行物质交换的基本结构和功能单位。微循环由微动脉、后微动脉、毛细血管前括约肌、真毛细血管网、直捷通路、动静脉短路及微静脉组成。其中前阻力血管包括微动脉、后微动脉、毛细血管前括约肌,主要决定微循环的血液灌入量。后阻力血管就是微静脉,主要决定微循环血液的流出。真毛细血管网是血液和组织细胞进行物质交换的主要场所,又称为"营养通路"。直捷通路的血液几乎不进行物质交换,便迅速回流到静脉。微循环主要受神经体液的调节。交感神经支配微动脉、后微动脉以及微静脉,通过兴奋α-肾上腺素能受体,导致血管收缩,血流减少。同时,微血管壁平滑肌包括毛细血管前括约肌亦受体液因素的调节,如儿茶酚胺、血管加压素、血管紧张素Ⅱ、TXA_2和内皮素等都可引起血管收缩;而组胺、腺苷、乳酸、激肽、TNF-α和NO等则引起血管扩张。动静脉短路的平滑肌上分布有大量的β-肾上腺素能受体,一般处于关闭状态,当体内有大量的儿茶酚胺类物质释放入血,动静脉短路开放。正常生理情况下,全身血管收缩物质浓度变化不大,微循环血管平滑肌,尤其是毛细血管前括约肌节律性的舒缩活动主要受局部产生的舒血管物质进行反馈调节,从而保证毛细血管交替性开放(图9-1)。

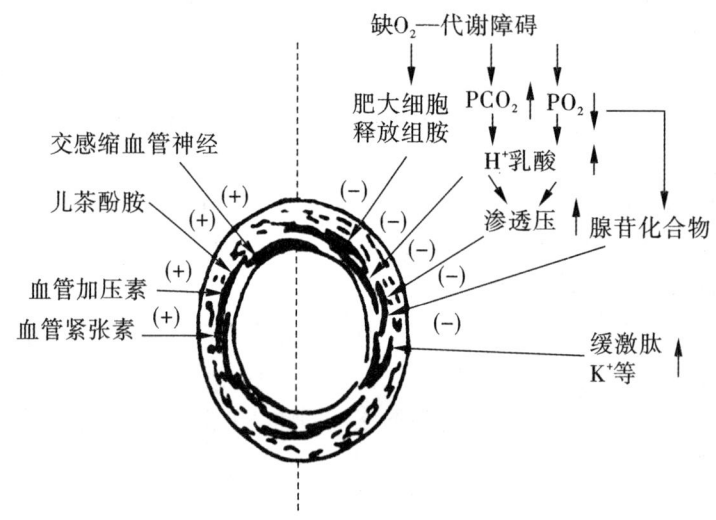

图9-1 神经、体液因素对周围血管壁平滑肌张力的影响

(+):平滑肌紧张性增高 (-):平滑肌紧张性降低

Lillehei等学者通过对休克时微循环变化的深入研究,提出了休克的微循环学说,在休克的发生发展中,微循环内血流呈现不同的变化特点,以失血性休克为例,根据微循环的变化特点,将休克的病程分为三期:微循环缺血期、微循环淤血期、微循环衰竭期。

一、微循环缺血期

微循环缺血期又称为休克早期、休克代偿期或非进展期。

(一)微循环的改变

此期全身小血管包括小动脉、微动脉、后微动脉、毛细血管前括约肌和微静脉、小静脉都发生强烈收缩,血管自律运动增强,口径明显变小,毛细血管前、后阻力增加,前阻力血管收缩最为显著,大量真毛细血管网关闭,真毛细血管网内血流量减少,流速减慢。动静脉短路不同程度的开放,血液经直捷通路和动静脉短路回流,微循环血液灌流量进一步减少,呈现"少灌少流、灌少于流"的血流特点,组织缺血缺氧,因此被称为微循环缺血期。

(二)微循环改变的机制

1. 交感-肾上腺髓质系统兴奋　在缺血期,血容量急剧减少、疼痛、内毒素等各种致休克因素可通过压力感受性反射等不同方式引起交感-肾上腺髓质系统兴奋。

交感-肾上腺髓质系统兴奋,儿茶酚胺大量释放入血。研究表明,休克时血液中儿茶酚胺含量比正常高几十倍甚至几百倍,对心血管系统的影响就是导致血管外周阻力增高和心输出量增加。然而,儿茶酚胺对于不同部位和不同器官的作用有很大的差别。皮肤、腹腔内脏和肾脏血管上分布有丰富的交感缩血管神经纤维,并且α-肾上腺素能受体占优势,因此在交感-肾上腺髓质系统兴奋时,这些器官的前、后阻力血管都发生收缩,微循环"少灌少流",其中以前阻力血管收缩最为显著,导致"灌少于流"。同时动静脉短路上分布有大量的β-肾上腺素能受体,在儿茶酚胺的作用下兴奋引起动静脉短路开放,使微循环的非营养性血流增加,营养性血流减少,进一步加重组织缺血、缺氧。

2. 其他血管活性物质的缩血管作用　除了儿茶酚胺类物质以外,还有另外的血管活性物质引起微循环的缺血、缺氧。①血管紧张素Ⅱ:交感-肾上腺髓质系统兴奋,儿茶酚胺大量释放入血和机体血容量减少等因素可激活肾素-血管紧张素系统,产生大量的血管紧张素Ⅱ,其缩血管作用是去甲肾上腺素的35倍,作用于微血管,血管收缩加重。②血管升压素:又称抗利尿激素。休克时血容量减少,通过容量感受器刺激垂体后叶释放血管升压素。另外剧烈疼痛、精神紧张、创伤和动脉血压降低以及血管紧张素Ⅱ也可以刺激血管升压素释放。血管升压素可强烈收缩冠状动脉和内脏血管,加重休克的损害作用,但是血管升压素可增强肾脏远曲小管重吸收水和收缩血管的作用,对休克早期血压的维持起到重要作用。③心肌抑制因子:心肌抑制因子在正常血液中含量极少,在休克时由于血压下降,各种缩血管体液因子大量释放,使胰腺严重缺血,导致缺氧、酸中毒,使溶酶体破裂,释放出酸性蛋白酶为主的组织蛋白酶,水解出一些血浆蛋白和细胞蛋白,产生小分子多肽心肌抑制因子。心肌抑制因子参与休克早期微循环的变化,具有收缩内脏小血管的作用,并且可抑制心肌细胞肌浆网释放Ca^{2+},影响心肌细胞兴奋收缩耦联过程,导致心肌收缩力减弱,心泵功能障碍,同时心肌抑制因子还能抑制单核巨噬细胞系统的作用。④血栓素A_2(TXA_2)是细胞膜磷脂的分解代谢产物,主要在血小板内合成,具有强烈的缩血管作用和促使血小板聚集作用。

3. 细胞因子　细胞因子是体内具有广泛生物活性的一类物质,可以传递细胞间信息,调节细胞功能,可参与对入侵机体微生物的防卫作用。正常情况下,体内的细胞因子是机体细胞维持正常功能必不可少的物质,但大量分泌以后,会给机体造成损害。像肿瘤坏死因子(TNF)、白介素-1(IL-1)、白介素-6(IL-6)、白介素-8(IL-8)等因子是近年来受重视的细胞因子。

(三)微循环变化的代偿反应和意义

休克早期,由于交感-肾上腺髓质系统兴奋和其他缩血管物质的增多,不仅可使皮肤、肾脏和腹腔脏器等器官发生缺血、缺氧等损伤性变化,另外还具有重要的代偿意

义,表现如下:

1. 有利于维持动脉血压的稳定

(1) 回心血量增加　毛细血管和静脉系统属于容量血管,正常情况下,它们容纳机体总血量的60%~70%。在缺血缺氧期,交感-肾上腺髓质系统兴奋,儿茶酚胺大量释放入血,容量血管收缩,使血管床容量减少,回心血量增加,这一现象称为"自身输血",有利于维持动脉血压,是休克时增加回心血量的"第一道防线"。由于微动脉、后微动脉和毛细血管前括约肌对于儿茶酚胺的敏感性比微静脉更高,收缩更加明显,使毛细血管前阻力大于后阻力,毛细血管流体静压下降,组织液回流大于生成,另外,由于动静脉短路的大量开放,使毛细血管内流体静压进一步下降,组织间液回流增加,这种现象被称为"自身输液",是休克时增加回心血量的"第二道防线"。

(2) 外周阻力增高　交感-肾上腺髓质系统强烈兴奋,儿茶酚胺的大量入血,使全身的小血管强烈收缩,血管外周总阻力增加。

(3) 心排血量增加　除心源性休克以外,休克早期心肌尚未发生损伤,交感神经兴奋,对于心脏的正性肌力作用,使心肌收缩力加强,心率加快,心排血量增加。

2. 有利于保障心脑血液供应缺血　儿茶酚胺大量释放入血,不同组织器官对儿茶酚胺的反应性不一。在皮肤、肌肉、腹腔内脏和肾脏等脏器血管的α-肾上腺能受体分布密度高,对儿茶酚胺的敏感性较高,明显收缩,这些器官血液灌流量锐减;而心脏的冠状动脉上分布有大量β-肾上腺素能受体,休克早期在儿茶酚胺的作用下,呈扩张状态;脑血管壁上的交感神经末梢稀疏,在休克早期动脉血压维持正常水平时,血压在55~140 mmHg时,脑血管通过自身调节血流量基本保持不变,这种现象被称为"血液的重新分布",优先保证心、脑重要器官的血液供应,为机体的抢救和代偿赢得宝贵时间。

(四) 主要临床表现

缺血期患者的典型表现是:面色苍白,烦躁不安,四肢湿冷,出冷汗,脉压减小,脉搏细速,尿量减少。由于血液重新分布,优先保证了脑的血液供应,患者神志清楚。患者血压可骤降(如大失血),亦可因机体的代偿而略降或正常,所以血压下降不是诊断休克早期的重要指标。

缺血期处于休克早期,为休克的可逆期,该期患者如若得到及时救治,消除休克发生的始动环节,及时补充血容量,恢复组织的血液灌流,促使患者脱离危险,防止休克进一步发展。否则,会进一步发展进入休克的淤血期(图9-2)。

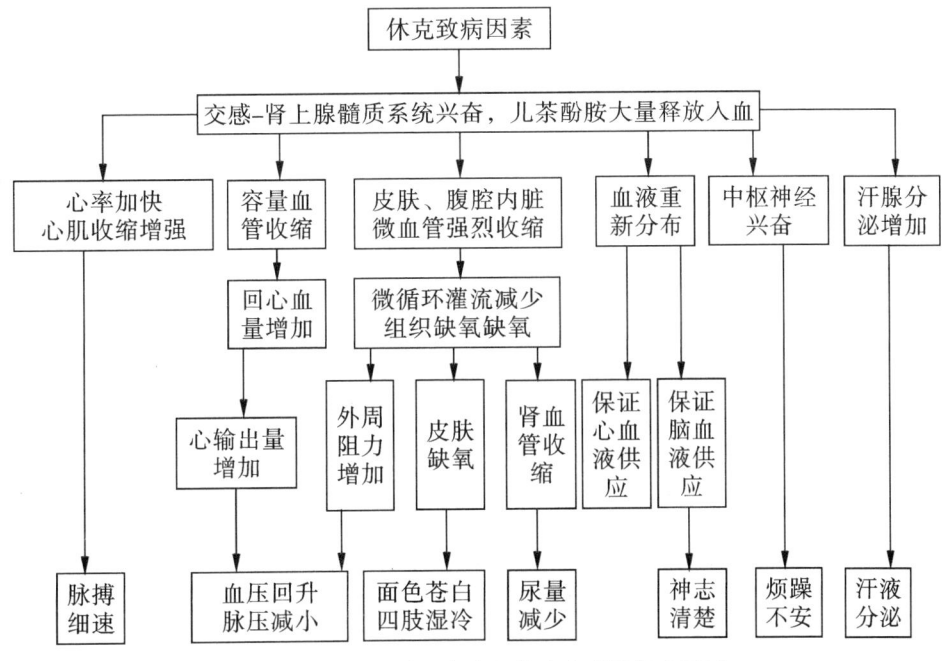

图 9-2 微循环缺血期主要临床表现的发病机制

二、微循环淤血期

若造成休克发生的病因没有去除,组织持续缺血、缺氧,休克进一步发展,由缺血转变为淤血状态,进入微循环淤血期,又称为可逆性失代偿期或休克进展期。

(一) 微循环变化特点

该期的特征是微循环淤血。休克持续一定时间,微循环血管的自律运动现象消失,血管对儿茶酚胺的反应性降低,微动脉、后微动脉和毛细血管前括约肌痉挛减轻,大量血液涌入真毛细血管网。同时微静脉端亦扩张,但由于血流缓慢,红细胞与血小板聚集,白细胞滚动、黏附、贴壁嵌塞,血液黏滞度增加,血液呈"泥化"淤滞,使微循环后阻力增加,后阻力大于前阻力,微循环灌多流少,此期微循环灌流特点是"灌而少流、灌大于流"。此期真毛细血管网虽然开放数目增多,但因组织淤血缺氧,灌流量进一步减少,缺氧更加严重。

(二) 微循环改变的机制

1. 局部代谢性酸中毒　由于机体长时间的缺血、缺氧导致无氧酵解增强,再加上循环障碍,血液不能及时带走无氧酵解所产生的酸性物质,而引起组织内乳酸等物质堆积,引起酸中毒。在酸性环境下,微动脉、后微动脉和毛细血管前括约肌对儿茶酚胺等缩血管物质反应性降低,由收缩转向扩张状态。

2. 扩血管代谢产物增多　长期缺氧和酸中毒引起扩血管物质产生增多,如肥大细胞释放的组胺增加,ATP 分解产物腺苷增多,细胞解体时释出的 K^+ 和激肽类物质的生成增多,这些物质均可促进血管扩张,并且还可以增加毛细血管管壁的通透性,促使血浆渗出、血液浓缩和血液黏滞度增加,使微循环内血液阻力增加,加重微循环淤血。

3. 内毒素作用 除感染性休克时细菌会释放内毒素外,其他类型休克时常有肠源性细菌移位如大肠杆菌产生的内毒素经肠黏膜吸收入血,激活诱导型一氧化氮合酶增加,释放大量 NO,引起血管扩张,对缩血管物质失去反应,导致血压严重降低。

4. 血液流变学改变 血液流变学的改变在微循环淤血期的发生发展中起非常重要的作用。由于酸中毒、组胺及激肽等扩血管物质大量生成,使毛细血管管壁通透性增加,血浆外渗,血液浓缩,红细胞和血小板聚集,血浆黏滞度增大,导致微循环血流变慢,红细胞和血小板易于聚集;血液流速缓慢,使白细胞滚动、贴壁,同时在 TNF、IL-1 及氧自由基等细胞因子作用下,白细胞和血管内皮细胞表达大量的黏附分子,介导使白细胞黏附于血管内皮细胞。其中选择素介导白细胞与血管内皮细胞的起始黏附;β_2 整合素与其内皮细胞上的受体如细胞间黏附分子-1 相互作用,介导白细胞的牢固黏附及向血管外移动,发生嵌塞于毛细血管管壁,使微循环后阻力增加,血流淤滞在毛细血管。

(三)微循环改变的后果

淤血期由于微血管扩张同时血管通透性的增加,血管反应性低下,大量血液淤滞在微循环血管内,使整个心血管系统功能恶化,机体由代偿向失代偿发展,形成恶性循环。

1. 回心血量减少 小动脉、微动脉扩张,真毛细血管网大量开放,血液大量淤滞在内脏器官如肠、肝和肺等组织,"自身输血"停止;同时毛细血管流体静压升高,毛细血管管壁通透性增加,组织液生成大于回流,"自身输液"停止,并且血浆外渗到组织间隙,有效循环血量减少。血浆外渗使血液浓缩,血液黏滞度增加,红细胞聚集,造成有效循环血量进一步减少,形成恶性循环。

2. 血压进行性下降 该期由于血液大量淤滞在内脏器官的微循环内,有效循环血量减少,回心血量减少,长时间的休克,心肌的心泵功能损伤,心输出量减少。同时由于组胺、激肽等扩血管物质作用使外周血管阻力降低,引起患者血压进行性下降。

3. 心、脑灌流量减少 由于回心血量和有效循环血量进行性减少,动脉血压也随之进行性下降,心、脑血管失去了自身调节的能力,出现冠状动脉和脑血管灌流不足。

(四)临床表现

此期患者主要临床表现是:血压进行性下降,脉搏细速,静脉塌陷;神志淡漠甚至昏迷;少尿甚至无尿;微循环淤血,皮肤发绀或出现花斑(图9-4)。

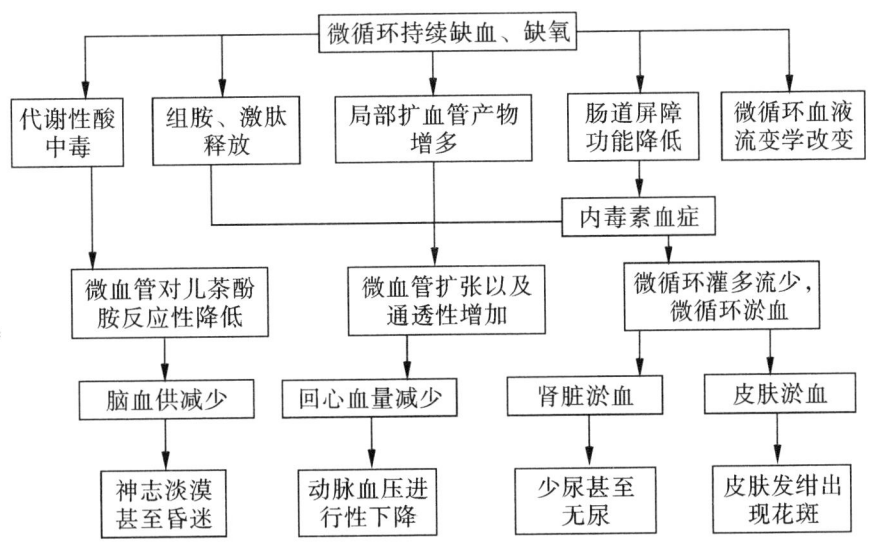

图 9-3 微循环淤血期主要临床表现的发病机制

淤血期仍处于休克发展的"可逆性"阶段。如若得到及时救治,患者可康复。否则,休克会进一步发展进入微循环衰竭期。

三、微循环衰竭期

休克进入此期,由于缺氧和酸中毒进一步加重,微血管对血管活性物质失去反应而麻痹、扩张,即使采取输血、补液及多种抗休克措施,病情很难逆转,又称休克的难治期或不可逆期。

(一)微循环变化特点

该期微血管反应弛缓甚至麻痹性扩张,微血管扩张,血小板和红细胞聚集形成团块,白细胞嵌塞更加严重,微循环中形成微血栓,血流停止,不灌不流,后期甚至出现微血管出血。组织得不到氧气和营养物质供应,经过积极治疗后,血压可一度升高,但微循环灌流量仍无改善,毛细血管中仍无血流通过,这种现象称为无复流现象。

(二)微循环改变的机制

1. 微血管反应性显著下降　严重缺氧、酸中毒使微血管对血管活性药物失去反应性,导致麻痹性扩张状态,再加上微血管壁通透性升高,血浆外渗,血液浓缩、淤滞,血流缓慢,甚至停止。

2. DIC形成　血液浓缩,血细胞聚集,使血液处于高凝状态,易产生DIC;缺血缺氧、酸中毒和内毒素等可损伤血管内皮细胞,引起内皮细胞胶原蛋白暴露及组织因子释放,可分别激活内、外源性凝血系统;同时大手术、创伤及烧伤等因素引起的休克可导致组织因子大量入血,激活外源性凝血途径,诱发DIC;感染性休克时内毒素可直接刺激单核巨噬细胞和血管内皮细胞表达,释放组织因子,激活外源性凝血系统。此外,内皮细胞损伤不仅使抑制血小板聚集和小血管扩张的PGI_2生成释放减少,并因胶原暴露,刺激血小板激活、聚集、生成和释放大量TXA_2,TXA_2可促进血小板聚集和小血管收缩,从而参与DIC的发生、发展。

(三)微循环改变的后果

微循环无复流现象的出现,微血栓的形成,尤其是细胞因子、活性氧产生增多以及溶酶体酶的释放,导致组织细胞和多器官功能严重损伤,甚至死亡。

(四)临床表现

1. 循环衰竭　患者出现顽固性低血压,血压进行性下降,给升压药难以改善;脉搏细弱而速频,静脉塌陷,中心静脉压降低,出现循环衰竭,可导致患者死亡。

2. 合并DIC　此期的休克很容易并发DIC,患者出现出血、贫血等DIC的典型表现。休克的患者并非都引起DIC,严重创伤和感染引起的休克,DIC发生率较高,出现较早,而失血性休克发生DIC少见。临床观察也表明,DIC仅在少数患者出现,因此DIC只是休克发展过程中的一种并发症而不是必经阶段,但是一旦发生,休克病情将更为严重。

3. 重要器官功能障碍或衰竭　休克晚期由于微循环淤血的不断加重,出现顽固性严重低血压,组织器官的血液灌流量严重不足,细胞受损甚至死亡。再加上DIC的发生,严重的缺血、缺氧,以及酸中毒时溶酶体酶、活性氧和细胞因子大量释放导致患者的心、脑、肝、肾、肺等脏器出现多器官功能障碍,甚至发生多器官功能衰竭(图9-4)。

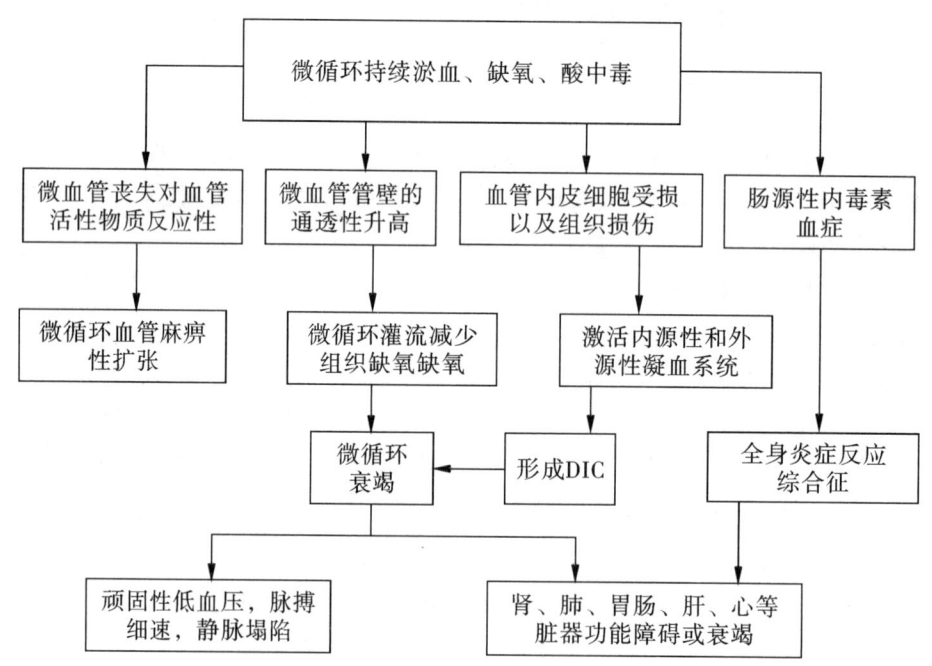

图9-4　微循环衰竭期主要临床表现的发病机制

上面描述的微循环的变化仅是概括了休克发展过程中的一般规律,并非所有类型的休克患者都要经历上述经典的三期微循环变化,此变化常见于失血、失液性休克;而严重的过敏性休克可能使者直接进入微循环淤血期;严重的感染以及烧伤性休克患者可能开始于微循环衰竭期,并很快出现DIC或多器官功能障碍。

第三节 休克时机体的功能与代谢变化

休克时,由于微循环灌流障碍、供氧减少、能量供应不足、神经内分泌功能异常及代谢产物排出受阻等,导致机体的代谢和功能出现多方面的紊乱。

(一)代谢紊乱

1. 物质代谢紊乱

(1) 糖代谢异常　休克时,儿茶酚胺的大量释放可促进体内肝糖原分解和刺激糖异生的作用使血糖升高,可出现一过性的高血糖和糖尿。但是由于缺氧,有氧氧化减少而糖的无氧酵解增强。

(2) 脂类代谢异常　休克时,由于组织缺血、缺氧以及酸中毒,脂肪酰辅酶A合成酶和肉毒碱脂肪酰转移酶活性降低使脂肪酸的活化和转移障碍;另外因为线粒体功能受损,造成转入线粒体的脂肪酰辅酶A不被氧化分解,导致游离脂肪酸或脂肪酰辅酶A蓄积在细胞内,加重细胞的损害。脂肪分解增强,使血中游离脂肪酸和酮体增多。

(3) 蛋白质代谢异常　休克时血浆氨基酸水平明显升高,尿氮排出增多,反映了分解代谢的加强。蛋白质分解增强,合成减少,导致血清尿素氮增高,尿素氮排泄增多,出现负氮平衡。肌肉是体内主要的蛋白储存库,也是休克阶段氨基酸动员的源泉。但肌肉只能利用支链氨基酸(branched chain amino acid, BCAA),而BCAA的含量不到蛋白质成分的10%,只有分解大量的蛋白质才能得到充足的BCAA。肌肉代谢BCAA产生的氨基被丙氨酸和谷氨酸接受,这两种氨基酸是戊糖氨基酸,可作为糖原异生作用的底物。

2. 酸碱平衡紊乱与高钾血症

(1) 代谢性酸中毒　休克时细胞缺血、缺氧使无氧酵解增强,产生乳酸增多。同时,如果伴有肝功能障碍,不能摄取乳酸而转化为葡萄糖,以及由于肾脏缺血,肾功能障碍酸性物质排出减少,导致代谢性酸中毒的发生。

(2) 呼吸性碱中毒　在休克早期,创伤、出血、感染等应激因素可刺激呼吸加深加快,肺泡通气量增加,CO_2排出过多,可引起呼吸性碱中毒。休克晚期,部分患者因发生急性呼吸窘迫综合征并发通气功能障碍可出现呼吸性酸中毒。

(3) 高钾血症　休克时组织缺血、缺氧,有氧氧化障碍,ATP生产减少,使细胞膜上钠钾ATP酶转运失灵,细胞内外离子分布异常,使细胞内钠、水潴留,细胞水肿,细胞外K^+增多,引起高钾血症。酸中毒时H^+-K^+交换增加,加重高钾血症。

(二)细胞的损伤

1. 细胞膜的变化　细胞膜是休克时最早发生损伤的部位。缺氧、ATP减少、高钾血症、酸中毒、溶酶体酶、自由基以及其他炎症介质和细胞因子等因素都会造成细胞膜损伤,导致细胞膜通透性增加或膜离子泵功能障碍,进而出现细胞内Na^+、水、Ca^{2+}增多,细胞外K^+增多,引起细胞水肿、线粒体肿胀和钙内流增加,进一步加重微循环障碍和细胞损伤。

2. 线粒体的变化　休克时线粒体首先出现的是功能障碍,线粒体是氧化磷酸化生成能量的主要场所。休克时缺血、缺氧、酸中毒、内毒素、自由基等可抑制线粒体的呼吸酶或损害线粒体超微结构和功能,使线粒体肿胀,致密结构和嵴消失,钙盐沉积,甚至膜破裂,氧化磷酸化障碍,ATP合成减少,能量生成不足,进一步影响细胞功能。

3. 溶酶体的变化　休克时缺血、缺氧和酸中毒,引起溶酶体肿胀,空泡形成并引起溶酶体酶释放。溶酶体酶包括中性蛋白酶(胶原酶和弹性蛋白酶)、酸性蛋白酶(组织蛋白酶)及β-葡萄糖醛酸酶等,其主要危害是引起细胞自溶,消化基底膜增加微血管通透性;还可以分解组织蛋白产生心肌抑制因子(myocardial depressant factor,MDF),促进循环衰竭;激活激肽、纤溶系统或作用于肥大细胞,生成多种血管活性物质,使血管通透性增高、毛细血管扩张、血液淤滞、微血栓形成和出血,加重微循环衰竭,导致组织细胞损伤和多器官功能衰竭,在休克发生发展中起到重要推动作用。

(三) 器官功能障碍

休克过程中,由于微循环灌流障碍、组织持续缺血、缺氧、酸中毒、大量炎症介质和细胞因子释放,内毒素等休克原始动因直接损害的作用,使重要器官发生功能障碍。休克时常损伤的器官是肾、肺、胃肠、心和脑等,患者常因两个或两个以上的重要器官相继或同时发生障碍,出现多器官功能障碍或衰竭而引起死亡。

1. 肾功能障碍　肾脏是休克时最易受损的器官,极易出现急性肾功能不全,甚至肾功能衰竭,又称休克肾。临床表现为少尿或无尿、氮质血症、高钾血症、水中毒和代谢性酸中毒。休克早期,急性肾功能衰竭属于功能性,此时由于有效循环血量减少不仅直接使肾血流量减少,并可激活交感-肾上腺髓质系统及肾素-血管紧张素系统,引起肾血管收缩,肾血液量更加减少,而肾小管尚未受损,肾小球滤过率下降,尿量减少。另外,醛固酮和抗利尿激素分泌增多,使肾小管上皮细胞重吸收钠、水增多,尿量进一步减少。休克早期的肾功能变化是可逆的,若及时恢复肾血流,肾功能则迅速恢复,如若休克进一步加重,肾小管发生缺血、坏死,则引起器质性肾功能衰竭,即使肾血流量恢复,肾功能在短期内也很难恢复正常,甚至不恢复,是休克患者死亡的重要原因。

2. 肺功能障碍　休克早期,各种致休克病因(如创伤、出血、感染等)刺激使呼吸中枢兴奋,呼吸加深加快,通气量增大,CO_2排出过多,导致低碳酸血症和呼吸性碱中毒。休克进一步发展时,导致肺泡通气血流比值失调和动脉血氧分压降低,动脉血氧分压降低可反射性引起呼吸增强。

休克晚期肺损伤更为严重,可发展为急性呼吸衰竭。肺间质和肺泡水肿、充血、出血,局限性肺不张、肺泡内透明膜形成和肺内毛细血管内微血栓形成。具有这些病理特征的肺称为休克肺。由于肺部的病理变化,将发生严重的肺泡通气血流比值失调和弥散障碍,导致患者发生急性呼吸衰竭,临床上主要表现为进行性呼吸困难、发绀、湿啰音、动脉血氧分压显著降低,发生急性呼吸窘迫综合征(acute respiratory distress syndrome,ARDS),其发生机制主要与休克时致病因子和炎症介质直接或间接损伤肺泡-毛细血管膜有关。发病机制可能与下列因素有关:①中性粒细胞聚集并黏附于肺泡-毛细血管内皮,释放氧自由基、蛋白酶和炎症介质等,损伤肺泡上皮及毛细血管内皮细胞,使肺泡-毛细血管膜通透性增高,发生肺水肿。②休克晚期微循环障碍,血管内皮损伤和中性粒细胞及肺组织释放的促凝物质导致血管内凝血,形成大量微血栓,形成DIC。微血栓形成不仅通过阻断血流加重肺损伤,还可通过形成纤维蛋白降解产物及释放 TXA$_2$ 等进一步使肺血管通透性增高。③休克晚期,儿茶酚胺使肺血管收缩,组胺和激肽等使肺血管扩张并使微血管通透性增强,血浆蛋白透过毛细血管沉着在肺泡腔,形成透明膜。④Ⅱ型肺泡上皮受损使表面活性物质合成减少,肺水肿使肺泡表面活性物质破坏增多,使肺泡易发生萎陷而导致肺不张。

3. **心功能障碍** 除心源性休克可引起原发性心功能障碍。非心源性休克的早期,由于机体代偿作用保证冠脉血流量基本正常,因而心泵功能受影响较小。但随着休克的发展,有效循环血量的减少,加上其他致心脏损害因素、心泵功能障碍、心功能障碍,甚至发生急性心力衰竭。一旦发生心力衰竭,会促进休克迅速恶化甚至死亡。其发生机制是:

(1) 冠脉血流量减少 ①休克时交感神经兴奋性加强,心率过快,心脏舒张期缩短,冠脉有效灌注时间缩短;②动脉血压进行性下降使冠脉血流量下降,心肌缺血缺氧;③心肌缺血、缺氧,血流减慢、血液黏稠和血液凝固性增高,造成心肌微循环障碍,若发生 DIC,则进一步加重心肌损伤。

(2) 心肌耗氧量增加 交感-肾上腺髓质系统兴奋,心率增快和心肌收缩力加强,这也使心肌耗氧量增加,进一步加重心肌缺氧。

(3) 酸中毒 ①休克时常发生乳酸酸中毒,导致兴奋收缩耦联障碍,心肌收缩力下降;②心肌细胞缺氧、缺血和肾功能障碍都会引起酸中毒和高钾血症,诱发心律失常和促进心力衰竭的发生。

(4) 体液因子及内毒素休克 缺血的胰腺能产生心肌抑制因子,它可以抑制心肌收缩力;体内产生的 NO、TNF-α 等细胞因子使心肌收缩性减弱;感染性休克常伴内毒素血症,其他类型的休克后期发生内毒素血症,内毒素通过直接或间接作用抑制心肌收缩力。

(5) 休克伴有 DIC 心脏毛细血管内有微血栓,使心肌发生局灶性坏死,心肌收缩性降低。

4. **脑功能障碍** 休克早期,由于血液的重新分布和脑循环的自身调节,可保证脑的血液供应。除应激反应引起的烦躁不安外,患者无明显的脑功能障碍。伴随着休克的发展,动脉血压持续下降,脑血液供应减少或脑微循环内 DIC 形成时,脑血液循环障碍,脑组织因缺血、缺氧、酸中毒、细胞膜离子泵转运障碍等严重受损,患者神志淡漠甚至昏迷。缺血、缺氧可增加脑血管壁通透性,引起脑水肿及颅内压增高,严重者并发脑疝,压迫延髓生命中枢,导致患者死亡。

5. **胃肠功能和肝功能障碍** 休克时,胃微循环血液灌流减少,使胃肠道较早发生缺血、缺氧,进而发展为淤血水肿,导致消化液分泌、胃肠运动减弱、黏膜糜烂甚至形成溃疡。临床上表现出腹痛、消化不良、呕血和黑粪等。同时肠黏膜屏障作用降低或破坏,致使肠道大量细菌毒素或细菌移位进入血液循环,内毒素入血,引起肠源性内毒素血症或肠源性菌血症和脓毒症休克。

休克早期有效循环血量减少,腹腔内脏血管收缩,肝细胞出现能量代谢障碍。随着休克病情发展,肝内微循环障碍加重和 DIC 形成,肝细胞缺血性损害进一步加重。此外,肠道屏障作用减弱,大量的细菌、毒素吸收入血后首先经过门静脉到达肝,直接或通过释放多种炎症介质间接损伤肝细胞。休克时肝功能障碍通过下列途径加重休克的发展:①乳酸转化为葡萄糖和糖原障碍,血中乳酸清除不足而加重酸中毒;②肠道吸收入血的内毒素不能充分解毒而发生内毒素血症；③合成蛋白功能障碍而发生低蛋白血症；④凝血因子合成减少而导致凝血功能障碍，加重出血和促进DIC形成，形成恶性循环。

6.多器官功能障碍　休克进入严重阶段时，由于微循环障碍使组织细胞受损，可出现多个器官同时或相继发生功能障碍，即多器官功能障碍综合征（MODS）。

第四节　各型休克的特点

休克发生、发展的一般规律，主要是根据失血性休克和创伤性休克的发病过程来分析的。虽然各种休克虽有共同规律，但由于休克发生的始因不同，各型休克又有自己的特点。

（一）失血性休克

失血性休克由于分期明显，临床特征典型，是研究休克的常用模型。此型休克易并发内毒素血症和急性肾功能衰竭。机体大量失血后，交感-肾上腺髓质系统兴奋，血流重新分布，肾血液灌注不足，在休克早期就会出现急性肾功能衰竭；同时，由于胃肠道血流减少引起胃肠道屏障能力降低，导致肠源性内毒素血症及细菌移位，继而出现内毒素血症或感染性休克。

（二）感染性休克

感染性休克又称脓毒性休克，是指由于病原微生物感染引起的休克，临床常见且死亡率高。常见于细菌性痢疾、流行性脑膜炎和腹膜炎等严重感染性疾病。感染性休克在临床上常见且病死率也高。

感染性休克发病机制异常复杂，脂多糖（lipopolysaccharide，LPS）在革兰氏阴性杆菌脓毒性休克中发挥重要作用，其发生机制为：①感染性休克时，内毒素大量入血，LPS与脂多糖结合蛋白（lipopolysaccharide binding protein，LBP）形成LPS-LBP复合物，该复合物可被单核巨噬细胞上CD14所识别并结合，触发感染性休克发生的关键介质肿瘤坏死因子（TNF）的合成，它能通过"瀑布式反应"促使机体产生大量的体液因子；②白细胞可被内毒素激活，促进白细胞黏附于内皮细胞，并产生氧自由基、释放溶酶体酶等体液因子；③内毒素具有拟交感神经作用，使儿茶酚胺分泌增加而导致微循环灌流障碍；④内毒素可激活补体、激肽、凝血和纤溶系统，同时释出多种体液因子；⑤内毒素能直接损害组织细胞。根据血流动力学变化，感染性休克可分为低动力型和高动力型两种。

（三）过敏性休克

过敏性休克发病迅速，常伴有荨麻疹以及呼吸道和消化道过敏症状，发病急骤，若不及时用缩血管药物治疗，患者可在几秒钟或几分钟内死亡。过敏性休克的特点如下：①仅发生于过敏体质的个体。②属于Ⅰ型变态反应，组胺在发病过程中起重要作用，当变应原（如某些药物、异种蛋白等）进入机体后，刺激机体产生特异性IgE抗体，IgE的Fc段吸附于血液中的嗜碱性粒细胞和血小板及微小血管周围的肥大细胞的表面，使机体处于致敏状态。当同一种变应原再次进入机体，与细胞表面的IgE抗体结合而形成抗原-抗体复合物,引起上述靶细胞脱颗粒,释放大量的组胺和缓激肽等血管活性物质,导致血管扩张及血管壁通透性增加,血容量和回心血量急剧减少,血压进行性下降,使过敏性休克一开始便进入淤血期。③病情进展迅速,若不能及时用肾上腺素等缩血管药抢救,患者可在几秒钟或几分钟内死亡。

(四)心源性休克

心源性休克是一类预后差,是由于急性心泵功能衰竭而导致的休克,死亡率较高。其发病的始动环节是心泵功能障碍导致的心排血量急剧减少。其主要特点是:①动脉血压明显下降;②外周阻力可由于动脉充盈不足而通过压力感受器引起交感-肾上腺髓质系统兴奋所致而升高,也可因为左心室舒张末期压力升高通过心室壁压力感受器而抑制交感神经导致外周阻力降低;③常合并发生肺淤血和肺水肿,因此出现呼吸困难。

心源性休克按血流动力学变化分为两种类型:①低排高阻型,较常见,以外周阻力增高为主,其原因是血压下降,减压反射受抑制而引起的交感-肾上腺髓质系统兴奋和外周小动脉收缩有关;②低排低阻型,表现为外周阻力降低,可能是心肌梗死或心室舒张末期容积增加及压力增高,使心室壁的牵张感受器兴奋,反射性抑制交感中枢,导致外周阻力降低。

第五节 休克防治与护理的病理生理基础

休克一旦发生,务必要争分夺秒地抢救,切实贯彻以下原则:

(一)病因学治疗

积极采取措施去除引起休克发生的始动环节,如止血、输液、抗过敏、抗感染等。

(二)发病学治疗

1. **补充血容量** 各种休克不同程度地存在有效循环血量绝对或相对不足,导致微循环障碍及重要生命器官灌流减少。除了心源性休克外,补充血容量是提高心输出量和改善组织灌流的根本措施。遵循"需多少,补多少"的原则。因为休克进入微循环淤血期,微循环淤血及血浆大量外渗,补充的液体量要大于丢失量;感染性休克和过敏性休克血管床容量增加,虽然无明显失血失液,但有效循环血量也明显减少。因此,补液时要量需而入,严密观察患者的血压、脉搏、静脉充盈程度、尿量等指标,作为监护输液量的依据。有条件时,应当动态监测中心静脉压和肺动脉楔压。中心静脉压反映右心功能,肺动脉楔压能准确反映左心功能。补充液体的种类要根据休克的类型和患者情况决定,采用全血、血浆、电解质溶液或血浆代用品。

2. **纠正酸中毒** 休克时因缺血缺氧导致代谢性酸中毒,酸中毒可降低血管平滑肌对儿茶酚胺反应性,影响血管活性药物的疗效;另外,酸中毒可加重微循环障碍,降低心肌收缩性,促进DIC形成等。因此,临床必须根据酸中毒的程度及时纠酸补碱。

3. **合理选用血管活性药物** 在纠正酸中毒的基础上,合理应用血管活性药物对于提高改善微循环血液灌流是至关重要的。对于低排高阻型休克,必须在充分扩容的基础上,使用扩血管药物(阿托品、山莨菪碱、东莨菪碱和酚妥拉明等)。对于过敏性休克、神经源性休克及高排低阻型感染性休克应首选缩血管药物(间羟胺、去甲肾上腺素、去氧肾上腺素等)。

4.改善细胞代谢,防治细胞损害　微循环障碍是引起细胞损伤的直接原因。改善微循环是防止细胞损伤的根本措施。对原发性细胞损害,除治疗原发病因外,还可以使用下列药物:①葡萄糖、胰岛素或能量合剂以改善细胞的营养和代谢;②抑肽酶抑制纤溶酶及溶酶;③溶酶体膜稳定剂(如糖皮质激素、PCE_2)等防止溶酶的释放;④SOD、亚硒酸钠、谷脱甘肽过氧化酶、维生素 C 和辅酶 Q、氧自由基清除剂,保护细胞避免损害。

(三)支持和护理疗法

1.症状护理　患者取休克卧位(头躯干抬高 15°~20°,下肢抬高 20°~30°),心源性休克同时伴有心力衰竭的患者取半卧位。同时,尽快给患者建立静脉通道,输液扩容是抗休克治疗的首要措施。并行给氧,以及尽快消除休克原因,如止血、包扎固定、镇静、镇痛(有呼吸困难者禁用吗啡),抗过敏以及抗感染。

2.一般护理　除了一些常规护理项目外,休克患者应尤其注意四肢的保暖,并持续监测患者意识、瞳孔、皮肤温度及颜色、血压、心率、呼吸、尿量,详细记录病情变化及液体出入量。监测心、肺、肾、脑,水、电解质、酸碱平衡等情况。

问题分析与能力提升

患者李某,男,34 岁,因"外伤后 2 h"为主诉入院。2 h 前户外作业时不慎跌落,左侧腰腹部与一钢管相撞,全身疼痛,急来医院,行腹部 CT 检查示"左侧肾脏破裂腹膜后血肿",收住院。既往体健。入院查体:脉搏 114 次/min,呼吸 22 次/min,血压 76/41 mmHg,嗜睡状,精神差,皮肤黏膜苍白、湿冷,睑结膜苍白、口唇苍白,双肺呼吸音清晰,未闻及干、湿啰音,心界不大,心率 114 次/min,律齐,心音低顿,各瓣膜听诊区未闻及病理性杂音,腹部平坦,左季肋区可见一约 15 cm×20 cm 软组织挫伤,触之软,左侧腹部压痛,无反跳痛,双下肢无水肿。

思考:①该患者处于休克发生哪个阶段? ②此阶段微循环变化的特点与机制是什么?

同步练习

一、名词解释

1.低血容量性休克　2.微循环　3.自身输血　4.失血性休克　5.心肌抑制因子

二、填空题

1.根据休克的微循环变化特点可把休克分为_____、_____和_____三期。

2.休克淤血期毛细血管前阻力_____,毛细血管后阻力_____,致使微循环灌流处于_____、_____状态。

3.休克淤血期,由于_____性酸中毒,使_____、_____和_____对儿茶酚胺的反应性降低,致使毛细血管前阻力_____后阻力,大量毛细血管网开放。

4.长期大量使用缩血管药物治疗休克可使_____加重,使_____进一步下降,导致休克恶化。

5.低血容量性休克发展到休克淤血期,因微循环淤血、血浆外渗,治疗上补液量应大于_____

_____量,不但要补充_____,而且还要补充_____。

三、选择题

1. 休克的现代概念是( )
   A. 以血压下降为主要特征的病理过程
   B. 剧烈震荡或打击引起的病理过程
   C. 组织有效血液灌流量急剧降低导致细胞和重要器官功能代谢障碍及结构损害的病理过程
   D. 血管紧张度降低引起的周围循环衰竭
   E. 对外来强烈刺激发生的应激反应

2. 下列哪一类不是低血容量性休克的原因( )
   A. 失血 B. 脱水 C. 感染 D. 烧伤 E. 挤压伤

3. 微循环的营养通路是指( )
   A. 微动脉→后微动脉→直捷通路→微静脉
   B. 微动脉→后微动脉→真毛细血管→微静脉
   C. 微动脉→动静脉吻合支→微静脉
   D. 微动脉→后微动脉→直捷通路→真毛细血管→微静脉
   E. 动脉→动静脉吻合支→真毛细血管→微静脉

4. 调节毛细血管前括约肌舒缩的主要是( )
   A. 交感神经   B. 动脉血压变化   C. 平滑肌自律性收缩
   D. 血液及局部体液因素   E. 血管内皮细胞功能

5. 休克早期引起微循环变化的最主要因子是( )
   A. 儿茶酚胺   B. 血栓素 A_2 C. 血管紧张素Ⅱ
   D. 内皮素   E. 心肌抑制因子

6. 下列哪一项不是休克早期的微循环变化( )
   A. 微动脉收缩   B. 后微动脉收缩   C. 毛细血管前括约肌收缩
   D. 动静脉吻合支收缩 E. 微静脉收缩

7. 长期大量使用升压药治疗休克的弊病是( )
   A. 增加机体对升压药的耐受性
   B. 使血管平滑肌对升压药失去反应
   C. 使机体的交感神经系统耗竭
   D. 使微循环障碍加重
   E. 使机体丧失对应激反应的能力

8. 血性休克的休克进展期与早期临床表现的不同是( )
   A. 皮肤湿冷   B. 尿量少   C. 神志可清楚
   D. 血细胞比容增大   E. 脉搏细速

9. 易发生 DIC 的休克类型是( )
   A. 失血性休克   B. 感染性休克   C. 心源性休克
   D. 过敏性休克   E. 神经源性休克

10. 内毒素引起微循环障碍的机制与下列哪一项无关( )
    A. 兴奋交感-肾上腺髓质系统 B. 激活凝血系统   C. 激活激肽系统扩张血管
    D. 直接扩张全身血管   E. 直接损害心肌

11. 休克时细胞最早受损的部位是( )
    A. 细胞膜   B. 线粒体   C. 微粒体
    D. 高尔基体   E. 溶酶体

12. 休克时钠泵运转失灵的机制是( )

A. 磷酸化酶活性加强　　B. 糖激酶活性加强
C. 无氧酵解显著增强,乳酸生成增多
D. 有氧氧化障碍,ATP生成显著减少
E. 糖原分解增强导致耗竭

13. 应用糖皮质激素治疗休克的最主要作用是(　　)
　　A. 疏通微循环,扩张小血管　　B. 稳膜作用　　　　　　C. 增加心输出量
　　D. 增强肝脏的解毒功能　　E. 降低耗氧量

14. 休克早期发生的急性肾功能衰竭属于(　　)
　　A. 功能性肾功能衰竭　　B. 器质性肾功能衰竭　　C. 肝性功能性肾衰竭
　　D. 肾性肾功能衰竭　　E. 肾后性肾功能衰竭

15. 增加毛细血管通透性的体液因子是(　　)
　　A. 心肌抑制因子　　　B. 组胺　　　　　　　　　C. 儿茶酚胺
　　D. 血栓素 A_2　　　E. 前列环素

16. 下列哪种情况不属于心源性休克(　　)
　　A. 心律紊乱引起心输出量减少,组织灌流锐减
　　B. 慢性心瓣膜病出现心输出量减少,组织灌流不足
　　C. 心脏压塞引起回心血量减少,心输出量减少
　　D. 大面积心肌梗死引起,心输出量急剧减少
　　E. 心肌炎引起心输出量急剧减少

17. 消化道和肝脏因灌流不足而功能障碍导致休克恶化的主要机制是(　　)
　　A. 引起营养不良　　　B. 诱发 DIC　　　　　　C. 产生假神经介质而抑制兴奋传递
　　D. 引起肝性肾功能衰竭　　E. 肠道细菌与毒素入血

四、简答题
1. 休克发病的始动环节有哪些?各举一型休克说明之。
2. 为什么休克早期血压无明显降低?
3. 休克初期肾脏等腹腔内脏血管收缩的机制是什么?
4. 简述休克缺血期时血液流变学的主要改变及其在休克发病学中的意义。
5. 简述休克淤血期的微循环变化特征及其机制。

五、论述题
1. 试用微循环变化解释休克各期的临床表现。
2. 试述休克与DIC的关系及其机制。
3. 为什么说低血压不是休克的同义语?在临床监护休克中如何对待血压这一指标?
4. 试述休克晚期导致休克不可逆甚至死亡的可能原因,为什么?
5. 试述感染性休克与失血性休克的特点,并指出二者的不同点。

(张大伟)

第十章 缺血-再灌注损伤

各种原因造成的组织血液灌流量减少均可使细胞发生缺血性损伤,及早恢复血液灌注是治疗缺血的重要措施。随着休克治疗的进步以及药物溶栓、经皮腔内冠脉成形术、心脏外科体外循环、断肢再植和器官移植等方法的应用,许多器官组织缺血后得到血液再灌注。多数情况下,缺血后再灌注,损伤的结构可以修复,功能得到恢复。但有时再灌注不但没有使组织器官功能恢复,反而加重器官组织的功能障碍和结构损伤。这种在缺血基础上恢复血流后组织损伤反而加重,甚至发生不可逆性损伤的现象称为缺血-再灌注损伤(ischemia-reperfusion injury,IRI),简称为再灌注损伤。

动物实验和临床研究都证实,心、脑、肝、肾、肺、胃肠道、四肢及皮肤等组织器官都存在缺血-再灌注损伤的现象。此外,在休克、急性心力衰竭、呼吸功能衰竭、肾功能衰竭等病理过程中也都发现缺血-再灌注损伤的存在。研究还发现,用低氧溶液灌注组织器官或在低氧条件下培养细胞一段时间后,再恢复正常氧供应,组织及细胞的损伤不仅未能恢复,反而更加严重,称为氧反常。预先用无钙溶液灌注大鼠心脏 2 min 后,再用含钙溶液进行灌注时,心肌电信号异常、心肌细胞酶释放增加及肌纤维过度收缩,称为钙反常。缺血引起的代谢性酸中毒是细胞功能及代谢紊乱的重要原因,但在再灌注时迅速纠正缺血组织的酸中毒,反而会加重细胞损伤,称为 pH 值反常。这些提示了氧、钙和 pH 值可能参与缺血-再灌注损伤的发生发展。因此,探索缺血-再灌注损伤的发生机制,在缺血性疾病中做到要既保证尽早恢复缺血组织的血流,又要减轻或防止再灌注损伤的发生,是目前亟待解决的重要课题。

第一节 缺血-再灌注损伤的原因及条件

凡是在组织器官缺血基础上的血液再灌注都可能成为缺血-再灌注损伤的发生原因。通常情况下,许多因素影响着缺血-再灌注损伤的发生及其严重程度。

(一) 常见的原因

1. 组织器官缺血后恢复血液供应　如休克后微循环痉挛解除、挤压综合征、冠状动脉痉挛的缓解、断肢再植和器官移植等。

2. 一些新的医疗技术应用　如动脉搭桥术、溶栓疗法、经皮腔内冠脉血管成形术等。

3. 其他 体外循环下心脏手术等。

(二)常见的条件

1. 缺血时间 再灌注损伤与缺血时间密切相关。如果缺血时间较短,恢复血液灌流后,器官功能可以恢复正常,因为所有器官都能耐受一定时间的缺血。若缺血时间过长,缺血器官则发生不可逆损伤,甚至坏死。缺血时间过短或过长均不易发生再灌注损伤。实验发现,阻断大鼠左冠状动脉 5~10 min,恢复血液灌注后心律失常的发生率很高,如果时间短于 2 min 或超过 20 min,心律失常较少发生。另外,不同动物、不同器官发生再灌注损伤所需的缺血时间不同,小动物相对较短,大动物相对较长。

2. 侧支循环 侧支循环缺血后容易形成者,因可缩短缺血时间和减轻缺血程度,不易发生再灌注损伤。

3. 需氧程度 因氧易接受电子,形成氧自由基增多,因此,对氧需求高的器官,如心、脑等,容易发生再灌注损伤。

4. 再灌注的条件 一定程度上使用低温、低压、低 pH 值的灌注液进行再灌注,可有效减轻再灌注损伤。此外灌注液中电解质的含量对再灌注损伤也有一定的影响,减少灌注液中的 Ca^{2+}、Na^+ 含量,或适当增加 K^+、Mg^{2+} 含量,有利于减轻再灌注损伤。

第二节 缺血-再灌注损伤的发生机制

缺血-再灌注损伤的发生机制尚未完全阐明。目前认为,自由基的作用、钙超载的作用和白细胞的作用是缺血-再灌注损伤的重要发病机制。

一、自由基的作用

(一)自由基的概念

自由基是外层电子轨道上含有一个或多个不配对电子的原子、原子团和分子的总称。由于自由基外层轨道上具有不配对电子,处于极其不稳定的活泼状态,一旦出现电子的得或失,极易引发氧化还原反应甚至氧化应激,导致组织细胞损伤甚至坏死。自由基的种类很多。

1. 氧自由基 由氧诱发的自由基称为氧自由基(oxygen free radical,OFR),如超氧阴离子(O_2^-)和羟自由基(OH·),属于非脂性自由基。单线态氧($^1O_2$)及过氧化氢(H_2O_2)不是自由基,但氧化作用很强,与氧自由基共同组成为活性氧。

2. 脂性自由基 指氧自由基与多聚不饱和脂肪酸作用后生成的中间代谢产物,如烷自由基(L·)、烷氧自由基(LO·)、烷过氧自由基(LOO·)等。

3. 其他 如氯自由基(Cl·)、甲基自由基(CH_3·)和一氧化氮自由基(NO·)等。NO·是一种气体自由基,本身是一种弱氧化剂,与 O_2^- 反应后生成过氧亚硝基阴离子($ONOO^-$),性质极其不稳定,虽不是自由基,却在偏酸条件下极易自发分解生成 NO_2·和 OH·,具有很强的氧化能力,故具有强烈的引发脂质过氧化作用。

(二)缺血-再灌注时自由基增多的机制

1. 黄嘌呤氧化酶形成增多 黄嘌呤氧化酶(xanthine oxidase,XO)的前身是黄嘌呤脱氢酶(xanthine dehydrogenase,XD)。这两种酶主要存在于毛细血管内皮细胞内。正常情况下,黄嘌呤脱氢酶占绝大多数90%左右,仅有10%为黄嘌呤氧化酶。组织缺血时,一方面由于 ATP 缺乏使膜泵功能发生障碍,导致细胞内 Ca^{2+} 增多,激活 Ca^{2+} 依赖性蛋白水解酶使 XD 转化为 XO,导致黄嘌呤氧化酶含量增加;另一方面,缺血期间ATP 消耗降解不能用来释放能量,并依次降解为 ADP、AMP 和次黄嘌呤,导致次黄嘌呤大量堆积。再灌注时,缺血组织重新获得氧,大量积聚的次黄嘌呤在黄嘌呤氧化酶作用下生成黄嘌呤并进而转变为尿酸,在这两步反应中以分子氧为电子接受体,从而产生大量的尿酸和 H_2O_2,后者再在金属离子参与下形成 OH·(图 10-1)。

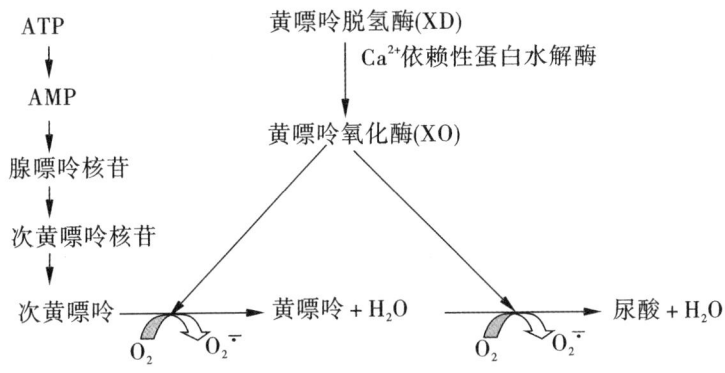

图 10-1 黄嘌呤氧化酶在自由基生成增多中的作用

2. **中性粒细胞聚集及激活** 中性粒细胞在吞噬活动时伴有耗氧量显著增加,这种现象被称为呼吸爆发或者氧爆发。其摄取的氧 70%~90% 经细胞内的 NADPH 氧化酶和 NADH 氧化酶的作用接受电子形成氧自由基,并用以杀灭病原微生物。如果中性粒细胞形成的氧自由基过多,就可损害组织。再灌注时,由 XO 的作用所产生的氧自由基起原发的、主要的作用,这些自由基作用于细胞膜后产生多种具有趋化活性的物质如白三烯(leukotriene, LT)以及补体系统激活产生的 C3 片段等,可吸引大量中性粒细胞聚集并激活。尤其再灌注期组织重新获得 O_2,因而使氧自由基大量增加,进一步造成组织细胞的损伤。

$$NADPH + 2O_2 \longrightarrow NADP^+ + HO_2^-$$
$$NADH + 2O_2 \longrightarrow NAD^+ + H^+ + O_2^-$$

3. **线粒体膜受损** 线粒体是细胞氧化磷酸化的主要部位。正常情况下,线粒体内仅 1%~2% 的 O_2 经单电子还原为氧自由基,而 98% 的 O_2 在细胞色素氧化酶作用下经4 价还原生成水。缺氧时细胞内 ATP 生成减少,Ca^{2+} 进入线粒体增多而使线粒体功能受损,细胞色素氧化酶系统功能失调,电子传递链受损,以致再灌注期进入细胞内的氧经单电子还原为氧自由基增多,而经 4 价还原而形成的水减少。此外,Ca^{2+} 进入线粒体内可使含 Mn 的 SOD(锰-超氧化物歧化酶)减少,氧自由基的清除能力下降,使自由基水平增高。

4. **儿茶酚胺自氧化增加** 各种应激性刺激如缺血、缺氧,均可使交感-肾上腺髓质系统兴奋,产生和释放大量儿茶酚胺,儿茶酚胺一方面具有重要的代偿调节作用,另一方面过多的儿茶酚胺特别是它的氧化产物可产生具有细胞毒性的氧自由基。

(三)自由基引起缺血-再灌注损伤的机制

自由基性质极为活跃,可与膜磷脂、蛋白质、核酸等细胞成分发生反应,造成细胞结构损伤,引起功能和代谢障碍(图10-2)。

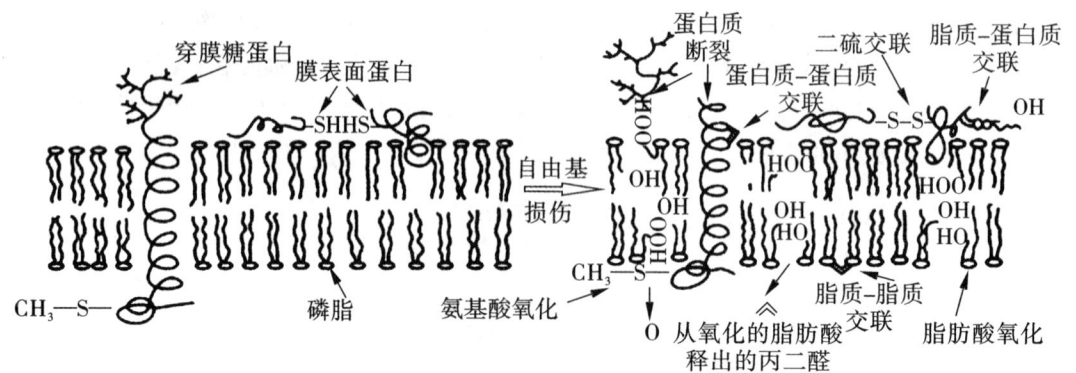

图10-2 自由基对生物膜的损伤作用

1. **膜脂质过氧化增强** 生物膜主要是由富含不饱和脂肪酸的磷脂双分子层构成,并有蛋白质镶嵌其中。膜脂质结构完整和膜蛋白功能正常是保证细胞生命活动的基本条件,自由基与膜脂质不饱和脂肪酸作用引发脂质过氧化反应,使膜结构受损、功能障碍,膜损伤是自由基损伤细胞的早期表现。表现为:

(1)破坏膜的正常结构 膜脂质过氧化可破坏磷脂膜中不饱和脂肪酸,不饱和脂肪酸减少,不饱和脂肪酸/蛋白质的比例失调,细胞膜及细胞器膜如线粒体、溶酶体等液态性、流动性降低及通透性升高,细胞外 Ca^{2+} 内流增加,细胞内外离子分布异常等改变,从而引起细胞功能和结构变化。

(2)间接抑制膜蛋白功能 脂质过氧化使膜脂质发生交联、聚合,从而间接抑制膜蛋白(如钙泵、钠泵、Na^+/Ca^{2+} 交换系统)的功能,导致胞质内 Na^+、Ca^{2+} 浓度升高,造成细胞肿胀、钙超载;另外,脂质过氧化还可抑制膜受体、G 蛋白与效应器的偶联,引起细胞信号转导功能障碍。

(3)促进自由基及其他生物活性物质生成 膜脂质过氧化还可激活磷脂酶 C 和磷脂酶 D,进一步分解膜磷脂,催化花生四烯酸代谢反应,在增加自由基生成和增强脂质过氧化的同时,进一步催化产生多种生物活性物质如前列腺素、血栓素、白三稀等,加重再灌注损伤。

(4)ATP 生成减少 线粒体膜脂质过氧化导致线粒体功能受抑制,ATP 生成减少,细胞能量代谢障碍加重。

(5)改变血管的正常功能 自由基可促进组织因子的释放,加重 DIC;超氧阴离子可灭活一氧化氮,影响血管舒缩反应。

2. **蛋白质功能抑制** 蛋白质肽链中蛋氨酸、酪氨酸、色氨酸、脯氨酸、半胱氨酸、苯丙氨酸等残基极易受到氧自由基攻击,使蛋白质分子氧化而发生变性、聚合、降解或肽链断裂,从而导致酶、受体、离子通道等产生障碍,严重影响蛋白质功能。另外,在自由基的作用下,由于脂质过氧化作用,胞质及膜蛋白和某些酶交联形成二聚体或更大的聚合物,这种蛋白质的交联使其丧失活性、结构改变,直接损伤蛋白质功能。

3. 核酸及染色体破坏　自由基对核酸的损伤作用主要是碱基修饰、DNA断裂和交联,从而改变了DNA的结构,破坏了核酸分子的完整性,引起染色体的结构和功能障碍。这种作用80%为OH·所致,它对碱基、脱氧核糖骨架都能造成损伤,根据损伤程度的不同,可引起突变、凋亡或坏死等。

因此,再灌注可以导致自由基生成增多,自由基生成增多亦可导致细胞损伤的加重,两者互相影响,共同促进了再灌注损伤的发生发展。自由基是缺血-再灌注损伤非常重要的发病环节。

二、钙超载的作用

钙超载是指各种原因引起的细胞内钙含量异常增多并导致细胞结构损伤和功能代谢障碍的现象,严重时可导致细胞死亡。1966年Zimmerman等研究发现,用无钙的溶液灌注大鼠离体心脏,短时间内即发生心肌膜损伤,随后灌注含钙的生理溶液,心脏的结构和功能损伤发生更为严重;1972年Shen和Jennings发现犬心脏冠状动脉短暂闭塞后恢复再灌注时可加速细胞内Ca^{2+}的积聚,并首次提出钙超载的假说。随着检测技术的进步,大量实验结果提示:在缺血数分钟,心肌内的钙含量已开始升高;再灌注开始几分钟内,大量钙进入心肌细胞,并持续较长时间,而钙的流出相对只有短暂的增加,表明钙超载主要发生在再灌注期,而且Ca^{2+}浓度升高的程度往往与细胞受损的程度呈正相关。

正常条件下细胞外钙离子浓度($[Ca^{2+}]_e$)约为10^{-3} mol/L,而细胞内钙离子浓度($[Ca^{2+}]_i$)约为10^{-7} mol/L,两者相差约1万倍。要维持细胞内外钙离子浓度梯度,主要是由于:①细胞膜对钙的低通透性;②钙与特殊配基形成可逆性复合物;③细胞膜钙泵(钙镁ATP酶),即当$[Ca^{2+}]_i$升高到一定浓度时,Ca^{2+}泵被激活,水解ATP,将Ca^{2+}逆化学梯度泵出细胞,降低细胞内Ca^{2+}浓度;④肌浆网和线粒体膜上的钙泵和Na^+-Ca^{2+}交换,将胞质内的Ca^{2+}储存到细胞器中;⑤细胞膜Na^+-Ca^{2+}交换,将胞质内的Ca^{2+}转运到细胞外(图10-3)。

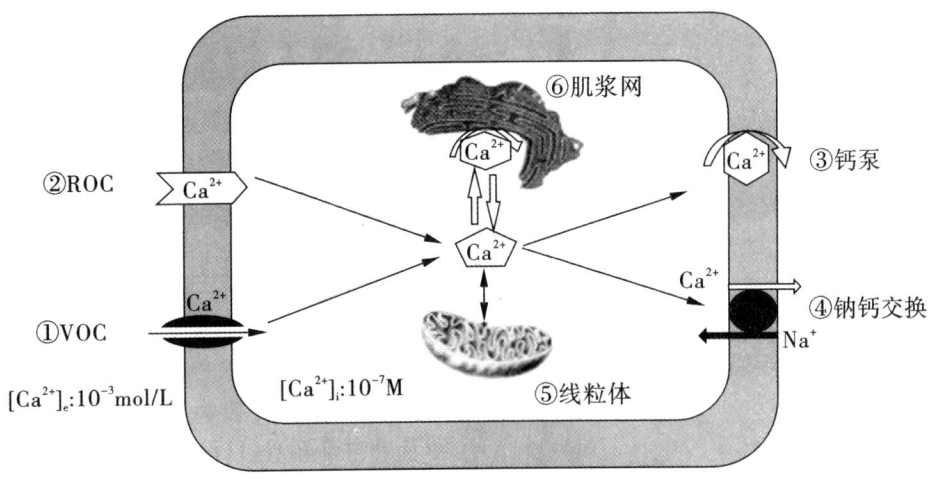

图10-3　细胞Ca^{2+}转运

VOC:电压依赖性钙通道　ROC:受体操纵性钙通道

（一）缺血-再灌注时细胞内钙超载的发生机制

实验研究发现，钙超载主要发生在再灌注期，而且主要原因是由于钙的内流增加，而并不是钙的外流减少。细胞内钙超载引起再灌注损伤的机制目前尚未完全清楚，可能与下列因素有关：

1. Na^+-Ca^{2+} 交换异常　钠钙交换体（Na^+-Ca^{2+} exchanger,NCX）是非 ATP 依赖的双向转运蛋白，在细胞内外的 Na^+、Ca^{2+} 浓度梯度和膜电位驱动下对细胞内外的 Na^+、Ca^{2+} 进行双向转运，在这种交换系统中每 3 个 Na^+ 与 1 个 Ca^{2+} 交换。在生理条件下，Na^+-Ca^{2+} 交换蛋白以正向转运的方式将细胞内的 Ca^{2+} 运出细胞，与细胞膜上的钙泵共同维持细胞内低钙。缺血、缺氧时 ATP 生成减少，导致钠泵活性降低，细胞内 Na^+ 含量明显增高，同时酸中毒的存在，细胞内高 H^+。恢复灌注后，细胞重新获氧，细胞内高 Na^+ 除激活钠泵外，还快速激活 Na^+-Ca^{2+} 交换蛋白，以反向转运的方式加速 Na^+ 向细胞外转运，同时将大量的 Ca^{2+} 转运至胞质，导致细胞内 Ca^{2+} 浓度增高而引起细胞损伤；另一方面，细胞内外形成 pH 值梯度差，Na^+-H^+ 交换增强，细胞内 Na^+ 进一步增高，从而促使 Na^+-Ca^{2+} 反向转运，造成细胞内钙超载。目前已证实，Na^+-Ca^{2+} 交换蛋白反向转运的增强是导致缺血再灌注时 Ca^{2+} 超载的主要途径。

2. 蛋白激酶 C（protein kinase C,PKC）激活　缺血-再灌注时内源性儿茶酚胺释放增加，通过 α 和 β 受体使钙内流增加：①通过 $α_1$ 受体激活磷脂酶 C（phospholipase,PLC），促进磷脂酰肌醇（phoshatidycinositol,PI）分解，生成三磷酸肌醇（IP_3）和二酰甘油酯（diacylglycerol,DG）。其中 IP_3 导致肌浆网释放钙；DG 经激活蛋白激酶 C（PKC）促进 Na^+-H^+ 交换，进而增加 Na^+-Ca^{2+} 交换，使胞外 Ca^{2+} 内流；②通过 β 受体激活腺苷酸环化酶，使 L 型钙通道开放而促进钙内流（图10-4）。

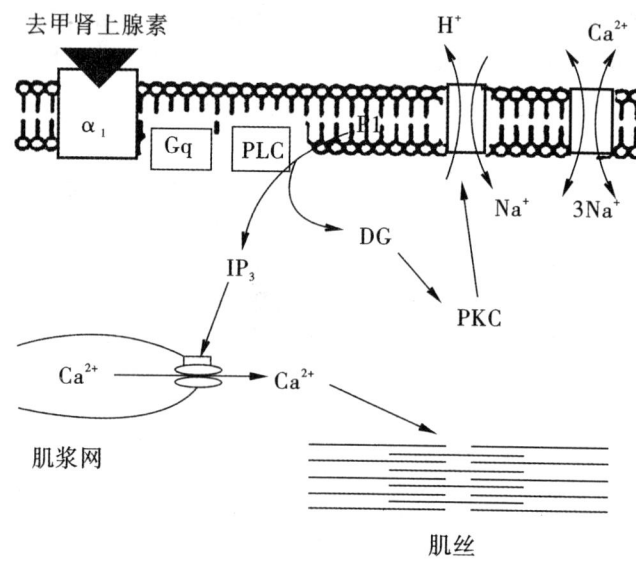

图 10-4　PKC 对 Na^+-Ca^{2+} 交换蛋白的激活

3. 生物膜损伤 生物膜(细胞膜和细胞内膜性结构)是维持细胞内外及细胞内各间区离子平衡的重要结构。其损伤后通透性增加,细胞外 Ca^{2+} 顺浓度差进入细胞内,或使细胞内 Ca^{2+} 分布异常,加重细胞功能紊乱与结构破坏。肌浆网膜损伤亦可导致钙泵功能障碍,使肌浆网摄取 Ca^{2+} 减少,因而胞质钙浓度增高。

(1) 细胞膜损伤 正常情况下,钙离子连接细胞膜外板与糖被层,形成完整的细胞膜,缺血可造成细胞膜外板与糖被层分离,使细胞膜对钙的通透性显著增加;再灌注时生成的大量氧自由基引发细胞膜的脂质过氧化反应,进一步加重膜结构的破坏;细胞内 Ca^{2+} 增加又可激活磷脂酶,使膜磷脂降解,进一步增加细胞膜对 Ca^{2+} 的通透性,共同促使胞质 Ca^{2+} 浓度升高。

(2) 肌浆网膜损伤 氧自由基损伤及膜磷脂降解可造成肌浆网膜受损,使其钙泵功能受抑制,对 Ca^{2+} 摄取减少,加剧细胞内钙超载的发生。

(3) 线粒体膜损伤 由于细胞膜损伤,导致膜功能障碍,Ca^{2+} 内流增多,可造成呼吸链中断、氧化磷酸化障碍。另外,氧自由基的损伤及线粒体膜磷脂的降解也可引起线粒体膜受损,抑制氧化磷酸化,使 ATP 生成减少,加重膜损伤。

(二) 钙超载引起缺血-再灌注损伤的机制

细胞内钙超载导致再灌注损伤的机制目前尚未完全清楚,可能与以下因素有关:

1. 激活各种 Ca^{2+} 依赖性酶 细胞内 Ca^{2+} 升高可激活磷脂酶,促使膜磷脂降解,使细胞膜和细胞器膜结构受损。钙可激活蛋白酶,导致细胞膜损伤及结构蛋白的分解。

2. 线粒体功能障碍 胞质内 Ca^{2+} 增多使线粒体摄取 Ca^{2+} 增加,在摄取过程中需消耗大量 ATP。同时大量 Ca^{2+} 在线粒体内与含磷酸根的化合物结合,以磷酸钙的形式沉积,影响氧化磷酸化过程,导致 ATP 生成减少,从而加重细胞能量代谢障碍。

3. 促进氧自由基生成 细胞内 Ca^{2+} 增加可激活 Ca^{2+} 依赖性蛋白酶活性,加速黄嘌呤脱氢酶转化为黄嘌呤氧化酶,使氧自由基生成增多。

4. 加重酸中毒 细胞内 Ca^{2+} 浓度升高可激活某些 ATP 酶,导致细胞高能磷酸盐水解,释放出大量 H^+,加重细胞内酸中毒。

5. 破坏心肌结构 心肌细胞内钙超载引起肌原纤维挛缩、断裂,并出现收缩带,破坏细胞骨架,导致心肌纤维断裂,心肌梗死面积扩大,促使心肌缺血-再灌注损伤的发生。

因此,细胞内钙超载是缺血-再灌注损伤的另一个极为重要的发病环节。

三、白细胞的作用

研究证实在缺血心肌内有白细胞聚集,且数量随缺血时间延长而增加;再灌注期白细胞聚集进一步增加。动物实验显示,如去除中性粒细胞,可以减少白细胞聚集,减轻水肿和再灌注损伤,表明白细胞聚集及其介导的微血管损伤等作用在再灌注损伤中发挥重要的作用。

(一) 缺血-再灌注时白细胞增多的机制

临床观察和实验证明,缺血-再灌注时各脏器组织中白细胞(主要是中性粒细胞)浸润明显增加,其发生机制可能是:

1. 趋化因子生成增多 组织受损可使细胞膜磷脂降解,花生四烯酸代谢产物增多,如白三烯、血小板活化因子(platelet activating factor,PAF)、补体及激肽等都具有很强的趋化作用,因而能吸引大量白细胞进入组织或黏附于血管内皮。此外被激活的白细胞和血管内皮细胞本身也释放一些具有趋化作用的炎症介质,使微循环中白细胞进一步增加、组织浸润进一步加重。

2. 细胞黏附分子生成增多　细胞黏附分子又称黏附分子,指由细胞合成的,可促进细胞与细胞之间、细胞与细胞外基质之间黏附的一大类分子的总称,如整合素、选择素、细胞间黏附分子等,在维持细胞结构完整和细胞信号转导中起重要作用。正常情况下,微血管内皮细胞仅表达少量黏附分子,故血管内皮细胞和血液中流动的中性粒细胞不会发生黏附,以保证微血管的正常灌流。缺血和再灌注时中性粒细胞和血管内皮细胞的多种黏附分子表达增强,导致局部中性粒细胞与受损血管内皮细胞之间的广泛黏附、聚集。临床观察发现,应用特异性黏附分子抗体可显著减少再灌注时白细胞的黏附、渗出,并可改善缺血后再灌注时引起的组织损伤。

(二)白细胞介导缺血-再灌注损伤的机制

1. 阻塞微循环　正常情况下,白细胞和血管内皮细胞互相排斥,是保证血流通畅的重要条件。实验表明,白细胞的流变学和形态学特点与微血管血流阻塞有密切关系。在缺血和再灌注早期,中性粒细胞能特异性黏附于血管内皮,与红细胞相比,白细胞体积大,且活化后的白细胞变得黏性更高,变形能力更差,极易嵌顿、堵塞微循环血管,难以通过毛细血管前括约肌,造成毛细血管的机械阻塞,导致微循环障碍,使组织得不到血液供应,加重组织细胞缺血、缺氧。即使在解除缺血原因并重新灌注后也无法有效恢复缺血区组织的血流灌注,这种变化被称为无复流现象。这种无复流现象不仅存在于心肌,也见于脑、肾、骨骼肌缺血后再灌注时,中性粒细胞激活及其致炎细胞因子的释放是引起无复流现象的病理生理学基础。

2. 产生自由基　白细胞黏附、聚集激活后,发生呼吸爆发产生大量超氧自由基和羟自由基,激活的白细胞是一个重要的自由基源,这些自由基均可损伤内皮细胞,增加血管壁通透性,导致组织水肿。而组织水肿又反过来进一步压迫微血管,加重微血管阻塞,使微循环灌注更为减少,形成恶性循环。

3. 收缩血管　激活后的中性粒细胞与血管内皮细胞可释放大量缩血管物质,而扩血管物质合成与释放减少,造成微血管舒缩功能的变化。微血管口径的改变与花生四烯酸的代谢产物前列环素与血栓素 A_2 之间的失衡密切相关。缺血、缺氧时,一方面因血管内皮细胞受损而致 PGI_2 生成减少,另一方面在儿茶酚胺等因素刺激下,血小板释放 TXA_2 增多,因而发生强烈的血管收缩,促使血栓形成和血管堵塞,使微血管口径缩小,有助于无复流现象的发生,加重组织损伤。

4. 细胞损伤　缺血-再灌注时激活了的中性粒细胞与血管内皮细胞可释放大量炎症介质及多种活性酶,如细胞因子(其中两种主要的细胞因子为 TNF-α 和 IL-1β)、氧自由基、蛋白酶、溶酶体酶等,不但改变了自身的结构和功能,还使周围组织细胞受到损伤,导致局部炎症反应。

综上所述,缺血-再灌注损伤发生的基本机制,主要是自由基、钙超载及白细胞三者共同作用的结果。在缺血-再灌注损伤机制的各种学说中,都与自由基的作用有关,因此,大量自由基的生成即使不是再灌注损伤的唯一致病因素,至少也是十分重要的发病环节;而钙超载是细胞不可逆性损伤的共同通路;白细胞聚集黏附而造成的炎症介质释放是导致组织器官功能障碍的关键因素,中性粒细胞的激活及与血管内皮细胞之间的相互作用,在缺血-再灌注损伤机制的研究中越来越受到关注。这三者相互促进,互为因果,共同参与介导了缺血-再灌注损伤的发生发展。

第三节　缺血-再灌注损伤时机体的功能与代谢变化

缺血-再灌注损伤的临床表现各不相同,个体差异较大。缺血-再灌注损伤主要表现为再灌注组织器官的代谢紊乱、功能障碍及结构损伤的变化。由于缺血程度、再灌注时的条件及组织器官的不同而导致损伤的程度也不同。研究发现,机体内许多器官如心、脑、肺、肾、肝、胃肠等都可发生缺血-再灌注损伤。

一、心肌缺血-再灌注损伤的变化

心肌缺血-再灌注损伤是最早发现最为常见的缺血-再灌注损伤的器官,对其研究较为深入。心肌缺血-再灌注损伤时,功能、代谢和结构均发生明显变化。

(一) 心功能变化

1. 心肌舒缩功能降低　缺血-再灌注引起的心肌可逆性或不可逆性损伤均可造成心肌舒缩功能降低,心输出量减少、心室内压最大变化速率降低、左室舒张末期压力增大等是其主要的表现。通常情况下,缺血时静止张力(指心肌在静息状态下受前负荷作用而产生的张力)随缺血时间的延长逐渐升高,发展张力(指心肌收缩时产生的主动张力)逐渐下降。再灌注时静止张力更加增高,表现为左室舒张末期压力增大,发展张力愈加低下,表现为心室收缩峰压和心室内压最大变化速度均降低。

2. 心肌顿抑　心肌顿抑是指缺血心肌在恢复血液灌注后一段时间内出现可逆性收缩功能降低的现象。在这种状态下,心肌虽不至于发生心肌坏死,但会引起心肌结构、代谢及功能的改变,即使在恢复有效的灌注后,其功能也需要数小时、数周甚至数月才能恢复。顿抑心肌持续时间与再灌注前心肌缺血的时间长短有关,心肌缺血时间愈长,顿抑心肌持续的时间愈久。目前认为,再灌注性心肌顿抑是心肌缺血-再灌注损伤的表现形式之一,但也有人认为是一种对心肌的保护措施,通过使心肌耗氧量减少,从而限制心肌坏死的发生。自由基爆发性生成和细胞内钙超载是心肌顿抑的主要发生机制。心肌顿抑是一个重要的临床现象,最常见于心肌梗死溶栓后。在冠心病再灌注治疗时,应密切监测患者的生命体征,持续监测心率及血压变化。如患者出现血压下降、心率减慢,应及时通知医生。经过常规升压、提高心率等治疗无效时也应考虑到有心肌顿抑发生的可能。

3. 再灌注性心律失常　缺血心肌再灌注过程中出现的心律失常,称为再灌注性心律失常,是临床上发生率最高的心肌缺血-再灌注损伤,以室性心动过速、室性早搏和心室颤动最为常见。其发生的基本条件:①再灌区存在越多的功能上可以恢复的心肌细胞,心律失常的发生率越高。②与再灌注前心肌缺血的时间长短有关。动物实验证明,犬冠状动脉阻断使心肌缺血 15~45 min 后再灌注,心律失常的发生率最高,因为界于这个时间段之间的缺血,心肌细胞会出现不同程度损伤或损伤不均匀,相对更容易出现心律失常。缺血时间过长或过短,其发生率都低。③缺血心肌的数量、缺血的程度及再灌注恢复的速度。缺血心肌多、缺血程度重、再灌注恢复快,心律失常的发生率就高。

再灌注心律失常的发生机制尚未完全阐明,其发生的可能机制:①自由基和钙超载导致心肌细胞膜损伤,ATP 生成减少、ATP 敏感性钾离子通道激活等引起心肌电生理特性的改变,致使心肌细胞电位不稳定,室颤阈值降低,易出现房颤和室颤等心律失常;②再灌注可使纤颤阈降低,易致严重心律失常;③再灌注时被冲出的儿茶酚胺刺激 α 受体,提高心肌细胞的自律性;④缺血心肌与正常心肌之间电生理特性的差异导致传导性与不应期的暂时不均一性,为折返激动心律失常的发生提供了电生理基础。

尽管再灌注有出现心律失常的风险,但急性心肌梗死的患者溶栓治疗的临床资料显示,尽早恢复血液灌流仍是抢救心肌梗死患者最有效的治疗方式,采取不同措施进行分段渐进式复流可有助于降低再灌性心律失常的发生率。

(二)心肌能量代谢变化

缺血期心肌 ATP、磷酸肌酸含量迅速降低。由于 ATP 降解,ADP、AMP、腺苷等降解产物含量升高。如缺血程度不重,心肌损伤较轻,再灌注后,心肌高能磷酸化合物含量可较快恢复,心肌代谢障碍可迅速改善并恢复正常。若缺血损伤较重,再灌注后心肌高能磷酸化合物含量不仅不回升,反而进一步降低。这是因为再灌注时自由基和钙超载等导致线粒体受损,使氧化磷酸化发生障碍,高能磷酸化合物难以形成,ATP 合成减少;加之再灌注血流的冲洗,ADP、AMP 等物质含量比缺血期降低,造成合成高能磷酸化合物的底物流失,导致再灌注后心肌代谢障碍更加严重。ATP 作为高能磷酸化合物的主要储存和利用形式,一旦减少或缺乏,将通过各个方面引起心肌细胞各种酶的活性减弱以及各种离子泵的功能减退,从而导致心肌功能障碍及心肌细胞损伤。

(三)心肌结构的变化

再灌注损伤时,心肌的超微结构变化与单纯缺血心肌的变化性质虽然基本相同,但程度却更为严重。主要表现为心肌细胞水肿;肌原纤维结构破坏、肌丝断裂、溶解;线粒体损伤、嵴断裂溶解、空泡形成。损伤可迅速扩展到整个细胞。

由此可见,心肌缺血性损伤和再灌注损伤的发病机制和损伤表现都有异同之处,再灌注损伤并不仅仅只是缺血性损伤的延续和叠加,而且是在缺血性损伤基础上出现的一种新的损伤反应。

二、脑缺血-再灌注损伤的变化

脑组织是耗能较高的器官,但其能量储备极少,它的活动主要依靠葡萄糖有氧氧化提供能量,对缺氧极为敏感。一旦缺血时间较长,即可引起不可逆性损伤。

1. **脑能量代谢的改变** 脑缺血后,短时间内细胞内 ATP、磷酸肌酸、糖原、葡萄糖等产生减少,乳酸、cAMP 明显增加。再灌注后,脑组织中 cAMP 进一步含量增加,而 cGMP 含量则进一步降低,提示了缺血-再灌注时脑组织发生了较强的过氧化反应。与其他组织相比,脑组织富含磷脂和不饱和脂肪酸,容易受到自由基攻击。再灌注后大量的 cAMP 可激活磷脂酶,可使膜结构中磷脂降解,游离脂肪酸生成增多。而再灌注后生成的大量自由基,一方面可直接与膜中不饱和脂肪酸发生反应;另一方面还可与游离脂肪酸反应,生成大量的脂质过氧化物。

2. 脑氨基酸代谢变化　脑缺血-再灌注损伤时,脑内神经递质代谢也发生明显变化,即兴奋性氨基酸(谷氨酸、天门冬氨酸)随缺血-再灌注时间延长而逐渐降低,抑制性氨基酸(丙氨酸、γ-氨基丁酸、牛磺酸、甘氨酸)在缺血-再灌注早期明显升高。通常缺血-再灌注时间越长,兴奋性氨基酸含量越低,脑组织超微结构改变也越严重。

3. 脑组织形态学变化　脑组织缺血后,ATP迅速减少,细胞膜钠泵功能障碍,导致细胞内钠浓度升高,引起脑细胞水肿。如患者出现头痛、头晕症状,并伴有血压升高、心率减慢,甚至意识不清时,则提示可能有脑水肿的发生。临床上应密切观察患者意识状态和瞳孔变化,监测生命体征、详细记录24 h出入量。缺血、缺氧时一方面糖酵解增强,产生大量乳酸,造成代谢性酸中毒;另一方面脑组织出现能量代谢异常,发生强烈的脂质过氧化反应,均可导致膜结构损伤、线粒体功能障碍、细胞骨架破坏、细胞凋亡甚至坏死,出现不可逆损伤。

三、其他器官缺血-再灌注损伤的变化

1. 肺缺血-再灌注损伤的变化　肺缺血-再灌注损伤可在多种临床情况下发生,包括心肺转流、肺梗死与肺移植等,近年来,肺移植已作为肺气肿、原发性肺动脉高压、特发性肺纤维化等疾病的一种标准治疗方法,缺血-再灌注损伤常常是肺移植患者移植后肺功能不全的主要原因。其主要表现为肺水肿与急性呼吸功能衰竭。肺部的主要病理变化为肺毛细血管内皮细胞受损,肺间质增宽,水肿,中性粒细胞渗出,炎细胞浸润,表现为肺血管通透性增加、肺血管阻力增加和肺动脉高压等。

2. 肝缺血-再灌注损伤的变化　肝缺血-再灌注损伤常发生在肝移植和阻断血管的肝脏切除术等情况下。表现出肝功能受损的特征:血清谷丙转氨酶、谷草转氨酶及乳酸脱氢酶活性显著升高,并伴有高胆红素血症、凝血功能障碍、肾功能不全等。再灌注时,肝脏损伤较单纯缺血明显加重,病理变化主要为内皮细胞和库普弗细胞肿胀、脂肪变性、空泡变性及点状坏死。

3. 肾缺血-再灌注损伤的变化　肾缺血-再灌注损伤时,血清肌酐明显增加,表明肾功能受损严重。常见于肾移植、休克治疗后及体外震波碎石等。再灌注时,肾组织学损伤较单纯缺血时更明显,病理变化为线粒体高度肿胀、变形、嵴减少、肾小管上皮细胞肿胀、变性甚至坏死。严重者可造成急性肾衰竭或导致肾移植失败。

4. 肠缺血-再灌注损伤的变化　在肠套叠、肠扭转外科手术后和各种休克复苏后等,可能出现肠缺血-再灌注损伤,其特征为黏膜损伤和屏障功能障碍,病理变化出现广泛上皮与绒毛分离,上皮坏死,固有层破损,出血及溃疡形成。缺血后再灌注时,肠壁毛细血管通透性更加增高,肠黏膜损伤严重,肠腔内大量有毒物质可经肠壁吸收增多,如氨、内毒素等,可导致全身性炎症反应综合征的发生。

5. 多器官功能障碍综合征　缺血-再灌注损伤最严重后果是出现多器官功能障碍综合征。如休克复苏后可并发单个或多个器官缺血-再灌注损伤,为危重患者死亡的重要原因。最先受损的往往是肺脏,随后可出现肾、心、肝、胃肠道和中枢神经系统等功能紊乱。

第四节　缺血-再灌注损伤防治与护理的病理生理基础

(一)消除缺血病因,缩短缺血时间

这是预防再灌注损伤的首要环节。再灌注损伤的严重程度与缺血时间密切相关,短时间的缺血后再灌注,器官功能可能恢复正常,但超过一定时间,则容易引起再灌注损伤。因此针对缺血原因,采取有效措施,应尽可能缩短器官组织的缺血时间,并尽早恢复血流,避免严重的再灌注损伤,这是防治缺血-再灌注损伤的基本原则。

(二)控制再灌注条件

再灌注时采用适当低压、低流、低温、低 pH 值、低钠和低钙液灌注可减轻再灌注损伤。低压低流灌注可避免原缺血组织中氧急剧增高和液体量骤增而导致大量氧自由基生成,可以有效减轻组织水肿和损伤;低温有助于降低缺血器官代谢率,减少耗氧量和代谢产物聚积;低 pH 值可减轻细胞内液碱化,抑制磷脂酶和蛋白酶对细胞的分解破坏作用,减轻 Na^+-H^+ 交换蛋白的过度激活;低钠有助于钠内流减少,减轻细胞肿胀;低钙可减轻因钙超负荷所致的细胞损伤;适当高钾灌流液也可降低心肌细胞兴奋性,减轻再灌注引起的原缺血组织大量钾丢失。

(三)清除自由基

自由基清除剂主要包括超氧化物歧化酶(superoxide dismutase,SOD)、过氧化氢酶(catalase,CAT)、谷胱甘肽过氧化物酶(glutathione peroxidase,GSH-Px)、铜蓝蛋白、维生素 A、维生素 E、维生素 C、二甲基亚砜(dimethyl sulfoxide,DMSO)等。哺乳动物体内含有两种 SOD,即胞质和血浆中的铜(Cu)/锌(Zn)-SOD 和线粒体中 Mn-SOD,其主要功能是通过歧化反应清除 H_2O_2 和 $OH\cdot$ 的前身,使细胞免受氧自由基的毒性损害。GSH-Px 除具有清除 H_2O_2 作用外,尚可将过氧化脂质还原成无毒的羟基化合物和水,具有抗脂质过氧化效应。另外许多中药制剂如丹参、川芎嗪、三七、黄芪、当归、虎杖苷、葛根素等,对缺血-再灌注损伤也有较好的防治作用。

(四)减轻细胞内钙超载

实验证明,在再灌注前根据病情适当应用钙拮抗剂,可抑制细胞内钙超载,减轻再灌注引起的心律失常,缩小心肌梗死面积,保护心功能。近年来临床上也应用 Na^+-H^+ 交换蛋白及 Na^+-Ca^{2+} 交换蛋白抑制剂,可以更有效地防止钙超载的发生。

(五)中性粒细胞抑制剂的应用

采用中性粒细胞抗血清或抗中性粒细胞代谢药,可明显减轻再灌注损伤和缩小缺血再灌注后心肌的梗死。致炎因子可促进中性粒细胞黏附在内皮细胞上,应用糖皮质激素等可抑制促炎因子的产生,促进抗炎因子的合成,从而减轻再灌注损伤。进一步研究表明,非甾体抗炎药物、脂氧化酶和环氧化酶抑制剂、前列环素及抑制中性粒细胞黏附的单克隆抗体也有减轻缺血-再灌注损伤的作用。

(六)缺血预适应与缺血后适应的应用

1986 年美国的 Murry 等首次在犬缺血-再灌注模型发现反复短暂缺血发作可使

心肌在随后持续性缺血中得到保护,从而提出了缺血预适应(ischemic preconditioning,IPC)心脏保护的概念。缺血预适应是指缺血前反复、多次的短期缺血使机体组织器官对随后较长时间缺血-再灌注损伤产生明显保护作用的一种适应性反应。缺血预适应的保护机制尚未完全阐明,目前认为可能与其能诱导产生细胞内源性保护介质(如腺苷、缓激肽等)和保护蛋白(如热休克蛋白等),并激活相应信号分子通道等有关。这些物质参与保护心肌和能量代谢,减轻和抵抗随后更长时间因为人体缺血、缺氧造成的损伤。预处理方法各不相同,但保护作用相似,都是减少心肌梗死面积,减轻心肌顿抑发生,减少心律失常发生。缺血预适应是一种自我保护现象,应用药物诱发的急性预适应来调动机体内源性抗损伤机制以减轻细胞的缺血-再灌注损伤,已受到越来越广泛的关注。缺血后处理是指缺血后多次阻塞,是一种在方法上与适应(缺血前多次阻塞)完全不同,但效果上基本一致的细胞保护措施。与缺血预处理一样,缺血后处理也是通过多次短暂的缺血-再灌注,调动心脏的内源性保护机制,从而减轻缺血-再灌注后心肌坏死与心脏功能障碍。

(七)缺血-再灌注损伤的护理原则

近年来,随着休克治疗的进步以及动脉搭桥术、溶栓疗法、经皮腔内冠脉血管成形术、心脏外科体外循环、心肺脑复苏、断肢再植和器官移植等方法的建立和推广应用,使许多组织器官缺血后重新得到血液再灌注。因此,预防和尽早发现再灌注损伤是临床护理所面临的关键问题。

急性心肌梗死早期进行冠状动脉介入术,恢复冠状动脉的血流灌注是降低急性心肌梗死病死率,改善预后的最有效措施。但治疗过程中使闭塞的血管再通,恢复心肌灌流时常出现胸痛、再灌注心律失常(室性心律失常多见)、一过性低血压、心源性休克和心功能不全及无复流和慢复流等再灌注损伤的表现。护理重点为做好急救准备,密切病情观察,及时发现异常并对症处理,早期发现、早期预防、及时纠正,以提高冠状动脉介入术成功率。为监测再灌注性心律失常是否发生,需要对患者进行连续心电监护,及时发现心律、心率的变化,将变化的心电图记录下来并标记时间,协助医生采取有关措施。

再灌注损伤也是脑栓塞溶栓治疗的潜在危险,主要是引起脑水肿,形成颅内高压危及生命。颅内高压患者临床症状主要表现为头痛、呕吐、视盘水肿、困倦嗜睡、凝视麻痹、瞳孔不对称、癫痫发作、展神经麻痹、复视等症状,严重时有生命体征变化,血压升高、脉搏及呼吸变慢,生命体征变化是颅内压增高的危险征兆,要警惕脑疝的发生。当护士发现患者出现上述症状与体征时,应及时报告医生,尽早做出降压处理有效防止脑水肿发生。

肢体动脉损伤后由于各种原因造成手术治疗延迟,使患肢缺血时间较长,一旦恢复血液供应,极易发生缺血-再灌注损伤。其发生机制多由于肌肉缺血坏死导致不同程度的横纹肌分解,氧自由基引起微血管通透性增加,造成肌肉和组织水肿,进而压迫神经和血管产生剧痛。护理上应指导患者采取正确的体位。患者肢体尽量平放,不要过多下垂,适当的活动行走。对中晚期感染性疼痛常抱足而坐者,要劝其平放或抬高患肢,减轻水肿,不宜行走,避免血流受阻,加重疼痛。

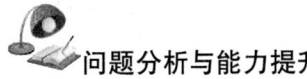 问题分析与能力提升

患者齐某,男,56岁,因胸闷、大汗1 h,于7:40急诊入院。入院检查后诊断:急性下壁、右室心肌梗死合并心源性休克。给予阿托品、多巴胺、低分子葡聚糖等治疗。上午10:00用尿激酶静脉溶栓,10:40出现阵发性心室纤颤,立即以电击除颤成功,至11:20反复发生室性心动过速及室颤,其中持续时间最长达3 min,共除颤7次,同时给予利多卡因、小剂量异丙肾上腺素后心律转为窦性,血压平稳,意识清楚。患者住院治疗22 d后康复出院。

思考:该患者为何在溶栓治疗后出现严重的心律失常?其发生机制是什么?

同步练习

一、名词解释

1.缺血-再灌注损伤 2.活性氧 3.钙超载 4.心肌顿抑 5.无复流现象

二、填空题

1.属于再灌注损伤的反常现象包括_____、_____、_____。

2.清除自由基的酶性清除剂有_____、_____、_____。

3.缺血-再灌注损伤的重要发病环节是_____、_____、_____。

4.生理条件下,Na^+-Ca^{2+}交换蛋白的主要转运方向是_____,与细胞膜上_____共同维持心肌细胞静息状态的低钙浓度。

5.控制再灌注条件,可减轻再灌注损伤。低压低流灌注可避免_____;低温有助于降低_____,减少_____和_____;低pH值可减轻_____,抑制_____和_____的分解,减轻_____的过度激活;低钙可减轻_____所致的损伤;低钠有助于减少心肌内_____,减轻_____。

三、单项选择题

1.缺血-再灌注损伤是指(　　)

　A.微循环灌流量减少引起的细胞损伤

　B.缺血引起的代谢性酸中毒所致的细胞功能代谢紊乱

　C.缺血后恢复血流引起的后果

　D.缺血后恢复血流损伤加重

　E.以上都不是

2.下列哪一种情况不是引起缺血-再灌注损伤的原因(　　)

　A.高血压　　　　　　B.溶栓疗法后

　C.器官移植后　　　　D.冠脉搭桥后

　E.体外循环后

3.下列哪一种因素易诱发缺血-再灌注损伤(　　)

　A.缺血时间过长　　　B.组织侧支循环丰富

　C.对氧的需求程度低　D.低pH值灌流

　E.高压灌流

4.下列说法正确的是(　　)

　A.所有缺血的组织器官在血流恢复后都会发生缺血-再灌注损伤

　B.缺血时间越长越容易发生缺血-再灌注损伤

　C.心、脑较其他器官易发生再灌注损伤

　D.低温(25 ℃)低压灌注可诱发再灌注损伤

　E.高钙灌注可减轻再灌注损伤

5. 下列哪一个最符合自由基的概念( )
   A. 能自由发生反应的原子、原子团和分子
   B. 化学性质极为活泼的原子、原子团和分子
   C. 具有单价的原子、原子团和分子
   D. 外层轨道上具有配对电子的原子、原子团和分子
   E. 外层轨道上具有不配对电子的原子、原子团和分子

6. 自由基不包括( )
   A. 超氧阴离子   B. $CH_3·$
   C. $OH·$ D. H_2O_2
   E. $LOO·$

7. 催化超氧阴离子生成 H_2O_2 是( )
   A. 维生素 E   B. 维生素 C
   C. SOD   D. 维生素 A
   E. GSH

8. 再灌注时氧自由基主要由下列哪一种细胞产生( )
   A. 中性粒细胞   B. 巨噬细胞
   C. 单核细胞   D. 血管内皮细胞
   E. 淋巴细胞

9. 下列哪项不是缺血-再灌注时氧自由基生成增多的机制( )
   A. 黄嘌呤氧化酶增加   B. 线粒体功能障碍
   C. 儿茶酚胺代谢增加   D. 细胞内酸中毒
   E. 中性粒细胞激活

10. 黄嘌呤氧化酶主要存在于( )
    A. 白细胞内   B. 肌细胞内
    C. 巨噬细胞内   D. 内皮细胞内
    E. 结缔组织内

11. 下列哪一项与细胞内钙超负荷发生无关( )
    A. 胞膜外板与糖被分离
    B. Na^+-Ca^{2+} 交换异常
    C. 儿茶酚胺减少
    D. 钙泵功能障碍
    E. 线粒体功能障碍

12. 白细胞介导缺血-再灌注损伤的机制是( )
    A. 阻塞毛细血管   B. 增加血管通透性
    C. 产生氧自由基   D. 释放溶酶体酶
    E. 以上都是

13. 在缺血-再灌注损伤中微血管阻塞的主要原因是( )
    A. 红细胞聚集   B. 血小板聚集
    C. 白细胞黏附聚集   D. 其他生物活性物质的释放
    E. 内皮细胞对 Ca^{2+} 通透性增加

14. 机体缺血-再灌注损伤最常见于( )
    A. 肝脏   B. 心脏
    C. 肺   D. 肾脏
    E. 肠

15. 缺血-再灌注损伤时线粒体生成氧自由基增多的机制是( )
   A. 缺血时线粒体内氧减少
   B. NADPH 氧化酶的活性减弱
   C. NADH 氧化酶的活性减弱
   D. Ca^{2+} 进入线粒体增多,使细胞色素氧化酶功能失调
   E. 氧化磷酸化反应抑制

16. 最常见的再灌注性心律失常是( )
   A. 室性心律失常　　　　B. 室上性心动过速
   C. 房室传导阻滞　　　　D. 房性期前收缩
   E. 房颤

四、简答题

1. 简述缺血-再灌注时黄嘌呤氧化酶形成增多的机制。
2. 如何控制再灌注条件以减轻再灌注损伤?

五、论述题

1. 试述缺血-再灌注导致钙超载的机制。
2. 试述自由基引起缺血-再灌注损伤的机制。

(隋　璐)

第十一章 全身炎症反应综合征与多器官功能障碍综合征

临床上经常见到由于严重感染而引起机体出现发热、白细胞增多、呼吸心率加快等全身性炎症反应,称为脓毒症,病原微生物入侵与上述各种反应的发生有直接的联系。20世纪80年代以来,随着临床诊断技术的提高,发现除了感染之外,一些非感染性的致病因素也能够诱发与脓毒症相似的全身性炎症反应,此时可发现炎症介质在血浆中明显增多,因此人们意识到感染并非引起全身性炎症反应的唯一条件。同时大量研究表明,从严重的创伤、感染、休克等致病因素对机体的直接损害到继发引起多器官功能衰竭,存在着一条共同途径,即机体的过度炎症反应。当炎症反应异常放大或失控时,其对机体的保护作用将转变为损害。因此,1991年美国胸科医师学会和危重病医学会(The American College of Chest Physicians/Society of Critical Care Medicine, ACCP/SCCM)在芝加哥会议上联合提出了全身炎症反应综合征(systemic inflammatory response syndrome,SIRS)的新概念。

20世纪60年代末70年代初,在临床外科领域,人们救治危重病时发现一种新的综合征:即当机体遭受到严重创伤或打击后,可导致其他器官功能相继损害。1973年,Tilney首先报道了18例腹主动脉瘤破裂患者,在成功实施了手术病情较稳定后,不久出现了多个器官和系统的相继衰竭,最终大部分患者死亡,被称为序贯性器官衰竭。1975年,Baue发表论文阐述"进行性序贯性多系统器官衰竭"的问题,称之为"70年代综合征(70's syndrome)"。因受累的不仅有肺、肝、脑等器官,还可累及血液和消化等系统,1976年,Border称其为多系统器官衰竭(multiple system organ failure, MSOF)。随后1977年Eiseman又将其命名为多器官衰竭(multiple organ failure, MOF)。20世纪90年代初,学者们认识到,早期器官功能轻度障碍到晚期功能衰竭,是一个动态变化过程;有些情况器官只有功能障碍,如果早期进行有效干预,病情可以逆转而不一定发生衰竭;显然,MOF或MSOF过于强调器官衰竭这一终点,至诊断成立时病情已至终末阶段,不利于及早防治。故1991年ACCP/SCCM联合会议建议将MSOF更名为多器官功能障碍综合征(MODS)。1995年我国在庐山召开全国危重病急救医学会会议,采纳了MODS的命名。

炎症反应对于机体生存具有重要适应代偿意义,适当反应有助于控制感染、促进伤口愈合等;但过度的活化时,机体产生大量内源性免疫炎症因子,出现SIRS,通过

"瀑布效应",造成机体功能、代谢紊乱,严重者导致 MODS。

因此,脓毒症、SIRS 及 MODS 是同一病理过程的不同发展阶段。严重感染或创伤是这一病理过程的启动,终点是 MODS,贯穿始终的是 SIRS。

第一节 全身炎症反应综合征

全身炎症反应综合征(SIRS)指在创伤、感染、休克等急性危重病时发生的机体失控的、自我持续放大、自我破坏的全身性炎症反应。

(一)病因

常在严重创伤、休克、感染、急性胰腺炎等疾病时发生。大手术、大量输血输液或术后治疗不当等医源性因素对其发生发展也有影响作用。因此,病因常常是复合性的。可概括为感染性因素和非感染性因素两类。

1. 感染性因素 细菌、病毒、真菌和寄生虫等的严重感染均可诱发 SIRS,在重症监护病房(intensive care unit,ICU)的 SIRS 患者中约 40% 有感染证据。临床上最常见的是由细菌及毒素引起的腹腔内感染、胆道感染、创面感染等。近期有研究表明,致病菌为真菌的感染率明显升高。有些 SIRS 患者血中细菌培养阳性,有明显的感染症状,但找不到感染灶,可能是急性应激状态时发生的肠源性细菌移位。

2. 非感染性因素 变性坏死的组织细胞及其产物、缺血缺氧和免疫复合物等因素也可以活化炎症细胞,引起广泛的炎症反应发生,诱发或促进 SIRS,例如,严重创伤(如大面积烧伤、多发性骨折、大手术等)、缺血-再灌注损伤、休克等。除此之外,机体免疫缺陷(如自身免疫性疾病)、恶病质状态、治疗措施不当(如输血输液过多、吸氧浓度过高)及药物中毒等情况也可诱发或促进 SIRS 的发生。

(二)诊断标准

SIRS 的主要临床特征是在各种严重病因打击后所出现的持续高代谢、高动力循环状态及过度的炎症反应。持续高代谢本质上是一种防御性应激反应,患者表现出静息时能量消耗增加,耗氧量增加,糖原分解和糖异生作用加强,血中支链氨基酸减少、芳香族氨基酸增多等。高动力循环状态表现为心率加快、心输出量增加、外周阻力下降、血压降低、微循环灌注不足、组织细胞缺血缺氧等。过度炎症反应时多种炎症介质和细胞因子的失控性释放,导致细胞功能障碍、机体组织器官的损伤。

1991 年在芝加哥会议上,学者提出 SIRS 概念的同时还建议,在机体遭受严重侵袭后具备下述四项指标中的两项或两项以上者即可诊断为 SIRS:①体温>38 ℃ 或<36 ℃;②心率>90 次/min;③呼吸频率>20 次/min 或 $PaCO_2$<32 mmHg;④白细胞计数>12×10^9/L 或<4×10^9/L,或幼稚粒细胞>10%。

但多年的临床实践证明,这一诊断标准过于宽松,敏感性高但特异性差,临床指导意义有限。符合此诊断标准的患者并不一定都有全身炎症反应的存在,ICU 中约 2/3 以上的患者均具有 SIRS 表现,几乎是危重病症的同义词,但此标准有助于病情评估及预后判断。2001 年代表欧美 5 个相关学会的多位专家建议增加 C 反应蛋白、C5a 等炎症指标,高排低阻、胃肠 pH 值等血流动力学指标,高糖血症、低蛋白血症等有关代谢变化指标和组织灌注改变及器官功能障碍指标等。

(三) 发生发展过程

从病因作用于机体,到 SIRS 出现,再发展为 MODS,是一个规律的病理生理改变过程。典型的 SIRS 可分为三个阶段。

1. 局限性炎症反应阶段　各种感染性或非感染性致病因素作用于机体,可通过细菌、毒素、变性坏死的组织细胞及其产物等多种因素诱导血液和组织中的炎症细胞,使其活化、黏附、聚集在受损组织局部,释放炎症介质、氧自由基、溶酶体酶等,在受损局部杀死细菌、中和毒素、清除坏死组织,促进组织修复,抑制炎症扩散,对机体起到重要的保护作用。

2. 有限性全身炎症反应阶段　当感染性或非感染性致病因素异常强烈或持续作用时,局限性炎症反应不足以限制病情发展,炎症反应扩展至全身。此时,单核巨噬细胞、中性粒细胞、淋巴细胞甚至一些实质细胞均可处于活化状态,并释放大量促炎介质,如 IL-1、TNF、IL-6 等(表 11-1)。而同时为防止过度的炎症反应对机体造成损伤,复杂的抗炎机制也开始启动。活化的炎症细胞开始释放抗炎介质,如 IL-4、IL-10、IL-13、前列腺素 E_2(prostaglandin E_2,PGE_2)等(表 11-2)。若促炎与抗炎两方面力量相当,机体内环境则在全身炎症反应的病理状态下出现暂时平衡,SIRS 的进展受限。此期如能采取积极有效的干预措施,SIRS 可向康复方向发展。

表 11-1　SIRS 中主要的促炎介质及作用

促炎介质	主要作用
TNF-α	活化内皮、中性粒及巨噬细胞、发热
IL-1	活化内皮细胞、巨噬细胞、发热
IL-2	活化 T 淋巴细胞、巨噬细胞
IL-6	活化内皮细胞、巨噬细胞
IL-8	趋化中性粒细胞、释放整合素
IFN	活化巨噬细胞、抗病原微生物
活性氧	损伤血管内皮细胞、杀灭病原微生物
溶酶体酶	损伤弹性纤维、胶原纤维
TXA_2	聚集和活化血小板,收缩血管

表 11-2　CARS 中主要的抗炎介质及其作用

抗炎介质	主要作用
IL-4	抑制巨噬细胞产生细胞因子
IL-10	抑制巨噬细胞、粒细胞产生细胞因子
IL-13	抑制巨噬细胞产生细胞因子
PGI_2、PGE_2	刺激 IL-10,对抗 TXA_2
NO	舒张血管

3. SIRS/CARS 失衡阶段　强烈的致病因素持续存在或无法控制，炎症细胞过度活化，通过瀑布式级联放大反应，导致促炎因子泛滥，而增多的内源性抗炎介质不足以抑制其作用，引起炎症的扩大，导致全身组织的损伤和器官的功能障碍，出现 SIRS。若内源性抗炎介质过度表达和释放，则可引起免疫功能的抑制，诱发或加重全身性感染。1996 年 Bone 针对感染和创伤时出现的机体免疫功能降低、对感染的易感性增加的内源性抗炎反应，提出了代偿性抗炎反应综合征（compensatory anti-inflammatory response syndrome，CARS）的概念。SIRS 与 CARS 是此期的两个极端表现，当二者并存又互相加强时，导致炎症反应和免疫功能更严重的紊乱，称为混合性拮抗反应综合征（mixed antagonist response syndrome，MARS）。SIRS 和 CARS 的失衡是机体炎症反应失控的表现，不但破坏局部组织器官结构功能，同时损伤远隔部位脏器，导致 MODS 的出现。

（四）发病机制

1. 播散性炎症细胞活化　各种感染性或非感染性致病因素作用于机体，可直接或间接引起组织细胞损伤，而活体组织对损伤的突出反应是发生炎症反应，特征是炎症细胞的激活。炎症细胞主要包括单核巨噬细胞、中性粒细胞、嗜酸性粒细胞、内皮细胞及血小板等。正常情况下，血管内皮细胞及白细胞仅表达少量黏附分子，血细胞在血管中随血流运动。在创伤及感染状态下，炎症细胞会发生变形、滚动黏附、迁移、趋化、脱颗粒及释放等反应，称为炎症细胞活化。

局限性炎症反应时，炎症细胞活化只限于创伤或感染局部。而 SIRS 时，被激活的炎症细胞产生的大量促炎因子，又可进一步激活更多的炎症细胞，二者互为因果，形成恶性循环，结果使炎症细胞活化发生于全身各组织器官，发生炎症瀑布反应，因此又称为播散性炎症细胞活化。

2. 炎症介质泛滥　炎症介质是在炎症过程中由炎症细胞释放或从体液中产生，参与或引起炎症反应的化学物质的总称。在炎症介质的作用和黏附分子的介导下，激活的白细胞与血管内皮细胞发生黏附，并在趋化因子的作用下穿出血管壁向炎症部位游走，之后吞噬细菌异物，杀死细菌、清除异物，并促进损伤组织的修复。

SIRS 时，活化的炎症细胞释放的炎症介质，通过激活细胞内多条信号转导通路及多种相关的炎症转录因子，而使炎症介质的表达调控机制发生紊乱，从而导致炎症介质的泛滥，形成炎症瀑布。例如，G^- 菌感染时胞壁所含的内毒素，其主要成分脂多糖（LPS）释放入血后，与循环血液中的脂多糖结合蛋白（LPS binding protein，LBP）结合，运转至单核巨噬细胞及中性粒细胞表面，与其膜上的脂多糖受体 CD14 结合后，激活具有信号转导功能的 Toll 样受体 4（Toll-like receptor 4，TLR4），经过一系列级联信号传递，激活 NF-κB 及丝裂原活化蛋白激酶（mitogen activated protein kinase，MAPK）等细胞内信号传导系统，继而启动 TNF-α、IL-1、IL-6、IL-8 等促炎细胞因子和黏附分子等基因的转录，使炎症介质大量增多。SRIS 时体内主要增加的促炎介质有：

（1）细胞因子　细胞因子是多种细胞所分泌的具有调节细胞生长分化、调节免疫功能、参与炎症发生和创伤愈合等功能的小分子多肽的总称。与炎症的发生、发展有关的细胞因子主要有肿瘤坏死因子（tumor necrosis factor，TNF）、白介素-1（interleukin-1，IL-1）、IL-2、IL-6、IL-8、IFN、IL-5、IL-12、IL-17、集落刺激因子、趋化因子等，其主要的生物学作用有：①启动瀑布式炎症级联反应；②参与创伤后高代谢反应;③损伤组织细胞。

(2) 脂类炎症介质 ①二十烷类炎症介质:此类炎症介质均由花生四烯酸衍化而来,含 20 个碳原子。主要包括前列腺素(PGs)、血栓烷类(thromboxanes,TXs)和白三烯类(leukotrienes,LTs)。前列腺素 E_2(prostaglandin E_2,PGE_2)可使小血管扩张,血管壁通透性增加,形成局部炎性水肿;前列腺素 I_2(prostaglandin I_2,PGI_2)可使血管扩张,血管壁通透性增加,导致脓毒性休克时广泛的渗出和低血压的形成。LTs 可活化多形核白细胞(polymorphonuclear leukocytes,PMN)使平滑肌收缩。血栓素 A_2 可促进血小板聚集及血管收缩,参与急性呼吸窘迫综合征时肺微循环内的血栓形成、肺动脉高压及通气血流比值失调的发生。②血小板活化因子(platelet activating factor,PAF):是一种具有广泛生物活性的磷脂类介质,可由白细胞、血小板、内皮细胞、肺、肝和肾等多种细胞和器官产生。在炎症或缺血等急性应激下可快速产生。PAF 不仅可以引起血小板黏附、聚集并释放组胺;使中性粒细胞活化聚集,产生大量活性氧(reactive oxygen species,ROS)等炎症介质;还能活化内皮细胞,使其表达黏附分子。小剂量的 PAF 可使炎症细胞对炎症介质的敏感性升高,大剂量时可引起低血压和急性肺损伤。

(3) 黏附分子 是指介导细胞间或细胞与细胞外基质间相互接触和结合的分子的统称,是一种位于细胞表面或细胞基质中的糖蛋白,主要包括整合素、选择素和免疫球蛋白三个家族。在炎症介质刺激下,黏附分子介导白细胞与血管内皮细胞的黏附(即滚动)反应,使大量激活的白细胞释放氧自由基和溶酶体酶,导致内皮细胞和其他组织细胞损伤。

(4) 氧自由基 是炎症时造成组织损伤的重要介质。主要在组织缺血-再灌注及白细胞大量激活时产生。氧自由基可以攻击细胞的脂质、蛋白质和核酸,从而使细胞生物膜损伤、酶失活、染色体基因突变和细胞死亡等。

(5) 血浆源性炎症介质 是指血浆中原无活性的某些蛋白质在致炎因素的作用下,裂解成的一类具有活性的肽类物质,如 C3a、C5a、缓激肽、凝血酶、纤维蛋白降解产物等。它们作用于全身各个组织、器官,引起功能紊乱。C3a、C5a 属于趋化因子,能吸引中性粒细胞到达炎症部位,促进其呼吸爆发,从而释放氧自由基和溶酶体酶;还刺激嗜碱性粒细胞和肥大细胞释放组胺。组胺是一种很强的舒血管物质,它与 C3a、C5a、激肽一起扩张血管、增加血管通透性、造成血管损害。组织损伤时,内、外源凝血途径均被激活,产生大量的凝血酶,使凝血级联反应不断扩大,导致血栓形成。在凝血过程启动的同时,纤溶系统被激活,导致纤维蛋白(原)降解产物(FDP)的产生,FDP 可激活白细胞、增加毛细血管通透性,并促进组胺和激肽的致炎作用。

为防止过度的炎症反应对机体的损害,体内复杂的多层次的抗炎机制亦被活化,主要的抗炎因子有:①抗炎介质活化的炎症细胞开始释放抗炎介质,如 IL-4、IL-10、IL-13、PGE_2 等;②细胞因子拮抗剂、可溶性的细胞因子受体,如可溶性 TNF-α 受体,能与膜受体竞争结合配体,从而阻断配体通过膜受体介导的信号转导;③糖皮质激素与其受体(GR)结合后,能促进膜联蛋白-1 和 IL-1 受体拮抗剂等抗炎物质的表达,并能通过 GR 在转录水平与 NF-κB 和膜联蛋白-1 的相互拮抗作用抑制多种炎症介质、细胞因子和趋化因子等的生成,因此可以将糖皮质激素喻为体内调制炎症的"总开关"。

3. 免疫功能的紊乱 参与炎症调节的有激素、多种体液因子(包括炎症介质和抗炎因子)以及细胞黏附分子,它们之间具有相互促进或相互拮抗的关系,共同构成了复杂的调控网络。这种复杂精细调控的目的是将炎症控制在一定的限度,防止过度炎症反应对组织的损伤。如果炎症反应不断扩大诱导代偿性抗炎介质产生,无论是炎症介质泛滥,还是抗炎介质过度释放,均能造成免疫功能紊乱。

第二节 多器官功能障碍综合征

多器官功能障碍综合征(MODS)是机体在遭受严重感染、创伤、烧伤、休克等急性损害24 h后,原无器官功能障碍的患者同时或相继出现两个或两个以上器官和(或)系统功能障碍甚至衰竭的临床综合征。

值得注意的是:①原有某些器官功能障碍的慢性病患者器官退化时,发生了其他器官系统功能失代偿不属于MODS,如肺源性心脏病、肝性脑病、肝肾综合征、慢性心力衰竭引起肾功能衰竭等;②器官功能障碍与原发损伤之间有一定时间间隔,发病24 h之内因多个器官功能衰竭死亡者一般属于复苏失败,而不认为发生了MODS;③MODS发病的特点是继发性、顺序性和进行性,衰竭的器官往往不是原发损害器官,一般先受累的是肺,其次为肝、肾、胃肠、心血管、中枢系统、免疫系统和凝血系统功能障碍;④MODS病情发展迅速,一般抗休克、抗感染及支持治疗难以奏效,受累器官(系统)越多,死亡率越高;⑤非到终末期,MODS还是可以逆转的,一旦发病环节被阻断,器官功能可恢复而不留后遗症。

(一)分型

凡是能引起SIRS的病因均属MODS的高危因素。从病因作用于机体,到SIRS发生,再发展到MODS常常是一个有规律的发展过程。根据临床经过可分为两种类型:

1. 速发单相型 又称原发型、"一次打击型"。此型在创伤、感染等打击后短时间内出现,由损伤因素直接引起。如多发性创伤直接引起两个以上的器官功能障碍;或原发损伤先引起一个器官功能障碍,随后又继发出现其他器官功能障碍,如严重挤压伤引起肺挫伤致呼吸衰竭后,骨骼肌细胞溶解又引起急性肾功能衰竭。此型病情发展较快,器官功能障碍出现的早,病变的进程只有一个时相,即病程中只有一个高峰。

2. 迟发双相型 又称继发型或"二次打击型"。此型并非是损伤的直接后果,而与SIRS引起的自身性破坏关系密切。机体在受到原发损伤(第一次打击)后,引起SIRS,过度的炎症反应作为第二次打击,继发性地造成远隔距离器官发生功能障碍甚至衰竭。该型MODS与原发损伤之间存在一定的间歇期,数天或数周不等。第一次打击可能是较轻的、可出现病情缓解;但随后的第二次打击常常失控,导致明显的器官损伤,如休克复苏后出现的肾功能衰竭等。此型MODS病情较重,可能有致死的危险,病情发展呈双相,即病程中出现两个高峰。

(二)主要器官功能及代谢变化

MODS发生过程中几乎全身各个重要器官系统均可受累。现将几个重要器官的变化表述如下(表11-3):

表 11-3 MODS 时患者的临床表现和实验室检查

类型	临床表现	客观指标
肺功能障碍	进行性呼吸困难伴发绀,严重时需吸氧并借助机械通气	PaO_2<50 mmHg 或吸入 50% 以上氧才能维持 PaO_2 45 mmHg
肝功能障碍	黄疸或肝功能不全	血清总胆红素>34.2 μmol/L 肝脏血清酶谱在正常值上限的 2 倍
肾功能障碍	尿量可多可少,利尿剂反应差,严重时需用人工肾透析维持	血清肌酐持续>177 μmol/L 血清尿素氮>18 mmol/L
胃肠功能障碍	腹痛、消化不良、呕血和黑便;通常还伴有麻痹性肠梗阻	内镜检查确定有胃肠出血 24 h 内失血超过 600 mL
心功能障碍	突然发生的低血压,对正性肌力药物不起反应	平均动脉压<60 mmHg,心脏指数<3.0 L/(min·m²),血浆心肌酶学指标可升高
凝血功能障碍	出血	血小板进行性下降($<50\times10^9$/L),凝血时间、凝血酶原时间延长达正常 2 倍,纤维蛋白原<2 g/L,可检测到纤维蛋白(原)降解产物
中枢功能障碍	反应迟钝,意识和定向力障碍,昏迷,颅内压增高	头颅 CT 异常

1. **肺功能障碍** 肺是 MODS 中最易受累和最早累及的器官。据统计,其发生率高达 83%~100%,一般在发病 2~3 d 之内出现。如损伤较轻可称为急性肺损伤(acute lung injury,ALI),病情进一步发展可导致急性呼吸窘迫综合征(ARDS),其临床表现为进行性加重的呼吸窘迫、难纠正的低氧血症、发绀及肺水肿,过去又称为休克肺。

ARDS 的主要病理变化为急性炎症导致的呼吸膜损伤,有四个特征:①Ⅱ型肺泡上皮细胞数目及分泌的肺泡表面活性物质减少,出现肺泡微萎陷;②血浆蛋白透过毛细血管沉着在肺泡腔,形成透明膜;③小血管内中性粒细胞聚集、黏附,内皮细胞受损,肺毛细血管内可有微血栓形成;④活化的中性粒细胞释放氧自由基、弹性蛋白酶和胶原酶,损伤内皮细胞,使毛细血管壁通透性增强,出现间质性肺水肿,当损伤进一步累及肺泡上皮细胞时,肺泡上皮的屏障功能降低,引起肺泡性肺水肿。其结果为通气血流比值严重失调,气体弥散障碍,肺顺应性降低,表现为进行性低氧血症和发绀。

MODS 时肺功能易受损伤的原因有:①肺是全身静脉血液的过滤器,来源于全身各器官组织的许多代谢产物、活性物质、血中的异物和活化的炎症细胞都要经过、滞留在肺,引起肺的损伤;②血中活化的中性粒细胞和单核巨噬细胞易在此与内皮细胞黏附,释放活性氧、溶酶体酶及其他炎症介质,引起肺损伤;③肺富含巨噬细胞,巨噬细胞活化后释放许多细胞因子,并引起级联反应,导致肺损伤。

2. **肾功能障碍** MODS 易发生急性肾功能衰竭,过去称为休克肾,其发生率为 40%~55%,仅次于肺和肝。患者一旦发生急性肾功能衰竭,预后较差,休克引起的急性肾功能衰竭多发生在休克后 1~5 d 内,多属于原发型。而脓毒症引起的急性肾功能衰竭常发生在感染 5 d 以后,一般经临床积极治疗,脓毒症病情稳定甚至有所好转,而再次恶化出现急性肾衰竭,此时属于继发型。病理学上出现急性肾小管坏死,临床表现为少尿或无尿、氮质血症,水、电解质和酸碱平衡紊乱。但近年来由于临床上非少尿型急性肾功能衰竭的发生有增多的趋势,少尿或无尿并不是肾功能障碍的关键表现。

MODS 患者非少尿型急性肾功能衰竭的发病率增高的主要原因有:①抗生素的大量应用,某些抗生素可引起肾功能障碍,发生非少尿型肾功能衰竭;②甘露醇等利尿剂的早期使用,使一些少尿型肾功能衰竭转变为非少尿型肾功能衰竭;③对重症患者的监护条件改善及实验室检测水平的提高,增加了非少尿型急性肾功能衰竭的检出率。

3. 肝功能障碍 由于肝脏的解剖结构和组织学特征,MODS 时肝功能障碍发生率也很高,可达 95% 左右。肝功能受损在临床上主要表现为黄疸和肝功能不全。但由于肝脏的代偿能力较强,肝性脑病的发生率并不高。有时肝虽有形态改变,但生化指标仍可正常,所以肝功能障碍常不能及时被临床和常规检查所发现。

易发生肝功能障碍的原因有:①由肠道移位入血的细菌和毒素,经门脉系统首先到达肝脏,并损伤肝细胞;②肝脏的巨噬细胞,即肝巨噬细胞数量多,比其他部位的巨噬细胞更易被来自肠道的 LPS 活化;③细胞与肝细胞直接接触,分泌的 TNF、IL-1 和产生的氧自由基可直接损伤相邻的肝细胞;④肝脏富含黄嘌呤氧化酶,在肝脏缺血-再灌注损伤时可产生大量氧自由基,损伤肝细胞。

4. 胃肠道功能障碍 内镜证实在很多大面积烧伤、急性创伤和脑外伤患者中,有急性糜烂性胃炎或应激性溃疡存在,临床表现为食欲缺乏、消化不良、腹胀、腹痛甚至肠麻痹等。病变早期出现黏膜糜烂,如果损伤继续穿透至黏膜下层,破坏血管,则可引起明显出血。

胃肠道功能障碍的主要原因有:①严重创伤、感染、休克时的应激反应中神经体液机制的激活,胃肠血管收缩,引起胃肠缺血缺氧;②胃肠道富含黄嘌呤氧化酶,激活时产生大量氧自由基;③SIRS 产生的炎症介质泛滥;④长期静脉高营养,缺乏食物对消化道的刺激而引起胃肠黏膜萎缩。

上述黏膜损伤导致肠黏膜通透性增高,肠道屏障功能障碍,引起细菌移位或内毒素移位,即肠道中的细菌及内毒素越过被破坏的肠道黏膜屏障进入门脉系统。因此,MODS 时如果出现胃肠黏膜损害,则内毒素血症的发生率很高。

5. 心功能障碍 除了心源性休克之外,在其他类型的休克早期,心功能损伤一般较轻,在晚期才发生心功能障碍。患者表现为低血压,心脏指数低于正常人的 1/2 以下,对正性肌力药物无反应。亦可见到心动过速、心动过缓甚至心搏骤停出现,血浆心肌酶学指标可升高。病理检查常常见到线粒体减少、心肌局灶性坏死和心内膜下出血。

心功能障碍发生的可能原因有:①细菌毒素、炎症介质及心肌抑制因子等对心肌的抑制作用;②MODS 时出现了心肌血供不足与心肌高代谢、高需氧的矛盾;③酸中毒和高钾血症对心肌的损害。

6. 脑功能障碍 当血压降低到 50 mmHg 以下时,脑血液灌流量明显减少;当脑血管内出现 DIC 时,可加重脑组织缺血、缺氧;神经毒质的产生增多也加重了脑组织的损伤。以上机制共同导致中枢神经系统功能障碍。患者表现为嗜睡、反应迟钝,定向力障碍和意识不清,甚至出现昏迷。

7. 凝血功能障碍　血小板计数进行性下降,凝血酶时间及凝血酶原时间均延长,纤维蛋白原小于 2 g/L,并有纤维蛋白降解产物增多,出现 DIC 的临床表现,甚至出现急性贫血危象。

8. 免疫系统功能障碍　MODS 早期,免疫系统被激活。患者血浆补体 C3a 和 C5a 水平升高。C3a 和 C5a 可增加微血管壁通透性,激活白细胞和组织细胞。此外,革兰氏阴性菌产生的内毒素具有抗原性,能形成免疫复合物(immune complex,IC),激活补体,产生过敏毒素等一系列血管活性物质。IC 可沉积于多个器官微血管内皮细胞上,吸引多形核白细胞,释放多种毒素,从而导致细胞变性坏死及器官功能障碍。

MODS 晚期,体内单核巨噬细胞功能下降,中性粒细胞的吞噬和杀菌功能被抑制;辅助性 T 细胞/抑制性 T 细胞比值降低,B 淋巴细胞分泌抗体能力减弱,机体免疫系统处于全面抑制状态,炎症反应无法局限化,炎症扩大至全身,病情加重,甚至出现死亡。

(三) 发病机制

MODS 的发病机制非常复杂,人们对 MODS 发病机制的认识还在不断深入。损伤→应激反应→SIRS→MODS 是一个逐渐发展、动态变化的过程,而 MODS 是 SIRS 发展过程中的严重阶段,MOF 是 MODS 持续进展造成的最严重的终末状态。目前主要通过几个重要的学说,来解释其发病过程机体出现损伤的机制。

1. 炎症反应失控学说　炎症反应学说是解释 MODS 发病机制的基石。从本质上说,MODS 是一个自我失控的、自我破坏的、强烈的全身炎症反应过程。大量研究表明,感染或创伤引起的毒素释放和组织损伤并不是导致器官功能障碍的直接原因,细菌、毒素和组织损伤所诱导的全身性炎症反应是引起器官功能衰竭的根本原因。

当严重的感染或非感染性的因素作用于机体时,大量的炎症细胞过度激活,从而释放过量的炎症介质,进而产生全身炎症瀑布反应,引起 SIRS。与此同时,为了拮抗过度炎症对机体的损害,内源性抗炎介质亦相应增加,表现为 CARS。若二者保持平衡,则内环境暂时得以维持,不会引起器官功能损伤。一旦发生 SIRS 和 CARS 失衡,将导致内环境严重紊乱、组织器官损伤,发生 MODS。当 SIRS 与 CARS 同时并存又互相加强,即发生 MARS,此时即使促炎介质和抗炎介质在高水平上达到平衡,SIRS 与 CARS 持平,也非生理性稳态,会导致炎症反应和免疫功能更为严重的紊乱,对机体产生更强的损伤。因此就其本质而言,MODS 是 SIRS 和 CARS 免疫失衡的严重后果。

2. 二次打击和双相预激学说　1985 年 Deitch 提出 MODS 的二次打击学说,1995 年胡森等提出了 MODS"双相预激"学说。将创伤、感染、烧伤、休克等直接损伤作为第一次打击,此时所造成的组织器官损伤是轻微的,虽不足以引起明显的临床症状,但是激活了机体免疫系统,炎症细胞已经动员起来,甚至出现肠屏障损坏、组织变性坏死、抗炎机制削弱以及过度的应激反应,机体处于"预激状态"。此后如病情稳定,则炎症反应逐渐缓解,损伤组织得以修复。如病情进展恶化或继发感染、休克等情况,则构成第二次或第三次打击,使处于"预激状态"的机体免疫炎症系统爆发性激活,大量炎症细胞活化、炎症介质释放,结果炎症反应失控,导致组织器官的致命性损害。第二次打击强度本身可能不如第一次打击,但导致炎症反应的爆发性激活,往往是致命的。当第一次打击足够强大时,可直接激活机体炎症反应引起原发型 MODS。但大多数

MODS 的发生是多因素影响、序贯性损伤的结果,并不是单一打击的结果,这类 MODS 属于继发型 MODS(图 11-1)。

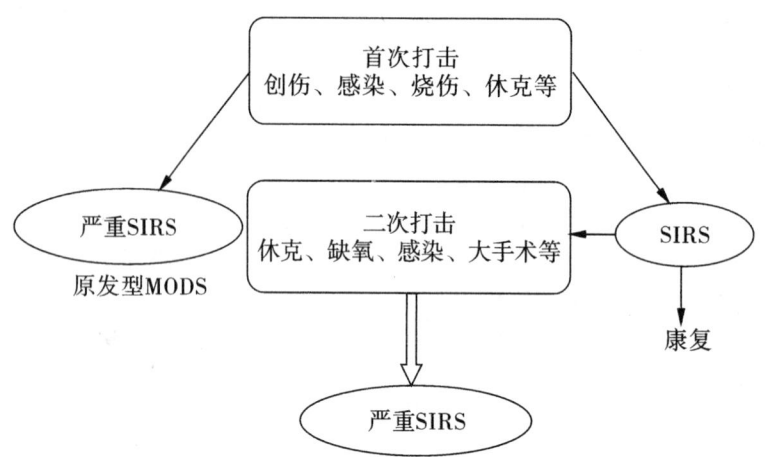

图 11-1　MODS 的二次打击和双相预激学说

3. 肠道功能紊乱学说　1986 年,Meakins 首先提出"肠道是发生 MODS 的原动力"的学说。认为肠道功能障碍可能是引起 MODS 的启动因子。肠道是机体最大的细菌和毒素库,而肠黏膜具有高效选择性屏障功能,能有效地防止肠道内细菌/毒素进入血液,是机体非特异性免疫系统的重要组成部分,对维持内环境稳定起重要作用。研究发现,没有明显感染病灶的 MODS 患者菌血症的细菌往往与肠道菌群一致。提示肠道有可能是 MODS 患者菌血症的来源。

在创伤、感染和烧伤等应激状态下,肠壁血管收缩,黏膜血流减少,造成肠黏膜糜烂、溃疡、出血、通透性增高,肠黏膜的屏障功能减弱,大量细菌和毒素通过门脉系统入血,形成细菌、毒素移位,激活肠道及相关的炎症细胞,导致大量炎症介质的释放,通过"级联反应"引起 SIRS。继而体内过多的炎症介质又可进一步加重肠道血流的低灌注,加重肠黏膜损伤,即通过"肠屏障功能减弱→肠道细菌移位→SIRS→肠屏障功能进一步减弱"的因果转化形成恶性循环,使炎症反应不断放大。因此,肠道既是炎症细胞激活、炎症介质释放的重要场地,也是炎症反应失控的策源地,肠功能紊乱在病因和 MODS 发生之间起重要的"枢纽"作用(图 11-2)。

4. 缺血-再灌注和自由基损伤学说　创伤、失血或感染时,均可出现有效循环血量不足、微循环障碍,导致组织缺氧和代谢性酸中毒,继而激活凝血机制、微血栓形成,加重组织器官缺氧,形成恶性循环。当组织恢复血液灌流后,氧自由基大量产生和释放。氧自由基通过膜脂质过氧化、抑制蛋白功能、破坏核酸和染色体等导致细胞损害。另外缺血-再灌注后,白细胞聚集,通过与内皮细胞的互相作用,导致组织和器官损伤,最终发生 MODS。归纳起来主要包括 3 方面:①氧供应不足导致组织细胞直接的缺血缺氧性损害;②缺血-再灌注引起氧自由基大量释放;③白细胞与内皮细胞的互相作用,扩大炎症反应。从根本上来看,自由基学说也是炎症反应学说的重要组成部分。

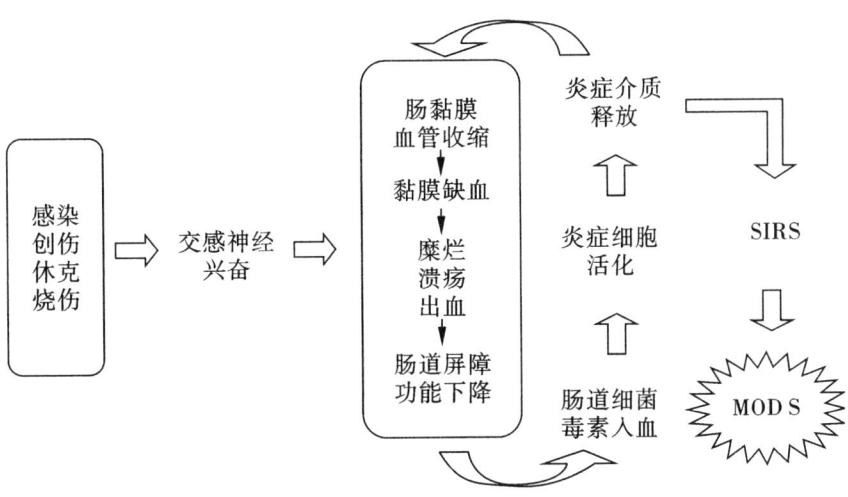

图11-2 肠功能紊乱在MODS发生中的作用

5. **细胞凋亡异常学说** 研究发现：创伤、脓毒症、休克及MODS的患者中，其胸腺、肠系膜淋巴结、脾、肝、肺、肾、结肠和骨髓等处均可检测到大量凋亡细胞，尤其以淋巴组织和肠上皮细胞最为显著。内皮细胞凋亡增强，直接导致早期血管内皮的损伤，引起脏器微血管损伤和中性粒细胞在实质脏器微血管床中的积聚，从而导致多脏器损伤；淋巴细胞凋亡增强直接导致机体免疫反应能力的下降；而自发的中性粒细胞凋亡过程却被延迟，导致其在多种组织内数量增加。失控的活化中性粒细胞可通过释放毒性代谢产物而损伤内皮细胞。能导致MODS的病因均能影响几乎所有类型细胞发生凋亡。因此，MODS的发生也可能是免疫炎症细胞凋亡紊乱及靶器官细胞大量凋亡的结果。

6. **应激基因假说** 缺血-再灌注和SIRS可促进应激基因的表达，通过热休克反应、氧化应激反应、急性期反应等加强创伤、感染、休克、手术等过程中应激反应强度，从而造成组织器官广泛而严重的损伤。

第三节　多器官功能障碍综合征防治与护理的病理生理基础

MODS是一种以系统损害为主的严重临床综合征，一旦发生，不易控制。尽管救治手段在不断地改进，但MODS病死率仍高居不下，死亡率可高达50%～80%，其治疗是当今医学界研究的热点。在去除病因的前提下进行综合治疗，最大限度地保护各器官系统功能，切断可能存在的恶性循环是MODS的基本防治原则。

(一) 治疗

1. **一般支持疗法** 迄今为止，对MODS和MOF尚无特异性治疗手段，治疗MODS和MOF的关键在于预防。更好的监护和器官支持是有益的，通过临床监测，可及早发现可能出现的器官功能异常，早期干预，采取有效措施，则可减缓或阻断病程的发展，提高抢救成功率。

MODS患者机体可由于短期内大量蛋白质被分解而出现重度营养不良,组织器官结构及功能重度受损。因此,营养支持治疗是MODS防治中一个重要方面。近年来,国内外学者均认识到长期完全性肠外营养,机体难以充分发挥自身代谢调节,加重并发症的出现;从而提倡尽早、优先予以肠内营养支持,缩短患者禁食时间,及早经口进食。经胃肠道进食可以促进其恢复血供,对维持和保护肠黏膜的屏障功能有积极作用,在一定程度上减轻病情,改善预后。

对一般患者应做营养支持,确保热量平衡;对危重患者则应做代谢支持,确保正氮平衡。针对体内出现的高代谢状态,应提高患者蛋白质和氨基酸特别是支链氨基酸摄入量,提高机体对创伤的耐受力。

2. **防治感染和创伤**　MODS防治的关键是防治感染和创伤,以消除产生过度炎症反应的条件。如有明确感染病灶的要引流脓液,正确及时使用有效的抗生素,防止和治疗脓毒症,用药原则为敏感、足量、全程和静脉给药。临床研究表明,低血压发生后1 h内接受有效抗生素治疗者,可提高存活率。另外可采用不易被肠道吸收的抗生素(如多黏菌素、新霉素等)抑制肠道细菌,达到降低肠源性感染的目的;严重创伤者应彻底清除创面坏死组织和血肿以去除炎症病灶,骨折要早期固定以减少进一步的组织创伤及限制炎症反应;烧伤要尽早切痂植皮以及尽早去除炎症和感染源,减少促炎细胞因子产生。MODS一般不使用糖皮质激素,但在出现休克、急性心衰、ARDS等时可使用中等剂量激素,一般应用3~7 d,逐渐停用。

3. **阻断炎症级联反应**　炎症反应失控是MODS的发病基础。SIRS时,多种炎症介质释放,适当使用炎症介质的拮抗剂(如TNF单克隆抗体和IL-1受体拮抗剂)和阻断剂(如肾上腺皮质激素、非类固醇性抗炎药),可阻断炎症瀑布反应,减轻组织损伤。在早期发现并通过有效干预控制SIRS的发展,可能是防治MODS和MOF并降低其病死率的关键。近年来,还采用血液净化疗法,来清除或下调血循环中的炎症介质、内毒素和应激激素。CARS时,则运用免疫刺激因子(如IFN-γ)治疗。

4. **防治休克和缺血-再灌注损伤**　对休克、大量失血的患者要尽早输液进行复苏,保持充分的有效循环血量。2012年国际严重感染与感染性休克治疗指南指出,对于脓毒症休克患者,早期(发病6 h内)要充分复苏,首选晶体液,可加用白蛋白。6 h内液体复苏治疗目标包括:维持中心静脉压(central venous pressure,CVP)8~12 mmHg,平均动脉压≥65 mmHg,尿量≥0.5 mL/(kg·h),中心静脉血或混合静脉血氧饱和度为70%。对于MODS患者,若低血压不能由输液纠正时,则需应用血管活性药物。目前常通过中心静脉给予去甲肾上腺素和多巴胺,若患者对前两者反应较差时,则可选用血管加压素进一步提升血压。心衰患者给予使用多巴酚丁胺或毛花苷C强心。

延迟复苏易发生再灌注损伤。使用山莨菪碱、多巴胺可改善内脏低灌注状态。在输液的同时宜给予抗氧化剂和细胞保护剂,对防治缺血-再灌注损伤有一定效果。

5. **器官支持**　及早发现和治疗首发的器官功能衰竭,阻断之后的连锁反应,防止多系统器官功能障碍。密切监控各器官功能的变化,及时采取相应的措施。

发生肾功能障碍应尽早利尿,一般不应用高渗利尿剂,避免肾小管进一步缺血坏死;如使用利尿剂,尿量无增加时考虑使用透析疗法。

发生 ARDS 应通畅气道并行机械通气、正压给氧;近年有报道给予 NO 吸入或应用 NO 供体可直接扩张血管、改善肺顺应性;气管内滴入肺表面活性物质,可直接降低肺泡表面张力。

严密监测心血管系统功能,应注意早期纠正微循环灌注不足;发生急性心功能不全减少或停止输液,并强心利尿,可使用营养心肌的药物。

对于并发应激性溃疡患者可采用组胺 H_2 受体拮抗剂;提倡尽早经口进食,缩短患者禁食时间;谷氨酰胺(glutamine,Gln)是肠道黏膜细胞代谢必需的营养物质,对维持肠道黏膜上皮结构的完整性起着十分重要的作用。在摄入营养中补充 Gln 可有效地防止肠道黏膜萎缩,防止胃肠道功能障碍,减少肠道细菌及内毒素的移位。

6. 连续性血液净化　近年来采用连续性动脉-静脉血液透析滤过联合血浆置换,可去除循环中的细胞因子、内毒素、应激激素和炎症介质,同时充分清除过量的容量负荷,纠正酸碱失衡及电解质紊乱,改善全身各脏器功能,维持内环境稳定,达到控制 SIRS 发展的目的。

7. 中医中药治疗　由于 MODS 发病机制复杂,病理生理发病环节较多,因而单一的某种治疗措施,如拮抗某种炎症介质等均不易取得预期的治疗效果。中医药强调调整机体的阴阳平衡,辨证施治个体化治疗和中药多环节多靶点整体调节。国内外的急诊专家已经逐步将中医应用于治疗的具体实践当中。如大黄、丹参、黄芪等单味药及血必净注射液、参麦注射液、黄芪注射液等清热解毒、活血化瘀的复方制剂。

(二) 护理

1. 加强监测　包括生命体征的监护和重要脏器功能的监测。连续监测心律、心率及呼吸(节律、频率);监测血压、微循环充盈时间(甲床毛细血管充盈法)、体温、血氧饱和度或血氧分压及血气分析。

2. 一般护理　① 严格无菌操作:患者进行临床诊治及护理操作时,应严格执行各项无菌操作规程。② 加强基础护理:包括口腔与皮肤护理;应保持病床干燥、平整、清洁,定时协助患者翻身、局部按摩,防止褥疮的发生;注意活动下肢,避免下肢深静脉血栓形成。③ 心理护理:由于发病突然、病情危重及进行性呼吸困难等使患者感到极度不安、恐慌,甚至绝望。多关心、爱护、鼓励患者,增强他们战胜疾病的信心,有利于疾病的好转。

3. 呼吸功能障碍护理　尽量卧床休息,减少耗氧量,慎用镇静剂,禁用吗啡类药物;保持气道通畅,鼓励排痰或体位引流,同时配合拍击振荡胸背部以促进排痰;使用呼吸机者,应严密监测各项指标,根据病情及血气分析及时调整给氧浓度、潮气量及呼吸频率等。

4. 肾功能障碍护理　准确记录液体出入量。留置导尿管者,应定期冲洗膀胱,防止逆行感染;透析治疗者,应做好透析护理,防止发生感染及电解质紊乱等并发症。

5. 心功能障碍护理　定时翻身,被动活动四肢,以防静脉血栓形成;按病情需要可采取卧位、高枕位或半卧位及坐位。监测血浆中电解质含量,尤其是血钾,以防高钾血症引起室颤或心搏骤停;心功能Ⅳ级者应绝对卧床休息,急性左心衰竭患者应给予氧疗,连续心电监护,观察心率、心律及 ST 段、T 波变化。详细记录患者用药前后的病情变化。

6. 肝功能障碍护理　限制蛋白摄入量,防止便秘,减少血氨的生成;注意观察患者意识改变及黄疸情况,以判断病情发展;避免使用肝毒性药物,定时监测电解质、血氨等变化,发生肝性脑病时按昏迷患者护理。

7. **脑功能障碍护理**　注意观察患者的意识状态、瞳孔大小以及血压、脉搏、呼吸等生命体征变化;护理昏迷的患者,要注意加床栏、取下假牙,保持侧卧位,定时吸痰等;应用高渗脱水剂时要保证用药速度和时间,同时监护用药后颅内压的变化。

8. **胃肠功能障碍护理**　宜进流食或无渣、无刺激性半流质饮食;呕吐或呕血时应暂时禁食,注意观察有无头晕、心悸、出冷汗、脉搏加快及血压下降等急性消化道大出血现象,记录呕血、便血量,还应注意腹痛、腹泻等情况。

9. **凝血功能障碍护理**　有出血倾向的患者应绝对卧床休息,专人护理;少量鼻出血时可行填塞鼻腔止血,牙龈出血时可用过氧化氢漱口;输血时应观察有无输血反应,及时进行凝血指标监测。

10. **预防医源性并发症**　①输液不宜过多过快,以防发生心力衰竭、肺水肿等;②避免输入库存血,因为库存 6 d 以上的血液含有大量已凝集变性的血小板、纤维蛋白及其他纤维蛋白沉淀物等,易引起微血栓形成及高钾血症;③避免使用具有器官毒性的药物,机械通气时注意避免气压伤及肺部感染。

总之,全面深刻地认识 MODS 的发病机制,采用积极合理的防治、护理方法,是提高 MODS 的治疗成功率的关键。

问题分析与能力提升

患者男性,44 岁。连续 2 d 与同学聚会大量饮酒,突发中上腹刀割样持续剧烈疼痛伴呕吐,同时腰背部疼痛,不能忍受。被家人送入医院。

查体:体温 39 ℃,脉搏 140 次/min,呼吸 24 次/min,血压 75/50 mmHg。中上腹部压痛、反跳痛、肌紧张,出现移动性浊音,少尿。化验:血常规白细胞计数 20.5×10⁹/L,血淀粉酶 189 U/L。腹部超声显示胰腺广泛肿胀伴胰周液性暗区。遂以急性重症胰腺炎收入院。给予相应治疗后,血压和尿量有所回升,腹痛、腹胀稍有缓解。入院第 11 天,患者开始出现高热、躁动、呼吸窘迫、双肺布满湿啰音、口唇青紫。SaO₂60%,血压突然降至 55/30 mmHg,心电图示心律失常,巩膜黄染,无尿,尿蛋白++++,血 BUN 32 mmol/L,血 Cr 489 μmol/L。虽经积极救治,病情仍无好转直至死亡。

思考:①患者经治疗后病情有所缓解,又突然加重的机制是什么?②该患者出现了哪些器官(系统)功能障碍?

同步练习

一、名词解释

1. 多器官功能障碍综合征　2. 全身炎症反应综合征　3. 抗炎反应综合征　4. 混合性拮抗反应综合征　5. 播散性炎症细胞活化

二、填空题

1. MODS 的原因主要有_____和_____两类。
2. 根据临床经过的不同,MODS 可分为_____型和_____型。
3. MODS 患者常常出现呼吸功能不全,轻者表现为_____,重者表现为_____。
4. ARDS 患者临床主要表现为_____、_____、_____和_____。

5. MODS时肾功能严重障碍时病理变化为_____,此时发生_____肾衰竭。
6. _____是MODS中最易受累和最先受累的器官。
7. MODS时肝功能代谢变化主要表现为_____和_____。
8. SIRS的主要临床特征是继发于各种严重打击后所出现的_____、_____、_____、_____。
9. SIRS时,机体释放_____过量;而CARS则由于机体释放_____增加所致。
10. MODS的发病机制可能有_____、_____、肠道功能紊乱学说、_____、_____及_____。
11. _____和_____在高水平上达到平衡,机体也非生理性稳态,会导致炎症反应和免疫功能更为严重的紊乱,对机体产生更强的损伤,称为_____。

三、单项选择题

1. 哪项不是引起SIRS的常见病因(　　)
   A. 重度烧伤　　　　　B. 严重感染　　　　　C. 急性胰腺炎
   D. 大手术后　　　　　E. 机体免疫力过强

2. 下列哪项是活化的炎症细胞的作用(　　)
   A. 释放炎症介质　　　B. 释放氧自由基　　　C. 释放溶酶体酶
   D. 释放抗炎介质　　　E. 以上全都是

3. 活体组织对损伤的突出反应是(　　)
   A. 炎症反应　　　　　B. 过敏反应　　　　　C. 逃避反应
   D. 疼痛反应　　　　　E. 情绪反应

4. SIRS时突出特征是(　　)
   A. 播散性炎症细胞活化　B. 免疫功能紊乱　　　C. 感染性休克
   D. 中性粒细胞大量激活　E. 在创伤或感染局部出现炎症细胞活化

5. SIRS时哪一细胞因子起到抗炎作用(　　)
   A. IL-4　　　　　　　B. IL-8　　　　　　　C. IL-6
   D. IL-1　　　　　　　E. TNF-α

6. 内源性抗炎介质过度表达和释放,可引起免疫功能的抑制,诱发或加重全身性感染,这一过程称为(　　)
   A. CARS　　　　　　　B. MODS　　　　　　　C. SIRS
   D. MARS　　　　　　　E. 以上都不是

7. 哪个器官功能障碍在MODS中出现最早(　　)
   A. 肾脏　　　　　　　B. 肺　　　　　　　　C. 肝脏
   D. 胃肠道　　　　　　E. 脑

8. 以下哪种原因引起的急性肾功能衰竭常表现为迟发双相型(　　)
   A. 休克　　　　　　　B. 严重挤压　　　　　C. 脓毒症
   D. 重度缺氧　　　　　E. 急性肾小球肾炎

9. 哪个器官损害被认为是MODS形成的一个发源地(　　)
   A. 肺　　　　　　　　B. 肾脏　　　　　　　C. 胃肠道
   D. 肝脏　　　　　　　E. 胰腺

10. MODS单相速发型的发生往往由于(　　)
    A. 原发病变较轻　　　B. 原发急症甚为严重　C. 肾功能障碍
    D. 肺功能障碍　　　　E. 胃肠功能障碍

11. 发生MODS时,要待病变进展到相当程度方有明显临床表现的系统或器官是(　　)
    A. 心脏　　　　　　　B. 肺　　　　　　　　C. 肝

D. 脑　　　　　　　　　E. 肾

12. 现在人们已经认识到 MSOF 属于全身性病理连锁反应,受累的器官功能结构处于变化中,病变有轻有重,所以改称为(　　)
　　A. ARDS　　　　　　　B. MODS　　　　　　　C. ARF
　　D. AOSC　　　　　　　E. DIC

13. 占全身单核吞噬细胞系统功能绝大多数的细胞为(　　)
　　A. 血液中的单核细胞　　B. 肺脏巨噬细胞　　　C. 肝脏库普弗细胞
　　D. 胃肠道巨噬细胞　　　E. 中性粒细胞

14. 多系统器官衰竭最早发现于(　　)
　　A. 休克　　　　　　　　B. 严重感染　　　　　C. 严重创伤
　　D. 大手术后　　　　　　E. 机体免疫力低下

15. 肠最主要的能量来源是(　　)
　　A. 糖类　　　　　　　　B. 脂肪　　　　　　　C. 蛋白质
　　D. 谷氨酰胺　　　　　　E. 谷氨酸

16. 呼吸功能障碍在 MODS 中出现较早,一般出现在创伤和感染发生的(　　)
　　A. 12～24 h 内　　　　　B. 12～46 h 内　　　　C. 24～72 h 内
　　D. 46～72 h 内　　　　　E. 72 h 后

四、简答题

1. 典型的 SIRS 过程分为哪三期?各期主要特点是什么?
2. 试述 MODS 的发病机制。
3. 对 MODS 患者的一般护理原则有哪些?
4. MODS 患者出现脑功能障碍时主要护理原则有哪些?

五、论述题

1. 试从 SIRS 与 CARS 的关系失衡解释 MODS 的发生。
2. 近年来人们对 MODS 有什么新的认识?
3. 使用二次打击学说解释 MODS 的发生。

(郝　雷)

第十二章 心功能不全

心脏的节律性收缩和舒张对血液的驱动作用称为心脏的泵功能,是心脏的主要功能。通过心脏协调地收缩和舒张,推动血液在血管中循环流动,不断给组织提供所需要的氧气和营养物质,并及时地带走各种代谢产物,保证机体正常地进行新陈代谢活动。此外,心脏的细胞还能分泌多种生物活性物质,调节自身和远隔器官的功能。

生理条件下,心脏有强大的储备能力,心排血量可随机体的代谢需要而变化,满足机体在静息和运动时的需要。心功能不全是指各种致病因素作用下,心脏功能和(或)结构发生改变,心肌舒缩功能减弱或心室充盈受限所致的心泵功能降低,以至于不能满足组织代谢需要的病理生理过程,在临床上表现为呼吸困难、水肿及静脉压升高等静脉淤血和心排血量减少的综合征。当心功能不全严重时,机体从完全代偿阶段发展至失代偿阶段,即心力衰竭。因此心功能不全和心力衰竭两者在本质上是相同的,只是在程度上有所区别,可以通用。心力衰竭常呈慢性经过,部分患者由于钠、水潴留和血容量增加,出现心腔扩大,并伴有组织间液增多以及体循环和(或)肺循环静脉淤血水肿,所以也称为充血性心力衰竭(congestive heart failure,CHF)。

第一节 心功能不全的病因和诱因

(一)心功能不全的病因

心功能不全是多种循环系统及非循环系统疾病发展到终末阶段的共同结果,心排血量是每搏输出量与心率的乘积,而心室前负荷、后负荷和心肌收缩性是影响每搏输出量的基本因素。按照启动心力衰竭发生的始动环节不同,其病因大致可归纳为心肌收缩性降低、心室负荷过重和心室舒张及充盈受限(表12-1)。

1. **心肌收缩性降低** 心肌收缩性是指不依赖于心脏前负荷与后负荷变化的心肌本身的收缩特性,主要受神经-体液因素的调节。心肌的结构或代谢性损伤可引起心肌的收缩性降低,这是引起心力衰竭特别是收缩性心力衰竭最主要的原因。心肌炎、心肌病、心肌缺血和中毒可直接造成心肌细胞变性、坏死和纤维化,引起心肌结构受损,从而导致心肌收缩和舒张功能障碍。心肌缺血缺氧及维生素B_1缺乏等可引起心肌能量代谢障碍。

表 12-1　心力衰竭的常见病因

病因	常见疾病	机制
心肌收缩性降低	心肌缺血或梗死、心肌炎、扩张性心肌病、药物毒性等	心肌病变和(或)心肌代谢障碍
心室前负荷过重	瓣膜闭锁不全;房室间隔缺损;高动力循环	舒张末期容积增大
心室后负荷过重	高血压;肺动脉高压;主动脉缩窄、主动脉及肺动脉瓣膜狭窄、肺源性心脏病	射血阻力增加
心室舒张及充盈受限	心肌缺血、能量不足、左心室肥厚、纤维化和限制性心肌病	心室舒张功能异常和心室顺应性减退

2.心室负荷过重

(1)前负荷(容量)过重　左心室前负荷过重主要见于二尖瓣或主动脉瓣关闭不全引起的心室充盈量增加;右心室前负荷过重主要见于房室间隔缺损出现左向右分流时,以及三尖瓣或肺动脉瓣关闭不全。严重贫血、维生素 B_1 缺乏等高动力循环状态时,由于外周血管阻力降低,回心血量增加,左、右心室容量负荷均增加。

(2)后负荷(压力)过重　左心室后负荷过重主要见于高血压、主动脉缩窄和主动脉瓣狭窄等;而肺动脉高压和肺动脉瓣狭窄则加重右心室后负荷。慢性阻塞性肺疾病时肺循环阻力增加,久之因右心后负荷过重引起肺源性心脏病。

3.心室舒张及充盈受限　心室舒张及充盈受限是指在静脉回心血量无明显减少的情况下,因心脏本身的病变引起的心脏舒张和充盈障碍。例如,急性心肌缺血可引起能量依赖性舒张功能异常。左心室肥厚、纤维化和限制性心肌病使心肌的顺应性减退,心室舒张期充盈障碍。二尖瓣和三尖瓣狭窄导致心室充盈减少导致静脉淤血。急性心包炎及慢性缩窄性心包炎均可限制心室充盈,造成心排血量降低。

(二)心功能不全的诱因

凡是能增加心脏负荷,使心肌耗氧量增加和(或)供血供氧减少的因素皆可能成为心力衰竭的诱因。据统计,在因心功能不全而入院的患者中,50%～90%存在着加重原有的心功能损害的诱发因素。

1.感染或发热　引起心功能不全较常见的诱因是感染,特别是呼吸道感染。感染引起发热、交感神经系统兴奋、代谢增加,加重心脏负荷。心率加快加剧心肌耗氧,舒张期缩短减少冠脉血液灌流量。内毒素能够直接损伤心肌,使心肌结构进一步受损。呼吸道感染可减少有效通气量,加重心肌缺氧可促进心力衰竭的发生。如果合并呼吸病变,如支气管痉挛、黏膜充血和水肿等,还使肺循环阻力增加,加重右心室负荷。

2.心律失常　心律失常是心功能不全常见诱因之一。心律失常尤其是快速型心律失常,如室上性心动过速、伴有快速心室律的心房颤动和心房扑动等可诱发心功能不全。心率增快可使心肌耗氧量增加,亦可使舒张期缩短,既减少冠脉供血,又引起心室充盈不足。此外,快速型心律失常引起的房、室收缩不协调,也可导致心排血量下降。心率过缓(<40 次/min)也能进一步减少每分心排血量,如高度房室传导阻滞等,

当每搏输血量的增加不能弥补心率减少造成的每分心排血量降低时可诱发心功能不全。

3. **妊娠和分娩**　正常生理状态下心脏可通过动用心力储备以承受妊娠和分娩时的心血管应激。若孕妇存在心脏疾病，则妊娠和分娩过程的重大额外负担可能造成心脏功能恶化而诱发心功能不全。妊娠期血容量增加，至临产期可比妊娠前增加20%以上，且血浆容量增加超过红细胞数量的增加，因此易出现稀释性贫血及心脏负荷加重；分娩时宫缩阵痛，精神紧张，交感神经兴奋引起外周血管收缩，加之腹内压增高，可增加心脏的后负荷；交感神经兴奋还可使静脉血管收缩，增加回心血量，使心脏前负荷增加；妊娠和分娩时心率增加也是影响心脏泵功能的重要因素。

4. **酸碱平衡及电解质代谢紊乱**

(1) 酸中毒　酸中毒时 H^+ 与 Ca^{2+} 竞争结合肌钙蛋白，抑制 Ca^{2+} 内流和肌质网 Ca^{2+} 释放，同时 H^+ 可抑制肌球蛋白 ATP 酶活性，使能量供应障碍，影响心肌的舒缩功能；酸中毒使毛细血管前括约肌松弛，微循环出现灌大于流，回心血量和心排血量减少，均可促进心力衰竭发生。

(2) 血钾异常　血钾过高或过低都可促进心力衰竭的发生。酸中毒继发细胞内低血钾时可影响心肌能量利用；低血钾使心肌细胞的自律性和兴奋性增高，导致心律失常；低血钾可促进洋地黄中毒，影响心脏功能诱发心力衰竭。血钾升高抑制心肌动作电位复极化期，Ca^{2+} 内流使心肌收缩性下降；血钾升高可引起心肌传导性降低并导致单向阻滞和传导缓慢，容易形成兴奋折返导致心律失常，促进心力衰竭的发生。

5. **医源性因素**　老年患者或心力储备严重受损者摄取钠盐或输入胶体溶液过多过快，血容量急剧增多，心功能突然恶化可促进心力衰竭发生。此外，不恰当停用洋地黄类药物或降血压药物等也是诱发心力衰竭的重要因素。

此外，劳累、气温变化、情绪波动、外伤与手术等均可加重心脏负荷，诱发心力衰竭。及时发现和清除诱因，不但可以预防和延缓心力衰竭的发生，而且也是治疗心力衰竭的重要措施。护士应将避免诱因作为心功能不全患者健康教育的重要内容。

第二节　心功能不全的分类

按照心肌受损的部位、发生速度、病变程度和舒缩特性，心力衰竭有多种分类方法。

(一) 按心功能不全的发生部位分类

1. **左心衰竭**　在成年患者中以左心衰竭常见，由于左心室损伤或负荷过重导致左心室射血功能下降。左心衰竭患者主要表现为心排血量减少所致的全身组织器官供血不足和肺循环淤血、水肿。左心衰竭常见病因为高血压、冠心病、心肌病、主动脉瓣关闭不全、主动脉狭窄、二尖瓣关闭不全和梅毒性心脏病等。

2. **右心衰竭**　常见于肺部疾患引起肺微循环阻力增加，如缺氧引起肺小血管收缩和慢性阻塞性肺疾病；也可见于肺大血管阻力增加，如肺动脉狭窄、肺动脉高压及某些先天性心脏病（如法洛四联症和房、室间隔缺损）。由于右心室负荷过重，不能将体循环回流的血液充分输送至肺循环，临床上以体循环淤血、静脉压升高和下肢甚至全身性水肿为特征。

3. 全心衰竭　临床上单纯左心或右心衰竭比较少见，多数为全心衰竭。一则很多病因学因素如心肌炎、严重贫血和心肌病都可同时伤害左右心脏导致全心衰竭；二则左右心脏血流连贯，任何一侧射血功能障碍必然传递影响另一侧导致全心受累。全心衰竭患者同时有左心衰竭和右心衰竭的临床表现，但因全心衰竭右心室射血量减少，肺淤血的临床表现可有所减轻或不明显。

(二) 按心肌收缩与舒张功能障碍分类

1. 收缩性心力衰竭　因心肌收缩性降低或心室后负荷过重而致泵血量减少而引起的心力衰竭，特点是左室射血分数减少，常见于冠心病和心肌病等，又称为低射血分数型心力衰竭。

2. 舒张性心力衰竭　是指在心肌收缩功能相对正常的情况下，因心肌舒张功能异常或(和)室壁僵硬度增加而造成心室充盈量减少，需提高心室充盈压才能达到正常的心排血量。二尖瓣或三尖瓣狭窄、缩窄性心包炎、肥大性心肌病、心肌缺血等均可使心肌舒张功能受损。

(三) 按心排血量的高低分类

1. 低输出量性心力衰竭　在多数心力衰竭患者的心排血量低于正常值下限，心排血量降低的程度决定了病情的严重程度。常见于心肌缺血、心肌炎、心肌病、高血压病和心瓣膜病引起的心力衰竭。

2. 高输出量性心力衰竭　严重贫血、妊娠、甲状腺功能亢进、动静脉瘘及维生素B_1缺乏症等疾病可使外周阻力降低、血容量扩大或循环速度加快，静脉回心血量增加，心脏过度充盈，心排血量明显高于正常，处于高动力循环状态。若发生心力衰竭，心排血量较心力衰竭前(代偿阶段)有所下降，不能满足上述病因造成的机体高水平代谢的需求，但患者的心排血量仍不低于正常群体的平均水平。

(四) 按心功能不全的严重程度分类

在临床上，为了更好地判断患者的病情轻重和指导治疗，常按心功能不全的严重程度进行分类。纽约心脏病学会(New York Heart Association, NYHA)提出按照患者症状的严重程度将慢性心功能不全分为三级。

1. 轻度心功能不全　心脏结构和功能受损轻微，机体处于完全代偿状态。轻度心功能不全处于 NYHA 一级心功能状态(休息或轻体力活动时可不出现心力衰竭的症状和体征)或二级心功能状态(体力活动略微受限，一般体力活动时出现气急心悸)。

2. 中度心功能不全　心脏结构和功能受损趋于严重，机体出现代偿功能不全。中度心功能不全处于 NYHA 三级心功能状态，即体力活动明显受限，轻体力活动即出现心功能不全症状和体征，休息后可好转。

3. 重度心功能不全　慢性心功能不全发展到晚期或急性重度心功能不全，机体完全失代偿或根本来不及代偿。重度心功能不全处于 NYHA 四级心功能状态，患者安静状态下即出现心力衰竭的临床表现，完全丧失体力活动能力，病情趋于危急。

此外，按心力衰竭发生的速度又可分为急性心力衰竭和慢性心力衰竭。急性心力衰竭是指突然起病或在原有慢性心力衰竭基础上急性加重的心肌收缩力降低、心脏负荷加重，造成急性心排血量骤降和组织淤血的临床综合征。临床上以急性左心衰竭最为常见,大多数表现为收缩性心力衰竭,也可以表现为舒张性心力衰竭,常危及生命。

第三节 心功能不全发病过程中机体的代偿活动

生理条件下,心排血量可以随着机体代谢需要的升高而增加,这主要是通过对心率、心室前后负荷和心肌收缩性的调控实现的。多种原因和诱因可导致心排血量减少,外周组织器官缺血、缺氧迅速启动神经-体液系统代偿反应。这些神经-体液因子的增加在早期有一定的代偿意义,可引起心脏本身以及心外组织器官的一系列代偿适应性变化,其中既有迅速启动的功能性代偿,又有缓慢持久的结构性代偿。

在神经-体液调节机制中,最为重要的是交感-肾上腺髓质系统和肾素-血管紧张素-醛固酮系统(RAAS)的激活。其中最先被激活的是交感-肾上腺髓质系统,其次是RAAS的激活。神经内分泌系统激活代偿机制包括:交感神经兴奋,心率增加,心肌收缩力增强,心排血量得以维持;交感神经兴奋引起血流重分布,皮肤、肝、脾等组织血管收缩,动用肝、脾等脏器储存的血液进入血液循环,提高组织灌注压以保证重要脏器的血液供应;交感-肾上腺髓质系统兴奋和肾素-血管紧张素-醛固酮系统的激活引起肾动脉收缩,肾血流减少,肾小球滤过率降低,水、钠排血明显减少;醛固酮生成增多促进远曲小管和集合管对水分的重吸收,从而使机体血容量增加,增强代偿效应。除此之外,血管加压素、心房钠尿肽以及激肽释放酶-激肽-前列腺素系统等也参与心功能不全的代偿。

由上述可知,在心功能不全的最初阶段,神经-体液调节在维持心脏泵血功能、血流动力学稳态及重要器官的血流灌注起着十分重要的作用。但是,随着时间的推移,神经-体液调节机制失衡的有害作用也逐渐显现出来,成为加重心肌损伤,促使心脏泵血功能降低及心力衰竭进展的关键环节。

在神经-体液机制的调控下,机体对心功能降低的代偿反应可以分为心脏本身的代偿和心脏以外的代偿两部分。

(一)心脏本身的代偿反应

心脏本身的代偿包括心率加快、心脏紧张源性扩张、心肌收缩性增强和心室重塑。其中,心率加快、心脏紧张源性扩张和心肌收缩性增强属于功能性调整,可以在短时间内被动员起来;而心室重塑是心室在前负荷和后负荷长期增加时,通过改变心室的结构、代谢和功能而发生的综合性代偿适应性反应。

1.心率加快 这是一种启动快、见效迅速的代偿反应,主要是由交感神经兴奋和儿茶酚胺分泌增加所引起。心率加快的机制主要是:①由于心排血量减少,对主动脉弓和颈动脉窦压力感受器的刺激减弱,经窦神经传到中枢的抑制性冲动减少,引起心率加快。②心脏泵血减少使心腔内剩余血量增加,心室舒张末期容积和压力升高,可刺激右心房和大静脉的容量感受器,经迷走神经传入纤维至中枢,使迷走神经抑制,交感神经兴奋。③如果合并缺氧,可以刺激主动脉体和颈动脉体化学感受器,反射性引起心率加快。由于每分心排血量是每搏输出量与心率的乘积,在一定的范围内,心率加快可提高心排血量,维持动脉压,保证机体各器官组织的血液灌注,这在心肌收缩力降低和急性静脉回流减少心脏射血量难以提高的情况下,意义尤为重要。心率适当加快时虽然心脏舒张时间有所缩短,但舒张压升高有利于冠脉血液灌注,以保证心脏本身的氧和能量供应,维持心脏功能。

然而心率加快的代偿作用存在较大的局限性,心率超过180次/min时不仅丧失其代偿作用,可促进心力衰竭的发展,其机制为:①心率加快,心肌耗氧量增加;②心率过快时心室充盈不足,心排血量减少;③心率过快时心脏舒张时间缩短的作用大于舒张压升高的作用,冠脉灌注减少,加剧心肌缺血;④心率过快时心肌细胞肌质网 Ca^{2+} 释放减少,影响心肌收缩能力。

2. 心脏紧张源性扩张　静脉回心血量可以在一定程度上调控心肌的收缩能力。根据Frank-Starling定律及心肌长度-张力关系曲线(图12-1A)可知,在一定范围内,心肌收缩能力随心脏前负荷(心肌纤维初长度)的增加而增加,但过度增加初长度则可使收缩张力下降。肌肉初长度对收缩张力的影响与肌节长度的变化有关。心肌长度-张力关系(图12-1B)显示,与最适初长度相对应的肌节长度为2.0~2.2 μm,此时粗、细肌丝处于最佳重叠状态,形成有效横桥的数目最多,而且肌丝之间的相互关系也适合于横桥的活动,因此产生的收缩张力最大,这个肌节长度称为最适初长度。若前负荷过大,舒张末期容积或压力过高时,心室扩张使肌节长度超过2.2 μm,有效横桥的数目反而减少,心肌收缩力降低,每搏输出量减少。如果肌节长度达到3.6 μm时,粗、细肌丝不能重叠而丧失收缩能力。当心脏收缩功能受损时,由于每搏输出量降低,心脏本身会发生快速的、应急性的调节反应,使心室舒张末期容积增加。前负荷增加导致心肌纤维初长度增大(肌节长度不超过2.2 μm),此时心肌收缩力增强,代偿性增加每搏输出量。这种伴有心肌收缩力增强的心腔扩大称为心脏紧张源性扩张,有利于将心室内过多的血液及时泵出。但是,心脏紧张源性扩张的代偿能力也是有限的,当前负荷过大,舒张末期容积或压力过高时,心肌收缩力反而降低甚至丧失收缩能力。

应当注意的是,通过增加前负荷而增强心肌收缩力是急性心力衰竭时的一种代偿方式。慢性心力衰竭时,心室扩张如在一定限度内可增加心肌收缩力。但长期前负荷过重引起的心力衰竭以及扩张型心肌病主要是引起肌节过度拉长,使心腔明显扩大。这种心肌过度拉长并伴有心肌收缩力减弱的心腔扩张成为肌源性扩张,其已失去增加心肌收缩力的代偿意义。此外,过度的心室扩张还会增加心肌耗氧量,加重心肌损伤。

3. 心肌收缩性增强　心功能受损时,神经-体液系统激活,交感-肾上腺髓质系统兴奋,儿茶酚胺增加,通过激活β-肾上腺素能受体,增加胞质cAMP浓度,激活蛋白激酶A,使肌膜钙通道蛋白磷酸化,导致心肌兴奋后胞质 Ca^{2+} 浓度升高而发挥正性变力作用,心排血量增加。这是动用心排血量储备的最基本机制,也是最经济的心脏代偿方式。但是心肌收缩力的加强,必然会导致心肌耗氧量的增加,有可能恶化心功能,这一点在缺血性心脏病所致的心力衰竭中尤为值得关注。在心功能损害的急性期,心肌收缩性增强对于维持心排血量和血流动力学稳态是十分必要的代偿和适应机制。当慢性心力衰竭时,心肌β-肾上腺素能受体减敏,血浆中虽存在大量儿茶酚胺,但正性变力作用的效果显著减弱。

4. 心室重塑　心脏由心肌细胞、非心肌细胞(包括成纤维细胞、血管平滑肌细胞、内皮细胞等)及细胞外基质组成。损伤的心脏不但会发生功能与代谢适应的快速代偿,还会引起心肌细胞和非心肌细胞的结构变化。

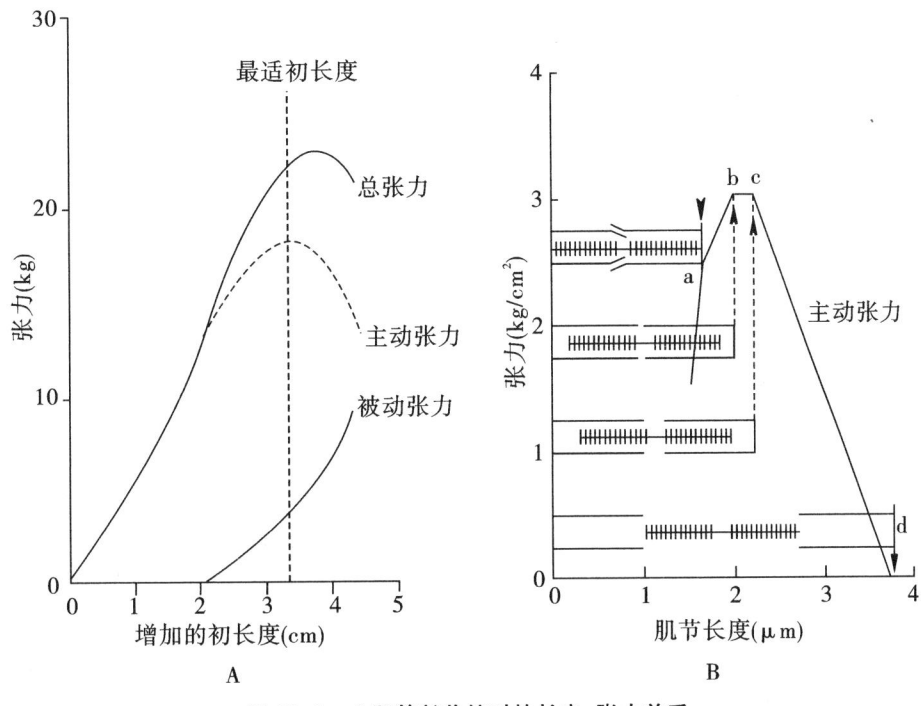

图 12-1 心肌等长收缩时的长度-张力关系
A. 心肌长度-张力关系曲线,主动张力=总张力-被动张力 B. 心肌长度-张力关系

(1) 心肌肥大　心肌肥大是指心肌细胞体积增大和细胞间质增加,使得心脏室壁增厚,重量增加。心肌肥大达到一定程度,也可伴有心肌细胞数量上的增多。

根据心肌肥大的机制和结构上的不同,可将心肌肥大分为向心性肥大和离心性肥大。向心性肥大发生的原因是长期后负荷(压力负荷)增加,室壁收缩压力增加,促使心肌纤维肌节呈并联性增生,并伴有心肌间质的增生,导致心肌肥大。向心性肥大的结构特征为心脏重量增加,室壁增厚,室腔容积正常或减小,室壁厚度与室壁直径的比值大于正常,常见于高血压性心脏病及主动脉瓣狭窄。离心性肥大发生的原因是长期前负荷(容量负荷)增加,舒张期室壁应力增加,促使心肌纤维肌节呈串联性增生和肌纤维长度增加而导致心肌肥大。离心性肥大结构特征为心脏重量增加,心腔明显扩大,室壁稍厚,室壁厚度与室壁直径的比值等于或小于正常,常见于二尖瓣或主动脉瓣关闭不全。

无论是向心性肥大还是离心性肥大都是对室壁应力增加产生的适应性变化,是慢性心功能不全时极为重要的代偿方式。心肌肥大时,单位重量肥大的心肌舒缩性是降低的,但心肌总的收缩力有所增加,有助于维持心排血量。同时心室壁增厚可降低室壁单位重量心肌的张力,从而减少了心肌耗氧量,有助于减轻心脏负担。但心肌肥大的代偿作用也是有一定限度的,过度肥大心肌可发生不同程度的缺血、缺氧、能量代谢障碍和心肌舒缩能力减弱等,使心功能由代偿转变为失代偿。

(2) 心肌细胞表型改变　指由于心肌所合成的蛋白质的种类变化所引起的心肌细胞"质"的改变。在引起心肌肥大的机械信号和化学信号刺激下,可使在成年心肌细胞中处于静止状态的胎儿期基因被激活,如心房钠尿肽基因、脑钠肽基因和β-肌球蛋白重链基因等,合成胎儿型蛋白质增加;或是某些功能基因的表达受到抑制,发生同工型蛋白之间的转换,引起细胞表型改变。表型转变的心肌细胞在细胞膜、线粒体、肌浆网、肌原纤维及细胞骨架等方面均与正常心肌有差异,从而导致其代谢与功能发生变化。转型的心肌细胞分泌活动增强,还可以通过分泌细胞因子和局部激素,进一步促进细胞生长、增殖及凋亡,从而改变心肌的舒缩能力。

(3)非心肌细胞及细胞外基质的变化 细胞外基质是存在于细胞间隙、肌束之间及血管周围的结构糖蛋白、蛋白多糖及糖胺聚糖的总称,其中最主要的是Ⅰ和Ⅲ型胶原纤维。胶原纤维的量和成分是决定心肌伸展及回弹性能(僵硬度)的重要因素。心功能不全时,在神经-体液系统的作用下,胶原合成与降解异常,使胶原网络结构的生物化学组成(如Ⅰ型与Ⅲ型胶原的比值)和空间结构都发生改变,引起心肌间质的增生与重塑。心肌间质重塑可提高心肌的抗张强度,防止在室壁应力过高的情况下心肌细胞侧向滑动造成室壁变薄和心腔扩大。但是,不适当的非心肌细胞增殖及基质重塑,一方面会降低室壁的顺应性而使僵硬度相应增加,影响心脏舒张功能;同时冠状动脉周围的纤维增生和管壁增厚,使冠状动脉循环的储备能力和供血量降低;同时还会影响心肌细胞之间的信息传递和舒缩的协调性,影响心肌细胞的血氧供应,促进心肌的凋亡和纤维化。

(二)心脏以外的代偿

心功能减退时,除心脏本身发生功能和结构的代偿外,机体还会启动心外的多种代偿机制,以适应心排血量的降低。

1.血容量增加 慢性心功能不全时的主要代偿方式之一是增加血容量,进而使静脉回流及心排血量增加。心功能不全时,在神经-体液机制的作用下,肾小球滤过率降低和肾小管重吸收钠、水增多,导致血容量增加。血容量增加在提高心输出量和维持动脉血压方面均有积极的代偿意义,但水、钠潴留引起心源性水肿的潜在危险增加,心脏前、后负荷加大,心肌耗氧量增加等。

2.循环血液重新分配 心排血量减少,交感-肾上腺髓质系统兴奋,儿茶酚胺释放增多,使具有丰富α受体的肾、皮肤、骨骼肌和腹腔脏器血管收缩,血流量减少,而冠状血管和脑血管无明显收缩,这样既能防止血压下降,又能保证心、脑主要生命器官的血液供给。然而这种代偿能力也是有一定限度的,并且只有在急性或轻、中度心力衰竭时才有代偿意义。

3.红细胞增多 心功能不全时,体循环淤血和血流速度减慢可引起循环性缺氧,肺淤血和肺水肿又可引起乏氧性缺氧。肾缺血、缺氧可刺激肾脏生成和释放促红细胞生成素增多,使骨髓生成红细胞增多,以提高血液携氧的能力,改善机体缺氧。但红细胞过多会使血液黏滞度升高,反而增加了心脏的负荷。

4.组织细胞摄取和利用氧的能力增强 心功能不全时,心排血量减少使组织缺氧,可使氧解离曲线右移,氧合血红蛋白释放氧增多;缺氧的组织细胞线粒体数目和膜的表面积均增多,呼吸链中的酶活性增加;同时糖无氧酵解过程加强,也在一定程度上增加能量的生成。

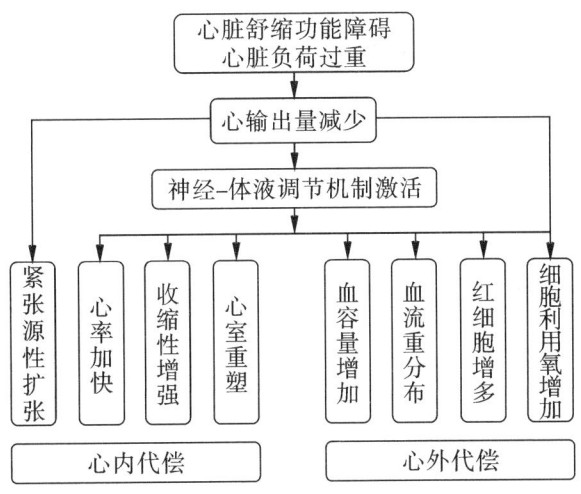

图12-2 心功能不全时机体的代偿

综上所述,心功能不全时,在神经-体液调节机制的调节下,机体可以动员心脏本身和心脏以外的多种代偿机制进行代偿(图12-2),并且这种代偿贯穿于心功能不全的全过程。一般说来,在心脏泵血功能受损的急性期,神经-体液调节机制激活,通过加快心率、增加心肌收缩力和增加外周阻力,维持血压和器官血流灌注。同时,启动心室重塑,心功能维持于相对正常的水平。但是,随着心室重塑缓慢而隐匿地进行,其不良反应日益明显,终将进入心功能不全的失代偿期。心功能不全时机体的代偿至关重要,它决定着心力衰竭是否发生,以及发病的快慢和程度。严重心功能受损时,如急性大面积心肌梗死、严重心肌炎、急性心包填塞时,由于起病急,病情严重,机体来不及充分动员代偿机制,患者常在短时间内陷入严重的心力衰竭状态。相反,对于起病缓慢的慢性心功能受损,如高血压病和心脏瓣膜疾病等,机体可充分调动各种适应性代偿调节机制,患者在发生心力衰竭之前往往可经历数月、数年甚至更长的代偿期。护士了解心功能不全时机体的各种代偿反应及其造成的有利和不利的影响是非常必要的。

第四节 心力衰竭的发生机制

心力衰竭的发生机制复杂,迄今尚未完全阐明。目前认为,心力衰竭的发生发展是多种机制共同作用的结果。不同原因所致的心力衰竭以及心力衰竭发展的不同阶段参与作用的机制不同,但是,神经-体液调节失衡在其中起着关键作用,而心室重塑是心力衰竭发生与发展的分子基础,最终的结果是导致心肌舒缩功能障碍。

一、正常心肌舒缩的分子基础

心肌组织由许多心肌细胞相互连接而成。心肌细胞内有成束的肌原纤维,沿心肌细胞纵轴平行排列。肌原纤维由多个肌节连接而成,心肌收缩与舒张的实质是肌节的缩短与伸长。肌节是心肌舒缩的基本单位,主要由粗、细肌丝组成。心肌收缩机制一般用肌丝滑行理论来解释，即肌肉的缩短与伸长系粗肌丝与细肌丝在肌节内相互滑行所致，而粗、细肌丝本身的长度并不改变。

（一）肌丝的分子结构

1. 粗肌丝　粗肌丝的主要成分是肌球蛋白，分子量约 500 kD，全长约 150 nm，有一个杆部和两个球形的头部构成。头部连同与它相连的一小段杆部从粗肌丝中向外伸出而形成横桥（图 12-3）。在粗肌丝中，肌球蛋白杆部集合形成粗肌丝的主干，中央为 M 线，其附近没有横桥。横桥具有 ATP 酶活性，可分解 ATP，提供肌丝滑动所需要的能量。并且，肌球蛋白头部能够与肌动蛋白结合，在粗细肌丝之间的滑行中起重要作用。

2. 细肌丝　细肌丝主要由肌动蛋白、原肌球蛋白和肌钙蛋白三种蛋白构成（图 12-3）。肌动蛋白呈球形，互相串联成双螺旋的细长纤维，构成细肌丝的主干。肌动蛋白上有特殊的位点，可与肌球蛋白形成可逆性结合。原肌球蛋白呈杆状，含有 2 条多肽键，头尾串联并形成螺旋状细长纤维嵌在肌动蛋白双螺旋的沟槽内。当心肌处于舒张状态时，原肌球蛋白所在的位置恰好能掩盖肌动蛋白分子上的横桥结合位点。肌钙蛋白由原肌球蛋白亚单位（TnT）、钙结合亚单位（TnC）和抑制亚单位（TnI）构成一个复合体。通过肌钙蛋白与 Ca^{2+} 的可逆性结合改变原肌球蛋白的位置，从而调节粗、细肌丝的结合与分离。

在上述肌丝蛋白中，肌球蛋白和肌动蛋白直接参与心肌收缩，称为收缩蛋白；而原肌球蛋白和肌钙蛋白部直接参与肌肉收缩，但可调控收缩蛋白间的相互作用，称为调节蛋白。

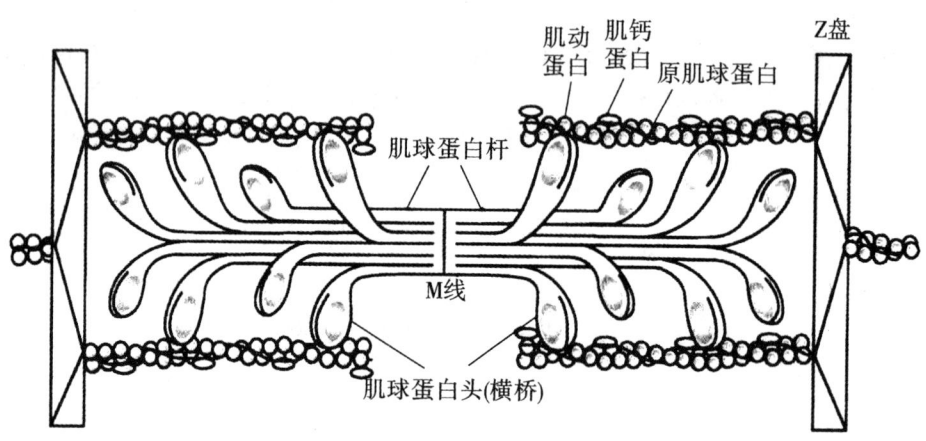

图 12-3　肌丝的分子结构

（二）心肌的兴奋收缩耦联

将心肌细胞产生动作电位的电兴奋过程与肌丝滑行的机械收缩联系起来的中介机制或过程，称为兴奋收缩耦联（图 12-4），其耦联因子是 Ca^{2+}。心肌兴奋收缩耦联基本步骤包括心肌细胞兴奋时，细胞膜电位的变化可以激活细胞膜上的 L 型钙通道开放，细胞外 Ca^{2+} 顺浓度梯度进入细胞；进入细胞的少量 Ca^{2+} 触发肌浆网内储存的 Ca^{2+} 释放，使胞质内 Ca^{2+} 浓度迅速升高。胞质内 Ca^{2+} 和肌钙蛋白结合，改变原肌球蛋白的位置,从而暴露肌动蛋白上肌球蛋白的作用点,使肌球蛋白头部与肌动蛋白结合形成横桥。胞质 Ca^{2+} 浓度的升高可激活肌球蛋白头部的钙镁 ATP 酶,水解 ATP 释放能量,引发心肌收缩,完成由化学能向机械能的转化,形成一次兴奋收缩耦联。此过程中,Ca^{2+} 为兴奋收缩耦联活动中的重要调节物质,ATP 则为粗、细肌丝的滑动提供能量。

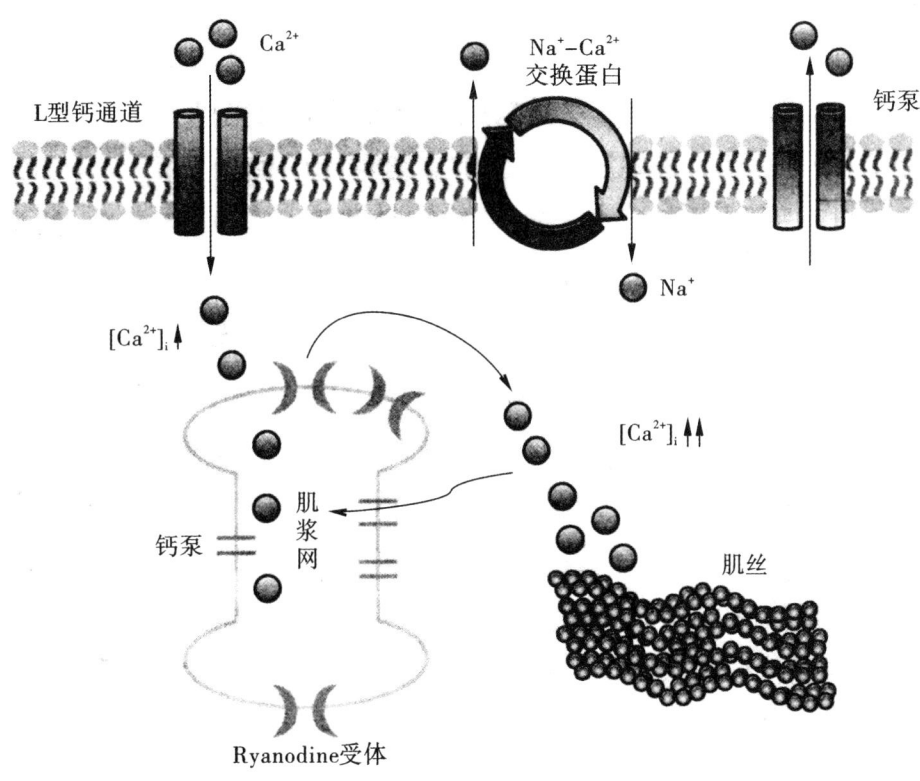

图 12-4 心肌细胞的钙转运

(三) 心肌的舒张

当心肌细胞复极化时,大部分 Ca^{2+} 由肌浆网 Ca^{2+}-ATP 摄取并储存在肌浆网,小部分由细胞膜 Na^+-Ca^{2+} 交换蛋白和细胞膜 Ca^{2+}-ATP 转运至细胞外,使胞质 Ca^{2+} 浓度迅速降低,Ca^{2+} 与肌钙蛋白解离,肌动蛋白的作用位点又被掩盖,横桥解除,心肌舒张。

二、心力衰竭的发生机制

心力衰竭是一个慢性及渐进性的病理生理发展过程,尽管初始病因性质各异,致病的初始环节各不相同,但一旦这个发展过程被启动,心功能障碍的发展过程就将沿着共同的规律发展演变,而与原来的病因不一定有关。各种病因启动心力衰竭发展过程的基本机制包括心肌收缩功能减弱、心肌舒张功能障碍和心脏各部分舒缩活动失调三个方面(图 12-5)。

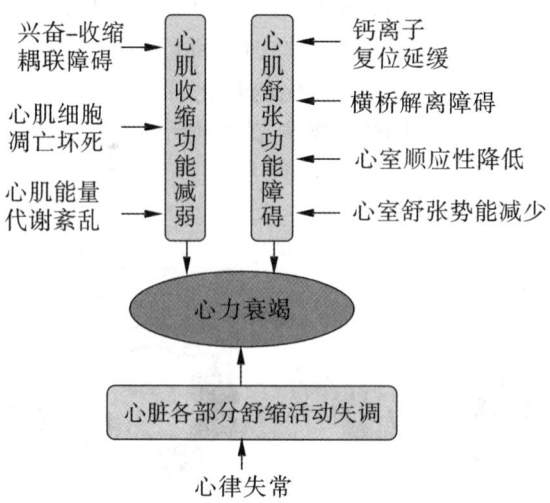

图 12-5 心力衰竭的发生机制

(一)心肌收缩功能减弱

心肌收缩能力降低是造成心脏泵血功能减退的主要原因,可以由心肌收缩相关的蛋白改变、心肌能量代谢障碍和心肌兴奋收缩耦联障碍分别或共同引起。

1. 心肌收缩相关的蛋白改变

(1)心肌细胞数量减少 心肌细胞正常的收缩性依赖于与收缩有关的蛋白质的结构和功能正常。在心肌细胞受损和死亡后,其内的收缩蛋白和调节蛋白即被分解和破坏,整个心脏的收缩力就会下降,从而导致心排血量减少。多种心肌损害(如心肌梗死、心肌炎及心肌病等)可导致心肌细胞变性、萎缩,严重者因心肌细胞死亡而使有效收缩的心肌细胞数量减少,造成原发性心肌收缩力降低。心肌细胞死亡可分为坏死与凋亡两种形式。

心肌细胞坏死:心肌缺血、缺氧、感染和中毒等因素可导致大量心肌细胞肿胀、变性和坏死。此时心肌细胞线粒体和溶酶体肿胀、破裂,大量溶酶释放并引起细胞自溶。在心肌细胞受损和坏死的过程中,与收缩有关的蛋白质随之被破坏。在急性心肌梗死患者中,如果梗死面积超过左室面积的20%时,便可发生心力衰竭。

心肌细胞凋亡:凋亡是指由各种因素触发预存的死亡程序而导致的细胞死亡,是一种生理性、主动的死亡过程。凋亡细胞膜和包括溶酶体在内的细胞器膜相对完整,出现细胞皱缩和核固缩。近年来发现凋亡过度引起心肌细胞数目减少,导致室壁变薄,心室进行性扩大,在心力衰竭发生过程中起到重要作用。细胞凋亡除可以直接引起收缩能力降低外,还可由于心肌肥大与凋亡共存使心肌肥厚与后负荷不匹配,使室壁应力增大并进一步刺激重构与凋亡。在心力衰竭时,心肌细胞凋亡又可致室壁变薄,心室进行性扩大。因此,干预心肌凋亡已成为防治心功能不全的重要目标之一。

(2)心肌结构改变 ①在分子水平上,肥大心肌的表型改变,胎儿期基因过表达,而一些参与细胞代谢和离子转运的蛋白质,如肌浆网钙泵蛋白和细胞膜 L 型钙通道蛋白等合成减少。②在细胞水平,心肌肥大的初期,心肌的组织结构基本正常。可见一定程度的线粒体数目增多、体积增大,肌原纤维增多和细胞核增大。但心肌过度肥大时,尤其是增粗时,肌丝相比于与线粒体呈不成比例的增加,肌节不规则叠加,加上显著增大的细胞核对邻近肌节的挤压,导致肌原纤维排列紊乱,心肌收缩力降低。值得注意的是,损伤心脏各部分的变化并不是均一的。重构心脏不同部位的心肌肥大、坏死和凋亡共存,心肌细胞和非心肌细胞的肥大与萎缩、增殖与死亡共存。例如,在缺血中心区往往以心肌坏死为主,而在缺血边缘区可以观察到许多细胞凋亡,在非缺血区发生反应性心肌肥大。心肌细胞减少伴有成纤维细胞增生,细胞外基质增多,发生心脏纤维化。③在器官水平上,与代偿期的心腔扩大和心室肥厚不同,衰竭时的心室表现为心腔扩大而室壁变薄,扩张的心室几何结构发生改变,横径增加使心脏由正常的椭圆形变成球状。心室扩张使乳头肌不能锚定房室瓣,主动脉和肺动脉瓣环扩大,可造成功能性瓣膜反流,导致心室泵血功能进一步降低,而血流动力学紊乱进一步加重并参加心室重塑的进展。综上所述,衰竭心脏在多个层次和水平出现的不均一性改变是构成心脏收缩能力降低及心律失常的结构基础。

2. 心肌能量代谢障碍 在心肌收缩和舒张的过程中,Ca^{2+}的转运和肌丝的滑动都需要 ATP。心肌产能主要依靠有氧氧化,所以氧的需要量大。心肌能量代谢过程包括能量生成、储存和利用三个环节。其中任何一个环节发生障碍,都可导致心肌收缩性减弱。

(1)能量生成障碍 心肌在充分供氧的情况下,优先利用脂肪酸氧化供能,乳酸、丙酮酸、葡萄糖和氨基酸也能被心肌细胞摄取和氧化产能。在冠心病、严重贫血、休克和过度肥大的心肌,由于心肌缺血和缺氧,氧化磷酸化障碍,导致能量生成减少,从而影响心肌的收缩性。同时,心肌缺血和缺氧造成严重的酸中毒,又可进一步加重心肌损伤。另外,在维生素 B_1 缺乏时,体内焦磷酸硫胺素(丙酮酸脱羧酶的辅酶)生成不足,丙酮酸不能被氧化脱羧变为乙酰辅酶 A 进入三羧酸循环,也会使 ATP 生成不足。

(2)能量储备减少 心肌以 ATP 和磷酸肌酸(creatine phosphate,CP)的形式储存能量,肌酸分子量小且在心肌内的浓度比 ADP 大 100 倍,故磷酸肌酸是心肌细胞内储存能量的主要形式。在肌酸激酶的催化下,肌酸与 ATP 之间发生高能磷酸键转移而生成磷酸肌酸,迅速将线粒体中产生的高能磷酸键以储存形式转移至胞质。心肌肥大初期,细胞内磷酸肌酸与 ATP 含量可在正常范围。随着心肌肥大的发展,产能减少而耗能增加,尤其是磷酸肌酸激酶同工型发生转换,导致磷酸肌酸激酶活性降低,使储能形式的磷酸肌酸含量减少,作为能量储备指数的 CP/ATP 比值明显降低。

无论是心肌能量生成障碍还是能量储存减少,都可损害心肌的收缩性能,导致心力衰竭过程的发生和发展:①心肌的收缩力源于肌动球蛋白头部的 ATP 酶水解 ATP 将化学能转化为提供肌丝滑动的机械能,ATP 缺乏则这种能量转换减少,心肌收缩力减弱。②肌质网上的钙 ATP 酶和细胞膜上的钠钾 ATP 酶都需要 ATP 提供能量调节细胞内外离子转运,ATP 缺乏则导致 Ca^{2+} 的转运和分布异常,心肌收缩过程障碍。③ATP缺乏则钠钾 ATP 酶作用下降,大量细胞外 Na^+ 携带水分进入细胞引起细胞水肿和线粒体膜通透性增加,Ca^{2+} 大量进入使线粒体钙超载,功能进一步受损。④ATP 缺乏影响心肌收缩蛋白和调节蛋白的合成,导致心肌收缩性下降。

(3)能量利用障碍 心肌对能量的利用是指把 ATP 储存的化学能转化成为心肌收缩的机械做功的过程。在收缩期,Ca^{2+} 与肌钙蛋白 C 结合,横桥形成与滑动需要位于肌球蛋白头部的钙镁 ATP 酶水解 ATP。因此,钙镁 ATP 酶活性是决定心肌收缩速率的内在因素,即钙镁 ATP 酶活性是决定心肌细胞对 ATP 进行有效利用的物质基础。在人类衰竭的心肌中钙镁 ATP 酶活性降低,其机制主要与心肌调节蛋白改变有关。如肌球蛋白轻链-1(myosin 1ight chain-1,mLC-1)的胎儿型同工型增多;肌钙蛋白 T 亚单位的胎儿型同工型增多等,使肥大心肌肌球蛋白头部的 ATP 酶活性降低,利用 ATP 产生机械功障碍,心肌收缩性降低。

3. 心肌兴奋收缩耦联障碍　心肌的兴奋是电活动,而收缩是机械活动,Ca^{2+} 在把心肌兴奋的电信号转化为收缩的机械活动中发挥了极为重要的中介作用。Ca^{2+} 可通过多个机制影响心肌的兴奋收缩耦联,进而调控心肌的收缩与舒张。心肌细胞兴奋时,膜去极化激活细胞膜 L 型钙通道开放,少量细胞外 Ca^{2+} 迅速进入胞质,触发肌浆网内储存的 Ca^{2+} 释放入胞质,胞质 Ca^{2+} 浓度快速上升,Ca^{2+} 与肌钙蛋白 C 结合,进而促进肌球-肌动蛋白复合体(横桥)形成,同时 Ca^{2+} 又激活肌球蛋白 ATP 酶释放能量,启动肌球蛋白头部定向偏转,细肌丝沿着粗肌丝向肌节中央滑行,结果肌节缩短,心肌收缩。当心肌开始舒张时,肌浆网钙 ATP 酶(又称钙泵)消耗 ATP 将 Ca^{2+} 转运至肌浆网内储存。此外,还有少量胞质内 Ca^{2+} 经细胞膜上的 Na^{2+}-Ca^{2+} 交换蛋白与钙泵转运到细胞外。在这一过程中,Ca^{2+} 与肌钙蛋白 C 的结合是横桥形成的启动环节。而肌浆网钙 ATP 酶是调控心肌舒张的重要靶点。任何影响心肌对 Ca^{2+} 转运和分布的因素都会影响钙稳态,导致心肌兴奋收缩耦联障碍。

(1)胞外 Ca^{2+} 内流障碍　心肌收缩时胞质中的 Ca^{2+} 除大部分来自肌浆网外,尚有少量从细胞外经 L 型钙通道内流。Ca^{2+} 内流在心肌收缩活动中起重要作用,它不但可直接升高胞内 Ca^{2+} 浓度,更主要的是触发肌浆网释放 Ca^{2+}。长期心脏负荷过重或心肌缺血、缺氧时,都会出现细胞外 Ca^{2+} 内流障碍,其机制为:①心肌内去甲肾上腺素合成减少及消耗增多,导致去甲肾上腺素含量下降;②过度肥大的心肌细胞上 β-肾上腺素能受体密度相对减少;③心肌细胞缺血缺氧引起酸中毒,使心肌细胞 β-肾上腺素能受体对去甲肾上腺素的敏感性降低。这些机制都使 β-肾上腺素能受体兴奋引起的 L 型钙通道磷酸化降低,细胞膜 L 型钙通道开放减少,导致 Ca^{2+} 内流受阻。此外,细胞外液的 K^+ 与 Ca^{2+} 在心肌细胞膜上有竞争作用,因此在高钾血症时 K^+ 可阻止 Ca^{2+} 的内流,导致胞内 Ca^{2+} 浓度降低。

(2)肌浆网摄取、储存和释放 Ca^{2+} 减少　当心肌收缩后复极化时,肌浆网借助钙泵的作用,逆浓度差将 Ca^{2+} 从细胞质内摄取回来,当心肌再次兴奋时向细胞质内释放 Ca^{2+},使心肌再次收缩。心功能不全时由于心肌内去甲肾上腺素减少以及心肌能量物质不足,使肌浆网钙泵的作用减弱,使肌浆网摄取 Ca^{2+} 能力降低,肌浆网内储存 Ca^{2+} 减少,故使心肌细胞再次兴奋时 Ca^{2+} 释放减少。在酸中毒时,由于肌浆网膜生物特性改变、Ca^{2+} 进入细胞内减少和肌浆网摄取 Ca^{2+} 障碍,都可影响肌浆网释放 Ca^{2+},从而妨碍心肌的收缩。

(3)肌钙蛋白与 Ca^{2+} 结合障碍　心肌兴奋收缩耦联的关键是 Ca^{2+} 与肌钙蛋白 C 结合,它不但要求胞质的 Ca^{2+} 浓度迅速上升到足以启动收缩的阈值(10^{-5} mol/L),同时还要求肌钙蛋白活性正常,能迅速与 Ca^{2+} 结合,否则可导致兴奋收缩耦联中断。各种原因引起心肌细胞酸中毒时,由于 H^+ 与肌钙蛋白的亲和力比 Ca^{2+} 大,H^+ 占据了肌钙蛋白上的 Ca^{2+} 结合位点,此时即使胞质 Ca^{2+} 浓度已上升到收缩阈值,也无法与肌钙蛋白结合,心肌的兴奋收缩耦联因而受阻。酸中毒还可引起高钾血症,减少钙离子内流；H^+浓度升高使肌浆网中钙结合蛋白与Ca^{2+}亲和力增大，使肌浆网在心肌收缩时不能释放足量的Ca^{2+}。

(二)心肌舒张功能障碍

舒张期是指心动周期中从主动脉瓣关闭到二尖瓣关闭之间的时间，心脏舒张是保证心室有足够的血液充盈的基本因素。在心肌舒张功能障碍时，心腔充盈量减少，冠状动脉灌流量不足。左心室舒张不全，可引起肺淤血、肺水肿和氧的弥散障碍，从而加重心力衰竭。任何使心室充盈量减少、弹性回缩力降低和心室僵硬度增加的疾病都可以引起心室舒张功能降低。心肌舒张功能障碍的确切机制目前尚不完全清楚，主要机制如下：

1. 舒张期胞质内Ca^{2+}浓度下降延缓　心肌收缩后，产生正常舒张的首要因素是胞质中Ca^{2+}浓度要迅速从10^{-5} mol/L降至10^{-7} mol/L，Ca^{2+}与肌钙蛋白解离，肌钙蛋白恢复原来的构型。胞质内Ca^{2+}大部分被钙ATP酶摄取入肌浆网，少量运出细胞外，故心脏舒张也是能量依赖性的。肥大和衰竭心肌细胞由于缺血缺氧，ATP供应不足，肌浆网或心肌细胞膜上钙ATP酶活性降低，不能迅速将胞质内Ca^{2+}摄取入肌浆网或向细胞外排出，使心肌收缩后胞质内Ca^{2+}浓度不能迅速降低并与肌钙蛋白解离，导致心室舒张迟缓和不完全，从而使心肌舒张功能降低。

2. 肌球-肌动蛋白复合体解离障碍　在Ca^{2+}脱离肌钙蛋白后，肌钙蛋白恢复原有的构型，重新掩盖肌动蛋白"作用点"，进而使肌球蛋白横桥断开，细肌丝向外滑行，恢复到收缩前的位置，从而形成心肌的舒张过程。横桥的解离是一个需能的过程，任何原因造成的心肌能量供应不足，都可能造成横桥解离障碍，进而引起舒张功能障碍。

3. 心室舒张势能减少　心室肌的收缩形成了心室舒张势能，心室收缩越好，越能促进心室的舒张，舒张势能也越高。正常心室在收缩末期形成的几何构型，有利于心室更好地复位，任何造成心肌收缩性下降的原因，都能改变收缩末期心脏的构型，进而降低心室舒张势能，引起心脏舒张功能障碍。此外，心肌细胞骨架的改变、室壁应力（后负荷）过大、心率过快、心室显著扩张以及心室的相互作用也会影响心室舒张功能。

4. 心室顺应性降低　指心室顺应性降低及充盈障碍。心室顺应性是指心室在单位压力变化下所引起的容积改变(dV/dP)，其倒数dP/dV即为心室僵硬度，常以舒张末期压力为纵轴，舒张末期容积为横轴的心室压力-容积(P-V)曲线表示。高血压及肥厚性心肌病时心室壁增厚，心肌炎症、纤维化及间质增生等均可引起心室壁成分改变，导致心室顺应性下降(P-V曲线左移)，心室在舒张末期容量减少，每搏输出量减少，而心室收缩末期容量无明显变化。此时，需提高心室的充盈压以维持心室的充盈量。当左室舒张末期压力过高时，肺静脉压随之上升，从而出现肺淤血、肺水肿等左心衰竭的临床表现。此时，心肌的收缩功能尚无明显损伤，心排血量无明显降低。

(三)心脏各部分舒缩活动失调

心脏各部分之间，包括左右心之间、房室之间和心室壁各区域之间，在神经-体液的调节下，处于高度协调的工作状态，以保证有足够的心排出量。也就是说，心排血量的维持除受心肌舒缩功能的影响外，还需要心房和心室、左心和右心舒缩活动的协调一致。一旦心脏舒缩活动的协调性被破坏，将会引起心脏泵血功能紊乱而导致心排血量下降。心脏舒缩活动不协调见于以下几种情况：①兴奋的传导障碍可引起房室活动不协调和两侧心室不同步舒缩，从而降低心排血量；②在发生心肌梗死的心室壁严重病变区、轻微病变区和非病变区，心肌的兴奋性、传导性、自律性和收缩性之间存在着巨大的差别，所以在同一个心室壁收缩力、收缩时间和舒缩之间可出现不协调，进而使心排血量降低。无论是房室活动不协调还是两侧心室不同步舒缩，心排血量均有明显降低。

第五节　心力衰竭时机体的功能和代谢变化

临床上左心衰竭较为常见，尤其是左心衰竭后继右心衰竭而致的全心衰竭在住院患者中更为多见。心力衰竭引起代谢、功能变化的机制有两方面：一为心排血量不能满足机体需要，出现器官组织的缺氧；另一方面为心室血液残留增多，血液回流障碍，导致体循环淤血和（或）肺循环淤血。左心衰竭主要为肺循环淤血，同时有不同程度的心排血量不足；急性右心衰竭主要表现为心输出量减少，慢性右心衰竭则主要表现为体循环淤血。

（一）肺循环淤血

肺循环淤血主要见于左心衰竭患者（图12-6）。左心衰竭时，肺静脉回流受阻，肺循环毛细血管血压增高，造成肺淤血和肺水肿，此时患者的主要临床表现是呼吸困难，因此左心衰竭引起的呼吸困难又称为心源性呼吸困难。根据肺淤血和肺水肿的严重程度，呼吸困难可有不同的表现形式。

1. 劳力性呼吸困难　轻度左心衰竭患者仅在体力活动时出现呼吸困难，休息后消失，称为劳力性呼吸困难，为左心衰竭最早的表现。劳力性呼吸困难的发生机制是：①活动时机体耗氧量增加，机体缺氧加剧，反射性地兴奋呼吸中枢，引起"气急"的表现；②活动时心率增加，舒张期缩短，冠脉灌注量减少，使心肌更加缺血，同时心率增加，心肌耗氧量也增加，另外，舒张期缩短，左室充盈减少可加重肺淤血和肺水肿；③体力活动时回心血量增加，肺淤血和肺水肿加重，肺顺应性降低，呼吸肌做功增加，患者更感呼吸困难。

2. 夜间阵发性呼吸困难　夜间阵发性呼吸困难亦是左心衰竭早期的典型表现。患者夜间入睡后（多在入睡1~2 h后）因突感气闷、气急而惊醒，被迫坐起，可伴有咳嗽或泡沫样痰，发作较轻者在坐起后有所缓解，经一段时间后自行消失。严重者可持续发作，咳粉红色泡沫样痰，甚至发展为急性肺水肿。夜间阵发性呼吸困难的发生机制是：①端坐呼吸的患者在熟睡时往往滑向平卧位，因而下半身回心血量增多，使左心室负荷增加，加重肺循环淤血和肺水肿，患者喜卧高枕以减少静脉回流缓解肺部瘀血；②平卧位时膈肌上移，胸腔容积和有效通气量减少；③入睡后迷走神经紧张性增高，使小支气管收缩，气道阻力增大；④熟睡后中枢对传入刺激的敏感性降低，只有当肺淤血程度较为严重，动脉血氧分压降低到一定程度时，方能刺激呼吸中枢，使患者感到呼吸困难而惊醒。若患者在气促咳嗽的同时伴有哮鸣音，则称为心性哮喘。

3. 端坐呼吸　端坐呼吸是心力衰竭更加严重的表现。患者在静息时已出现呼吸困难，平卧加重，故需被迫采取端坐位或半卧位以减轻呼吸困难的程度，称为端坐呼吸。其发生机制是：①端坐时血液向下半身转移分布，使肺淤血程度减轻；②端坐时膈肌位置和腹腔内器官下移，胸腔容积相对扩大，肺活量增加，这对伴有腹水和腹腔脏器肿大的患者更具意义；③端坐位可减少下肢水肿液的吸收，使血容量降低，减轻肺淤血。

4. 急性肺水肿　急性肺水肿为急性左心衰竭的主要临床表现。由于突发左心室排血减少，引起肺静脉和肺毛细血管压力急剧升高，毛细血管壁通透性增大，血浆渗出到肺间质与肺泡而引起急性肺水肿。此时患者突发严重呼吸困难、端坐呼吸、咳嗽、咯粉红色（或无色）或泡沫样痰和发绀，患者两肺可闻及湿啰音和哮鸣音。其发生机制是：①左心衰竭时肺毛细血管压突然升高，使血浆液体成分漏出；②严重的缺氧，使肺毛细血管壁通透性增加，血浆渗入肺间质和肺泡；③肺泡内的水肿液破坏肺泡表面活性物质，使肺泡表面张力增加，肺毛细血管内水分更容易被吸入肺间质和肺泡中。急性肺水肿是急性左心衰竭最严重的表现，护理工作中一旦发现患者发生急性肺水肿，应立即报告医师并及时采取相应的抢救措施。

左心衰竭引起长期肺淤血，肺循环阻力增加，使右心室后负荷增加，久之可引起右心衰竭。当病情发展到全心衰竭时，由于部分血液淤积在体循环，肺淤血可较单纯左心衰竭时有所减轻。

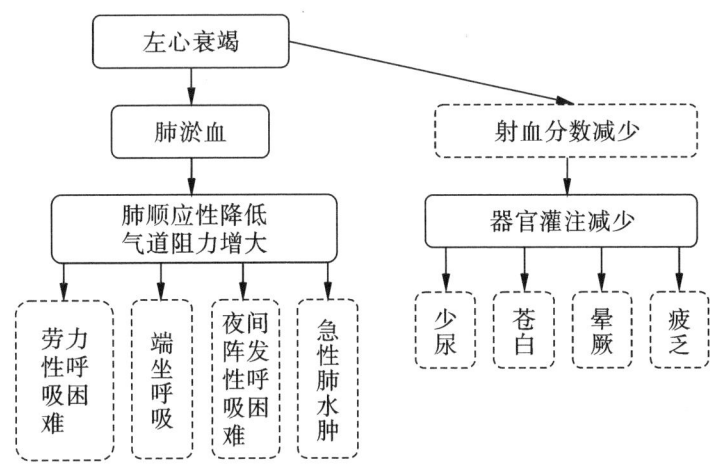

图 12-6　左心衰竭临床表现的病理生理基础

(二) 体循环淤血

右心衰竭或全心衰竭的患者可表现为体循环静脉淤血、静脉压升高、内脏器官充血和水肿等（图 12-7）。

1. 静脉淤血和静脉压升高　右心衰竭时因钠、水潴留及右室舒张末期压力升高，使上下腔静脉回流受阻，静脉异常充盈，表现为下肢和内脏的淤血。右心淤血明显时出现颈静脉充盈或怒张。按压肝脏后颈静脉异常充盈，称为肝-颈静脉回流征阳性。静脉淤血和交感神经兴奋引起的容量血管收缩可使静脉压升高。

2. 心源性水肿　水肿是右心衰竭以及全心衰竭的主要临床表现之一，称为心源性水肿。受重力的影响，心源性水肿在体位低的下肢表现最为明显，严重者还可伴发腹水及胸水等。毛细血管血压增高是心源性水肿的始发因素，而肾血流量减少可引起肾小球滤过率降低和醛固酮增加,造成钠、水潴留,促进水肿的发展。此外,由于胃肠道淤血引起的食物消化吸收障碍、肝淤血造成的肝功能损伤可导致低蛋白血症,又进一步加重心源性水肿(图15-7)。

3. 肝肿大及肝功能损害　由于下腔静脉回流受阻,肝静脉压升高,肝小叶中央区淤血,肝窦扩张、出血及周围水肿,导致肝大和肝淤血,局部有压痛。长期右心衰竭,还可造成心源性肝硬化,并进而引起腹水。因肝细胞变性、坏死,患者可出现转氨酶水平增高及黄疸。

4. 胃肠功能改变　慢性心力衰竭时,由于胃肠道淤血及动脉血液灌流不足,可出现消化系统功能障碍,表现为消化不良、食欲缺乏、恶心、呕吐、腹泻等。胃肠道蛋白质消化吸收功能障碍,可促使发生心源性水肿。

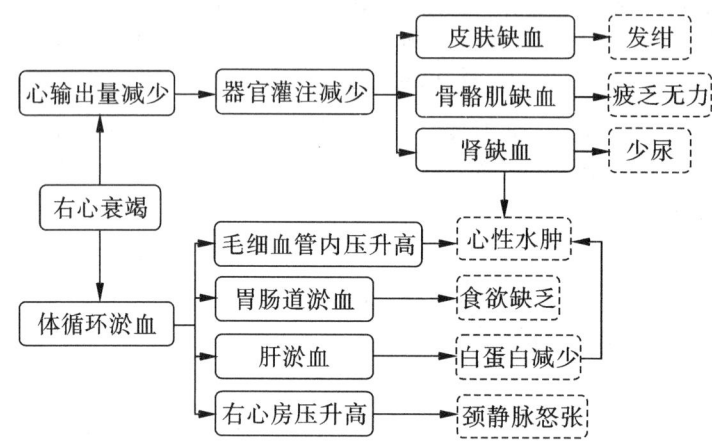

图 12-7　右心衰竭的临床表现的病理生理基础

(三)心排血量不足

心排血量减少,可使动脉系统充盈不足,由于各脏器的血管对交感神经兴奋的反应不一致,因而发生血液的重分布。心力衰竭时,肾脏的血流量减少最显著,其次是皮肤和肝脏,严重时亦有心和脑的血流量减少。

1. 心脏泵血功能降低

(1)心排血量减少及左室射血分数降低　心排血量是评价心脏泵血功能的重要指标之一,而左室射血分数是每搏输出量占左心室舒张末容积的百分比,是评价左心室射血效率的常用指标,能较好地反映心肌收缩功能的变化。心力衰竭患者心肌收缩功能下降表现为心室射血分数下降,心排血量减少。

(2)心室充盈受损　通常以肺毛细血管楔压反映左心房压和左心室舒张末压;以中心静脉压反映右心房压和右心室舒张末压。由于射血分数降低、心室射血后剩余血量增多,使心室收缩末容积增多,心室容量负荷增大,心室充盈受限。在心力衰竭早期阶段即可出现心室舒张末压升高。

(3)心率增快　由于交感神经系统兴奋,患者在心力衰竭早期即有明显的心率增快。随心搏出量的进行性降低,心排血量的维持对心率增快的依赖程度增大。因此心悸常是心力衰竭患者最早的和最明显的症状。而过快的心率不但可使心排血量降低,且可造成心肌缺血、缺氧而加重心肌损害。

(4) 动脉血压的变化　心力衰竭对血压的影响依心力衰竭发生的速度和严重程度而定。急性心力衰竭时(如急性心肌梗死),心排血量急剧降低,如果机体来不及代偿,动脉血压可下降,严重时甚至可发生心源性休克。但在慢性心力衰竭,机体可通过窦弓反射使外周小动脉收缩和心率加快,以及通过血量增多等代偿活动,使动脉血压维持于正常水平。

2. 器官血流重新分配

心力衰竭时,各组织器官的灌注压降低和阻力血管收缩的程度不一,导致器官血流量重新分配。一般而言,心力衰竭较轻时,心、脑血流量可维持在正常水平,而皮肤、骨骼肌、肾脏及内脏的血管床因含α-肾上腺素能受体较多,在交感神经兴奋时收缩较为明显,故血流量显著减少。当心力衰竭发展到严重阶段,心、脑血流量亦可减少。

(1) 肾血流量减少　心力衰竭时,心排血量减少通过对压力感受器和肾球旁装置的刺激使肾血流量明显减少,肾小球滤过率减少;又因抗利尿激素和醛固酮增多而使肾小管重吸收增加,使尿量减少。患者的尿量在一定程度上可以反映心功能的状况,随心功能的改善,尿量增加。但长期慢性肾血流减少及肾脏的排酸保碱功能下降,患者可出现血尿素氮、肌酐升高,并可发生代谢性酸中毒等肾功能不全的相应症状。

(2) 脑血流量减少　在轻度心力衰竭时,由于交感神经兴奋,体内血流重新分布,使脑血流仍保持在正常水平。随着心排血量的进一步减少,脑血流量也可以减少。脑供血不足可引起头晕、头痛、失眠、记忆力减退和烦躁不安等表现。部分患者在变换体位时出现头晕、晕厥等直立性低血压的表现。当心排血量急性减少时,可导致脑缺血发生短暂性意识丧失,严重者出现晕厥。这些变化与缺血、缺氧导致脑细胞能量代谢障碍、酸中毒、神经递质合成紊乱以及脑细胞水肿和结构损伤有关。

(3) 皮肤、肌肉血流量减少　心输出量减少引起交感神经兴奋,使皮肤血管收缩,皮肤的血液灌注量减少,患者出现皮肤苍白、温度降低。严重时如果合并缺氧,可出现发绀。心力衰竭时身体各部分肌肉的供血也减少,能量代谢水平降低,不能为肌肉的活动提供充足的能量,故出现疲乏无力的表现。

第六节　心功能不全防治与护理的病理生理基础

随着对心功能不全发生机制认识的不断深入,心功能不全的防治策略已从过去的强心、利尿和扩血管转变为以利尿剂、β受体阻滞剂和肾素-血管紧张素-醛固酮阻滞剂为主,辅以强心苷类制剂的综合治疗。注重抑制神经-体液系统的过度激活,防止和延缓心肌重构的发展。

(一) 病因学防治

心力衰竭往往是在许多因素的共同作用下发生的,这些因素包括心肌舒缩功能障碍和心脏负荷过重等病因,还包括全身感染、酸碱平衡紊乱等诱因。

1. 病因治疗　对所有可能导致心脏功能受损的常见疾病如高血压病、冠心病、糖尿病、代谢综合征等,在尚未造成心脏器质性改变前即应早期进行有效治疗,延缓疾病进展。

2. 消除诱因　控制感染,避免过度紧张劳累,合理补液,纠正水、电解质和酸碱平衡紊乱。

(二) 调整神经-体液系统失衡及干预心室重塑

心室重构是心力衰竭发展的基础,而神经-体液系统的功能紊乱在心室重塑和心力衰竭的发生和发展中扮演着重要的角色。改善血流动力学和阻断神经-体液系统的有害作用将有助于减轻或逆转心室重构。基于这种理念,β-受体阻滞剂和肾素-血管紧张素系统阻滞剂(包括血管紧张素转换酶抑制剂、血管紧张素受体拮抗剂和醛固酮受体拮抗剂)得以在临床上广泛应用于治疗心力衰竭,并且成为抗心力衰竭的一线药物。

(三) 心力衰竭患者护理

1. 休息与活动　根据患者心功能分级决定活动量,尽量减少患者体力和精神活动,多休息,以减轻心脏负荷。

心功能Ⅰ级患者:不限制一般的体力活动,但避免剧烈运动和重体力劳动。心功能Ⅱ级患者:可适当进行轻体力劳动和家务活动。心功能Ⅲ级患者:日常生活可以自理或在家人协助下自理,严格限制一般的体力活动。心功能Ⅳ级患者:应该绝对卧床休息。

2. 病情观察
(1) 注意观察患者水肿的情况,每日测量体重。
(2) 密切监测患者呼吸困难的程度以及发绀和肺部啰音的变化情况。
(3) 密切观察患者体温、咳嗽、咳痰、呼吸音等的变化。
(4) 饮食中必须增加粗纤维食物,必要时口服缓泻剂或开塞露置肛,保持大便通畅。
(5) 定期监测电解质及酸碱平衡情况变化。

问题分析与能力提升

患者李某,男性,55岁,有冠心病史。几天前就感觉乏力及胸部不适,30 min前,突发心前区剧痛,含用硝酸甘油未见缓解。入院时检查:患者烦躁、出汗、恐惧。冠状动脉造影显示左冠状动脉前降支(负责左心室供血)闭塞,随即进行冠状动脉内支架植入术及溶栓术。术后患者自觉疼痛好转,5 h后,疼痛再度发作,伴气喘、胸闷、呼吸困难、端坐呼吸、大汗。检查:两肺布满湿啰音、室性心动过速。2 h后患者呼吸困难加剧,口鼻出现白色泡沫样分泌物,后又变成粉红色,当日因抢救无效死亡。

思考:分析该患者所出现临床表现的发病机制?

一、名词解释
1. 心力衰竭　2. 端坐呼吸　3. 紧张源性扩张　4. 心肌肥大　5. 夜间阵发性呼吸困难

二、填空题
1. 心力衰竭时,血液在_____系统淤积。

2. 当心力衰竭呈慢性过程,往往伴随着血容量的增多,成为_____性的心力衰竭。
3. 心功能不全的病因为_____、_____和_____。
4. 心功能不全常见诱因中最重要的诱因是_____。
5. 心力衰竭发生机制为_____。
6. 端坐呼吸是_____心力衰竭的临床表现;下肢水肿是_____心力衰竭的临床表现。
7. 按照严重程度,左心衰竭引起的呼吸困难分为_____、_____、_____三大类。
8. 心功能不全时,机体的代偿机制分为_____和_____两大类。
9. 心功能不全时,心脏自身的代偿机制包括_____、_____、_____、_____。
10. 心力衰竭发生机制中,心肌收缩力下降的机制包括_____、_____、_____三大类。

三、单项选择题

1. 下列哪项最符合心力心功能不全的概念(　　)
    A. 心脏每搏输出量下降　　　　B. 静脉回心血量超过心排血量
    C. 心排血量不能满足机体需要　D. 心功能障碍引起大小循环充血
    E. 心肌收缩无力

2. 充血性心力衰竭是指(　　)
    A. 心泵功能衰竭　　　　　　　B. 以心脏扩大为特征的心力衰竭
    C. 急性心力衰竭　　　　　　　D. 以血容量、组织间液增多为特征的心力衰竭
    E. 心室淤血

3. 下列哪一种疾病伴有左心室后负荷加重(　　)
    A. 甲状腺功能亢进　　　　　　B. 室间隔缺损
    C. 高血压病　　　　　　　　　D. 心肌炎
    E. 肺动脉高压

4. 下列哪一种疾病伴有左心室前负荷加重(　　)
    A. 主动脉瓣关闭不全　　　　　B. 心肌炎
    C. 高血压病　　　　　　　　　D. 肥厚型心肌病
    E. 肺动脉高压

5. 下列哪一种疾病伴有右心室后前负荷加重(　　)
    A. 肺心病　　　　　　　　　　B. 室间隔缺损
    C. 高血压病　　　　　　　　　D. 主动脉瓣关闭不全
    E. 二尖瓣关闭不全

6. 下列哪一种疾病伴有右心室后负荷加重(　　)
    A. 心瓣膜关闭不全　　　　　　B. 肺梗死
    C. 高血压病　　　　　　　　　D. 心肌梗死
    E. 主动脉瓣关闭不全

7. 高输出量性心力衰竭的心排血量特点(　　)
    A. 前时比心力衰竭前有所增加,可稍高于正常水平
    B. 前时时比心力衰竭前有所降低,但可高于正常水平
    C. 前时时比心力衰竭前有所增加,但低于正常水平
    D. 前时时比心力衰竭前有所降低,但低于正常水平
    E. 心排血量正常

8. 急性心力衰竭时,下列哪项代偿方式不可能发生(　　)
    A. 心率加快　　　　　　　　　B. 心肌肥大
    C. 心脏紧张源性扩张　　　　　D. 心肌收缩性增加
    E. 以上均不正确

9. 下列疾病中最易发生向心性肥大的疾病是(   )
   A. 甲状腺功能亢进   B. 高血压病
   C. 严重贫血   D. 主动脉瓣关闭不全
   E. 二尖瓣关闭不全

10. 心脏向心性肥大的本质是(   )
    A. 心肌细胞增生   B. 心肌纤维长度加大
    C. 肌节并联性增生   D. 以上都不是
    E. 肌节串联性增生

11. 心脏离心性肥大的本质(   )
    A. 心肌细胞增粗   B. 肌节并联性增生
    C. 肌节串联性增生   D. 以上都不是
    E. 心肌细胞增生

12. 心力衰竭时引起机体变化,下列哪项说法不准确(   )
    A. 心脏肌源性扩张   B. 血压不变或降低
    C. 心排血量低于正常水平   D. 静脉淤血,静脉压升高
    E. 心率改变

13. 心力衰竭时血液灌注量减少最显著的器官是(   )
    A. 皮肤   B. 脑
    C. 肝脏   D. 肾脏
    E. 肺

14. 明显的右心衰竭患者一般不出现下列哪种检查结果(   )
    A. 尿蛋白质(+)   B. 肺淤血症候群
    C. 全身性水肿   D. 踝部水肿
    E. 肝淤血

15. 左心功能不全时发生呼吸困难的主要机制是(   )
    A. 肺动脉高压   B. 肺淤血,肺水肿
    C. 深睡眠时迷走神经紧张性增高 D. 平卧时静脉回流加速
    E. 肺缺血

四、简答题
1. 心力衰竭时,机体主要的功能代谢变化有哪些?
2. 简述心肌能量代谢障碍引起心肌收缩性减弱的机制。
3. 简述心肌兴奋收缩耦联障碍引起心肌收缩性减弱的机制。
4. 心力衰竭发生机制中,引起心肌收缩性减弱的机制有哪些?
5. 左心衰竭引起的呼吸困难的机制,以及常见的有哪些呼吸困难形式有哪些?

五、论述题
1. 试述心功能不全时机体的代偿机制。
2. 试述心力衰竭发生的机制。

(陈新焕)

第十三章 肺功能不全

肺的主要功能是与外界进行气体交换,通过外呼吸功能不断给机体提供 O_2,排出 CO_2,以维持机体血气平衡和内环境稳定。肺除了呼吸功能外,还具有屏障、防御、免疫、代谢分泌等非呼吸功能。许多病理因素可导致肺的上述功能发生改变,引起肺部疾病和生命活动异常。各种病因无论是引起肺组织还是呼吸道的损伤,均可引起机体出现呼吸困难和 PaO_2 降低,甚至引起 $PaCO_2$ 升高。呼吸困难有时表现为吸气性的,有时表现为呼气性的。本章将从临床常见的肺外呼吸功能严重障碍相关问题入手,探讨呼吸衰竭发生的常见病因、诱因、发病机制、代谢功能变化和临床防治及护理的病理生理学基础。

呼吸衰竭亦称呼吸功能不全,指由外呼吸功能严重障碍,导致 PaO_2 降低伴有或不伴有 $PaCO_2$ 增高的病理过程。诊断呼吸衰竭的主要血气标准是 PaO_2 低于 60 mmHg,伴有或不伴有 $PaCO_2$ 高于 50 mmHg,在排除外呼吸功能障碍因素,如心内解剖分流和原发性心排血量降低等因素,即可诊断为呼吸衰竭。

正常人 PaO_2 随年龄、运动及所处海拔高度而异,成年人 PaO_2 正常范围为 $(100-0.32×年龄)±4.97$ mmHg,而 $PaCO_2$ 很少受年龄因素影响,其正常范围为 $40±5.04$ mmHg,当吸入氧气浓度(fraction of inspiration oxygen,FiO_2)不是20%时用呼吸衰竭指数(respiratory failure index,RFI)作为判断呼吸衰竭的指标。$RFI=PaO_2/FiO_2$,若 $RFI≤300$ 可诊断为呼吸衰竭。

根据动脉血气特点可以将呼吸衰竭分为 Ⅰ 型呼吸衰竭(即低氧血症型呼吸衰竭)和 Ⅱ 型呼吸衰竭(即高碳酸血症型呼吸衰竭);根据发病机制不同,分为通气性和换气性呼吸衰竭;根据发病部位不同分为中央性和外周性呼吸衰竭;根据发病的缓急,分为急性和慢性呼吸衰竭。

第一节 呼吸衰竭的病因和诱因

(一)呼吸衰竭的病因

引起呼吸衰竭的病因有很多,常见的病因如下:

1.呼吸道病变　支气管炎症痉挛、上呼吸道肿瘤、异物等阻塞气道,引起通气不足,气体在肺内分布不匀导致通气血流比值失调,发生缺氧和二氧化碳潴留。

2. 肺组织病变　肺炎、重度肺结核、肺气肿、弥散性肺纤维化、肺水肿、急性呼吸窘迫综合征(acute respiratory distress syndrome, ARDS)和矽肺等,可引起肺容量减少、通气量明显降低、有效弥散面积减少,通气血流比值失调等导致肺动脉样分流,引起缺氧和(或)二氧化碳潴留,进而引起呼吸衰竭。

3. 肺血管疾病　肺血管栓塞、肺梗死和肺毛细血管瘤等,使部分静脉血流入肺静脉,发生低氧血症,进而引起Ⅰ型呼吸衰竭。

4. 胸廓病变　如胸廓外伤、畸形、手术创伤、气胸和胸腔积液等,影响胸廓活动和肺扩张,导致通气减少,而吸入气体不均又影响换气功能。

5. 神经中枢及呼吸肌疾患　脑血管病变、脑炎、脑外伤、电击、药物中毒等直接或间接抑制呼吸中枢;脊髓灰质炎以及多发性神经炎所致的肌肉神经接头阻滞影响传导功能;重症肌无力及严重的低钾血症等损害呼吸动力引起通气不足。

(二)呼吸衰竭的诱因

凡是能降低肺的通气和(或)换气功能的因素皆有可能成为呼吸衰竭的诱因,引起呼吸衰竭的常见诱因如下:

1. 呼吸功能急性减弱　感染和空气污染是诱发呼吸衰竭最常见的诱因,其次为肺炎、肺栓塞、气胸、肋骨骨折和胸部外伤等,可引起呼吸功能急性减弱,造成低氧血症和(或)二氧化碳潴留。

2. 医源性因素　不恰当使用镇静剂、麻醉剂、止痛剂、利尿剂和 β_2-受体阻滞剂、不适当吸氧和过多补液,尤其是输入大量的晶体溶液,容易诱发呼吸衰竭。

3. 合并其他系统疾病　左、右心衰及心律失常、呼吸肌疲劳及合并其他疾病(如糖尿病、水和电解质紊乱、胃肠道出血、营养不良)等。

4. 基础代谢率突然增加　如高热、甲亢、情绪激动和手术创伤等。

第二节　呼吸衰竭的发生机制

外呼吸包括肺通气和肺换气,前者指肺泡气与外界气体交换的过程,后者指肺泡气与血液之间的气体交换过程。呼吸衰竭则是肺通气和(或)肺换气功能严重障碍的结果。

一、肺通气功能障碍

正常成人在静息时有效肺泡通气量约为 4 L/min,当肺通气功能障碍使肺泡通气不足时可发生呼吸衰竭。肺通气障碍包括限制性和阻塞性通气不足两种情况。

(一)限制性通气不足

限制性通气不足指吸气时肺泡扩张受限引起的肺泡通气不足。通常吸气运动是呼吸肌收缩引起的主动过程,呼气则是肺泡弹性回缩及肋骨与胸骨借重力作用复位的被动过程,而主动过程更易发生障碍。限制性通气不足的主要原因有以下几种:①呼吸肌活动障碍,中枢或周围神经的器质性病变如脑外伤、脑血管意外、脑炎、脊髓灰质炎、多发性神经炎等;过量的镇静药、安眠药、麻醉药等所引起的呼吸中枢抑制;长时间呼吸困难和呼吸运动增强所引起的呼吸肌疲劳、长期营养不良所引起的呼吸肌萎缩；低钾血症、酸中毒、缺氧等所引起的呼吸肌疲劳等，均可累及呼吸肌收缩功能而引起限制性通气不足。②胸廓的顺应性降低，严重的胸廓畸形、胸膜纤维化等可限制胸部的扩张。③肺的顺应性降低，如严重的肺纤维化、肺泡表面活性物质减少等，是肺泡扩张的弹性阻力增大而导致限制性通气不足。④胸腔积液和积气，胸腔大量积液或张力性气胸压迫肺，使肺扩张受限。

（二）阻塞性通气不足

阻塞性通气不足是指气道狭窄或阻塞所引起的通气障碍。成人气道阻力正常为 0.1~0.3(kPa·s)/L，呼气时其阻力略高于吸气时。影响气道阻力的因素有气道内径、长度、形态、气流速度和形式等，其中最重要的是气道内径。当气道痉挛、管壁肿胀或纤维化、管腔内有黏液、渗出物和异物等阻塞时，肺组织弹性降低以至于对气道管壁的牵引力减弱等，均可使气道内径变窄或不规则而增加气流的阻力，进而引起阻塞性通气不足。生理情况下，气道阻力80%以上在直径大于2 mm的支气管和气管，另外不足20%位于直径小于2 mm的外周小气道，因此气道阻塞可分为中央性气道阻塞和外周性气道阻塞。

1. 中央性气道阻塞 指气管分叉以上的气道阻塞。若阻塞位于胸外，如声带麻痹、炎症和水肿等，吸气过程中气体流经病灶引起的压力降低，促使气道内压明显低于大气压，导致气道狭窄加重，而呼气过程中气道内压大于大气压而使得阻塞减轻，因此患者表现为吸气性呼吸困难甚者临床上可出现"三凹征"。若阻塞位于中央气道的胸内，吸气时由于胸内压降低使得气道内压大于胸内压，故阻塞减轻；而呼气时由于胸内压升高使得气道受到压迫，气道狭窄进一步加重，患者表现为呼气性呼吸困难（图13-1）。

2. 外周性气道阻塞 指内径小于2 mm的小气道的阻塞。众所周知，内径小于2 mm的小支气管软骨为不规则的块片状，而细支气管无软骨支撑，管壁薄，又与管周围的肺泡结构紧密相连，可随吸气与呼气发生伸缩。由于胸内压的变化，其内径也随之扩大或缩小。吸气时随着肺泡的扩张，细支气管受周围弹性组织的牵拉，其口径变大，同时伴有管道伸长，呼气时则小气道缩短变窄。慢性阻塞性肺疾病主要侵犯小气道，不仅使管壁增厚、痉挛和顺应性降低，而且管腔也可被分泌物堵塞，肺泡壁的损坏还可降低对细支气管的牵引力，因此小气道阻力大大增加，患者主要表现为呼气性呼吸困难。

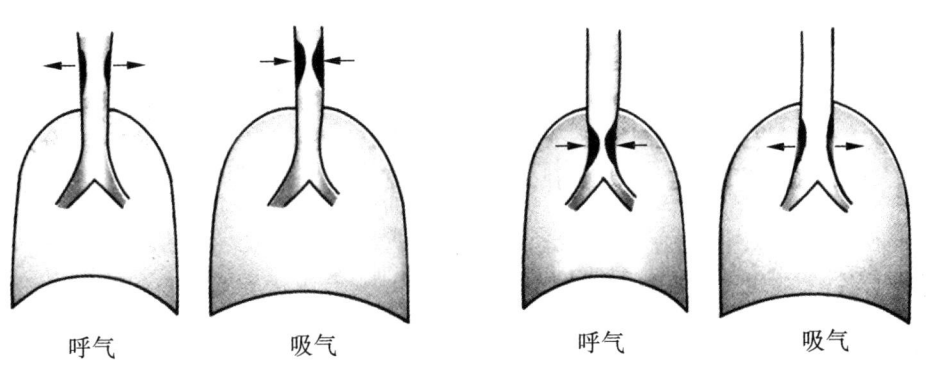

图13-1 不同部位气道阻塞呼吸困难的特征

外周性气道阻塞的患者用力呼气时可引起小气道闭合,进而引起严重的呼气性呼吸困难。其发生机制目前认为:用力呼气时胸内压和气道内压均高于大气压,在呼出气道上,压力由小气道至中央气道逐渐降低,通常将气道内压与胸内压相等的气道部位称为"等压点"。等压点下游端(指向鼻腔)的气道内压低于胸内压,气道可能被压缩。然而正常人的气道等压点位于有软骨环支撑的大气道,即使气道外压力大于气道内压力,也不会使大气道闭合,不会出现呼吸困难。但患有慢性支气管炎时,大支气管内黏液腺增生,黏液分泌增加,小气道管壁炎性充血、水肿、炎症细胞大量浸润、上皮细胞和成纤维细胞增生、细胞间质增多,使得气道管壁增厚、狭窄;气道高反应性及炎症介质可引起支气管痉挛;炎症累及小气道周围组织,引起组织增生和纤维化,压迫小气道;气道炎症使表面活性物质减少,表面张力增加,使小气道缩小而加重阻塞;黏液腺及杯状细胞分泌增多,加重炎性渗出物形成黏痰堵塞小气道。由于小气道阻塞,患者用力呼气时,气体通过阻塞部位形成的压差较大,使阻塞部位以后的气道压低于正常,导致等压点由大气道上移至无软骨支撑的小气道,用力呼气时小气道外的压力大于小气道内的压力,使得气道阻塞加重,甚至发生小气道闭塞,进而发生呼吸困难。

肺气肿时,由于弹性蛋白酶和非弹性蛋白酶之间的失衡,如炎症细胞释放的蛋白酶过多或抗蛋白酶不足,导致细支气管与肺泡壁中的弹性纤维降解,肺泡弹性回缩力不足,此时胸内负压降低(胸内压升高),可压迫小气道,导致小气道阻塞,另外,肺气肿患者肺泡扩大而数量减少,使得细支气管壁上肺泡附着点减少,而肺泡壁通过密布的附着点牵拉支气管壁是维持细支气管形态和口径的重要因素,如附着点减少,则牵拉力减少,造成细支气管缩小和变形,阻力增加,气道阻塞加重。上述各种因素造成肺气肿患者胸内压力增高,用力呼气时使得等压点上移至无软骨环支撑的小气道,引起气道闭合而发生呼气性呼吸困难(图13-2)。

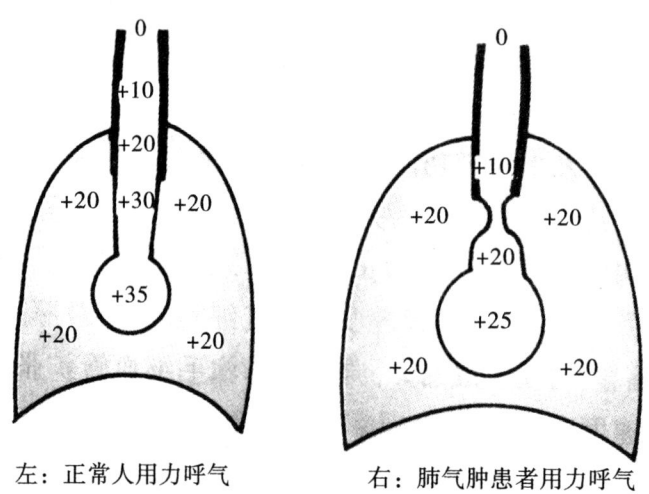

左:正常人用力呼气　　　右:肺气肿患者用力呼气

图13-2　气道等压点上移与气道闭合

正常人气道等压点位于有软骨支撑的细支气管,故用力呼气时不会引起气道的闭合;而肺气肿患者由于肺泡弹性降低引起肺泡内压降低,从而导致等压点上移至无软骨的小气道,用力呼气时可导致小气道的闭合。

(三) 肺泡通气不足时的血气变化

总肺泡通气量不足会使肺泡气氧分压(alveolar PO_2, P_AO_2)下降和肺泡气二氧化碳分压(alveolar PCO_2, P_ACO_2)升高,因而流经肺泡毛细血管的血液不能被充分动脉化,导致 PaO_2 降低和 $PaCO_2$ 升高,最终出现Ⅱ型呼吸衰竭。此时,$PaCO_2$ 的增值与 PaO_2 降值呈一定比例关系,其比值相当于呼吸商(respiration quotient, R)。

二、肺换气功能障碍

肺换气功能障碍包括弥散障碍、肺泡通气与血流比值失调和解剖分流增加。

(一) 弥散障碍

弥散障碍是由于肺泡膜面积减少和(或)肺泡膜异常增厚及弥散时间缩短引起的气体交换障碍。肺泡气与肺泡毛细血管血液之间的气体交换是物理弥散过程。气体弥散速度取决于肺泡膜两侧的气体分压差、气体的分子量和溶解度、肺泡膜的面积和厚度,气体弥散量还取决于血液与肺泡接触的时间。

1. 弥散障碍的常见原因 ①肺泡膜面积减少:正常成人肺泡总面积约为 80 m^2。静息时参与气体交换的面积为 35~40 m^2,运动时增大。由于储备量大,只有当肺泡膜面积减少一半以上时,才会发生换气障碍。肺泡膜面积减少可见肺实变、肺不张和肺叶切除等。②肺泡膜厚度增加:肺泡膜的薄区为气体交换的部位,是由肺泡上皮、毛细血管内皮及两者共有的基底膜构成,其厚度不到 1 μm,是气体交换的部位。虽然气体从肺泡腔到达红细胞内还要经过肺泡表面的液体层、血管内血浆和红细胞膜,但总厚度不到 5 μm,故正常气体交换的时间很短。当发生肺水肿、肺泡透明膜形成、肺纤维化及肺泡毛细血管扩张等导致呼吸膜变厚时,可因弥散距离增宽使弥散速度减慢,进而引起呼吸衰竭。

2. 弥散障碍时的血气变化 肺泡膜病变患者在静息时一般不会出现血气异常。因为正常静息时,血液流经肺泡毛细血管的时间约为 0.75 s,而血液氧分压只需 0.25 s 就可升到肺泡气氧分压水平(图 13-3)。当肺泡膜病变时,虽然弥散速度减慢,但在静息时气体交换在 0.75 s 内仍可达到血气与肺泡气的平衡,因而不发生血气异常。但体力负荷增加等使心输出量增加和肺血流量增快时,血液和肺泡接触的时间过于缩短,导致低氧血症。肺泡膜病变加上肺血流增快一般只会引起 PaO_2 降低,不会使 $PaCO_2$ 增高。因为 CO_2 在水中的溶解度比 O_2 快。故弥散速度比 O_2 快,能较快地弥散入肺泡使 $PaCO_2$ 与 P_ACO_2 取得平衡。只要患者肺泡通气量正常,就可保持 $PaCO_2$ 与 P_ACO_2 正常。如果存在代偿性通气过度,则可使 $PaCO_2$ 与 P_ACO_2 低于正常。

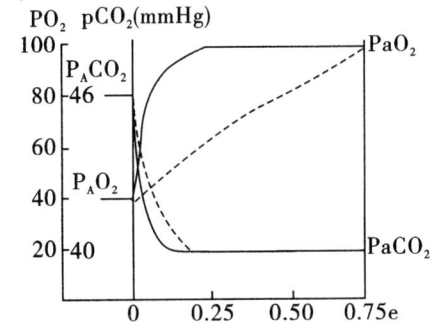

图 13-3 血流通过肺泡毛细血管时的血气变化

实线为正常人,虚线为肺泡膜厚度增加的患者

(二) 肺泡通气与血流比值失调

血液流经肺泡时能否获得足够的氧和充分

地排出CO_2,使血液动脉化,还取决于肺泡通气与血流的比值。如肺的总通气量和总血流量正常,但肺通气或(和)血流不均匀,造成部分肺泡通气与血流比值失调(图13-4),也可引起气体交换障碍,导致呼吸衰竭。这是肺部疾患引起呼吸衰竭最常见和最重要的机制。

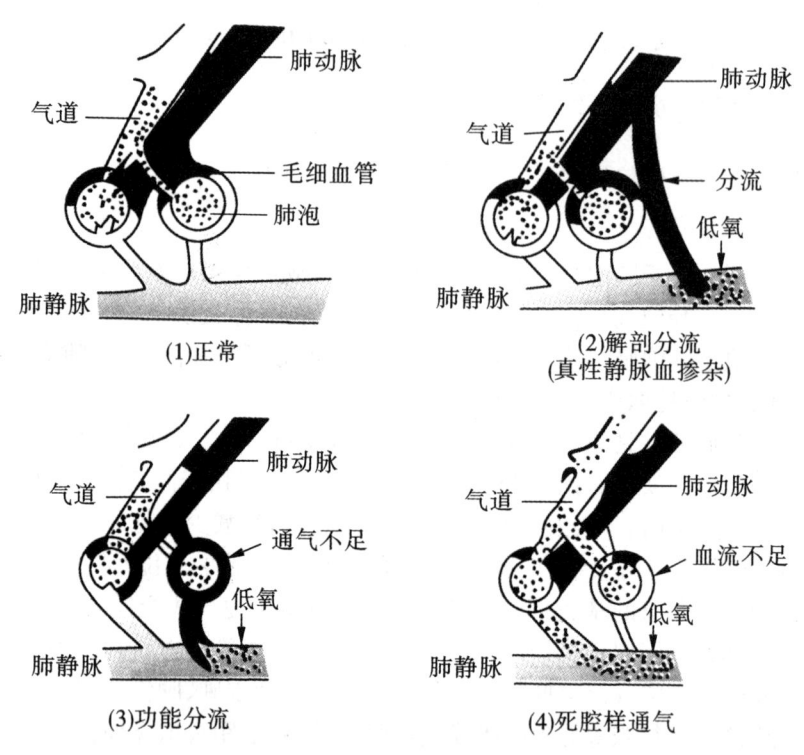

图13-4 肺泡通气与血流关系

正常成人在静息状态下,肺泡每分通气量(V_A)约为4 L,每分血流量(Q)约为5 L,两者的比率(V_A/Q)约为0.8。健康人肺各部分通气与血流的分布也是不均匀的。直立位时,由于重力效应,胸腔内负压上部比下部大,故肺尖部的肺泡扩张的程度较大,肺泡顺应性较低,因而吸气时流向上肺肺泡的气量较少,使肺泡通气量自上而下递增。重力对血流的影响比对肺泡通气影响更大,上肺与下肺血流量的差别比通气量的差别更显著,故使肺部的V_A/Q自上而下递减。正常青年人肺尖部V_A/Q可高达3.0,而肺底部仅有0.6,且随年龄的增长,这种差别更大。这种生理性的肺泡通气与血流比值不协调是造成正常PaO_2比P_AO_2稍低的主要原因。当肺发生病变时,由于肺病变轻重程度与分布的不均匀,使各部分肺的通气与血流比值不一,可能造成严重的肺泡通气与血流比值失调,导致换气功能障碍(图13-5)。

1. 部分肺泡通气不足 支气管哮喘、慢性支气管炎、阻塞性肺气肿等引起的气道阻塞,以及肺纤维化、肺水肿等引起的限制性通气障碍时分布往往是不均匀的,可导致肺泡通气的严重不均。病变重的部分肺泡通气明显减少,而血流未相应减少,甚至还可因炎性充血等使血流增多(如大叶性肺炎早期),使V_A/Q显著降低,以致流经这部分肺泡的静脉血未经充分动脉化便掺入动脉血内。这种情况类似动脉-静脉短路,故称功能性分流,又称静脉血掺杂。正常成人由于肺内通气分布不均匀形成的功能性分流约占肺血流量的3%,慢性阻塞性肺疾病严重时,功能性分流可增加到占肺血流量的30%~50%,从而严重地影响换气功能。

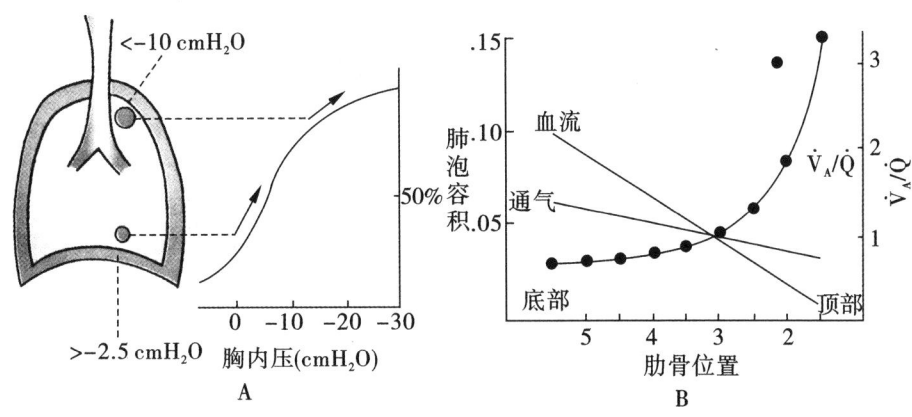

图13-5 直立体位时肺泡通气分布的特点(A)及生理性通气血流比值改变(B)

部分肺泡通气不足时动脉血的血气改变:部分肺泡通气不足时,病变区的 V_A/Q 可低达0.1以下,流经此处的静脉血不能充分动脉化,其氧分压与氧含量降低而二氧化碳分压与含量则增高。这种血气变化可引起代偿性呼吸运动增强和总通气量恢复正常或增加,主要是使无通气障碍或通气障碍较轻的肺泡通气量增加,以致该部分肺泡的 V_A/Q 显著大于0.8。流经这部分肺泡的血液 PO_2 显著升高,但氧含量则增加很少(由氧解离曲线特性决定),而二氧化碳分压与含量均明显降低(由二氧化碳解离曲线决定)。来自 V_A/Q 降低区与 V_A/Q 增高区的血液混合而成的动脉血的氧含量和氧分压均降低,二氧化碳分压和含量则可正常。如代偿性通气增强过度,尚可使 $PaCO_2$ 低于正常。如肺通气障碍的范围较大,加上代偿性通气增强不足,使总的肺泡通气量低于正常,则 $PaCO_2$ 高于正常(表13-1)。

表13-1 功能性分流时动脉血的血气变化

项目	病变肺区	健康肺区	全肺		
V/Q	<0.8	>0.8	=0.8	>0.8	<0.8
PaO_2	↓↓	↑↑		↓	
CaO_2	↓↓	↑		↓	
$PaCO_2$	↑↑	↓↓	N	↓	↑
$CaCO_2$	↑↑	↓↓	N	↓	↑

N为正常;PaO_2 为动脉血氧分压;$PaCO_2$ 为动脉血二氧化碳分压;CaO_2 为动脉血氧含量,$CaCO_2$ 为动脉血 CO_2 含量

2.部分肺泡血流不足 肺动脉栓塞、DIC、肺动脉炎、肺血管收缩等,都可使部分

肺泡血流减少，V_A/Q 可显著大于正常，患部肺泡血流少而通气多，肺泡通气不能充分被利用，称为无腔样通气。正常人的生理无效腔约占潮气量的30%，疾病时功能性无效腔可显著增多，使生理无效腔/潮气量高达60%~70%，从而导致呼吸衰竭。

部分肺泡血流不足时动脉血的血气改变：部分肺泡血流不足时，病变肺区肺泡 V_A/Q 可高达10以上，流经的血液 PaO_2 显著升高，但其氧含量却增加很少；而健康肺区却因血流量增加而使其 V_A/Q 低于正常，这部分血液不能充分动脉化，其氧分压与氧含量均显著降低，二氧化碳分压与含量均明显增高。最终混合而成的动脉血 PaO_2 降低，$PaCO_2$ 的变化则取决于代偿性呼吸增强的程度，可以降低、正常或升高（表13-2）。

表13-2 无效腔样通气时动脉血的血气变化

项目	病变肺区	健康肺区		全肺	
V/Q	>0.8	<0.8	=0.8	>0.8	<0.8
PaO_2	↑↑	↓↓		↓	
CaO_2	↑	↓↓		↓	
$PaCO_2$	↓↓	↑↑	N	↓	↑
$CaCO_2$	↓↓	↑↑	N	↓	↑

N为正常；PaO_2 为动脉血氧分压；$PaCO_2$ 为动脉血二氧化碳分压；CaO_2 为动脉血氧含量，$CaCO_2$ 为动脉血 CO_2 含量。

总之，无论是部分肺泡通气不足引起的功能性分流增加，还是部分肺泡血流不足引起的功能性无效腔增加，均可导致 PaO_2 降低，而 $PaCO_2$ 可正常或降低，极严重时也可升高。

（三）解剖分流增加

生理情况下，肺内也存在解剖分流，即一部分静脉血经支气管静脉和极少的肺内动脉-静脉交通支直接流入肺静脉。这些解剖分流的血流量正常占心输出量的2%~3%。支气管扩张症可伴有支气管血管扩张和肺内动脉-静脉短路开放，使解剖分流量增加，静脉血掺杂异常增多，而导致呼吸衰竭。解剖分流的血液完全未经气体交换过程，故称为真性分流。在肺实变和肺不张时，病变肺泡完全失去通气功能，但仍有血流，流经的血液完全未进行气体交换而掺入动脉血，类似解剖分流。吸入纯氧可有效地提高功能性分流的 PaO_2，而对真性分流的 PaO_2 则无明显作用，用这种方法可对二者进行鉴别。

在呼吸衰竭的发病机制中，单纯通气不足，单纯弥散障碍，单纯肺内分流增加或单纯死腔增加的情况较少见，往往是几个因素同时存在或相继发生作用。例如，在休克肺时，既有由肺不张引起的肺内分流，有微血栓形成和肺血管收缩引起的无效腔样通气，还有由肺水肿引起的气体弥散功能障碍等。

慢性阻塞性肺疾病（COPD）与呼吸衰竭：COPD指由慢性支气管炎和肺气肿引起的慢性气道阻塞，简称"慢阻肺"，其共同特征是管径小于2 mm的小气道阻塞和阻力增高。COPD是引起慢性呼吸衰竭的最常见的原因。其机制主要有：①阻塞性通气障碍，因炎症细胞浸润、充血、水肿、黏液腺及杯状细胞增殖、肉芽组织增生引起的支气管壁肿胀;因气道高反应性、炎症介质作用引起的支气管痉挛;因黏液分泌多、纤毛细胞损伤引起的支气管腔堵塞;因小气道阻塞、肺泡弹性回缩力降低引起的气道等压点上移。②限制性通气障碍,因Ⅱ型上皮细胞受损及表面活性物质消耗过多引起的肺泡表面活性物质减少;因营养不良、缺氧、酸中毒、呼吸肌疲劳引起的呼吸肌衰竭。③弥散功能障碍,因肺泡壁损伤引起的肺泡弥散面积减少和肺泡膜炎性增厚。④通气血流比值失调,因气道阻塞不均引起的部分肺泡低通气;因微血栓形成引起的部分肺泡低血流(图13-6)。

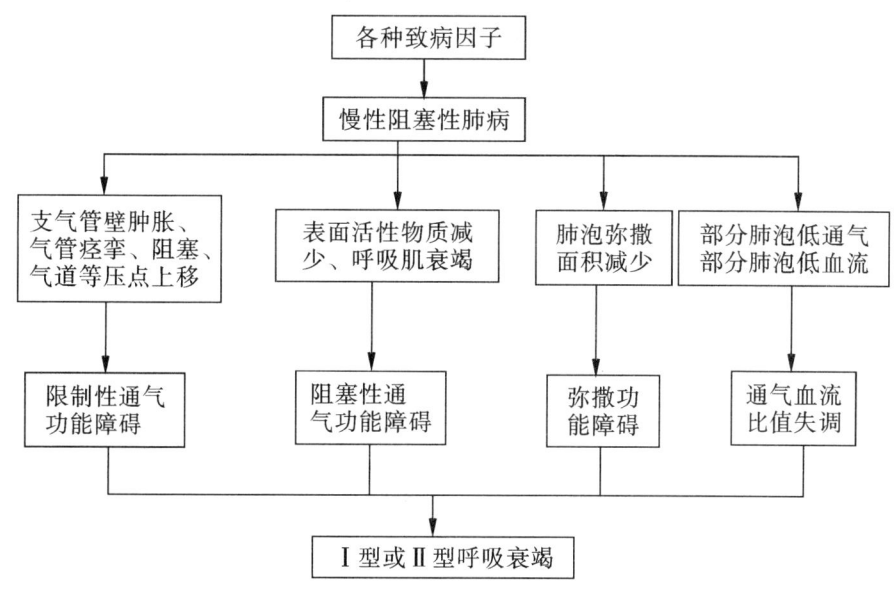

图13-6 慢性阻塞性肺疾病引起呼吸衰竭的机制

第三节 呼吸衰竭时机体的功能与代谢变化

呼吸衰竭时发生的低氧血症和高碳酸血症可影响全身各系统的代谢和功能,首先是引起一系列代偿适应性反应,以改善组织的供氧,调节酸碱平衡,改变组织器官的功能、代谢以适应新的内环境。呼吸衰竭严重时,如机体代偿不全,则可出现严重的代谢功能紊乱。

(一)酸碱平衡紊乱

Ⅰ型和Ⅱ型呼吸衰竭时均有低氧血症,因此均可引起代谢性酸中毒;Ⅱ型呼吸衰竭时低氧血症和高碳酸血症并存,因此可有代谢性酸中毒和呼吸性酸中毒;ARDS患者由于代偿性呼吸加深加快,可出现代谢性酸中毒和呼吸性碱中毒;若给呼吸衰竭患者应用人工呼吸机、过量利尿剂或$NaHCO_3$等则可引起医源性代谢性碱中毒。一般而言,呼吸衰竭时常发生混合型酸碱平衡紊乱。

1.代谢性酸中毒 严重缺氧时无氧代谢加强,乳酸等酸性产物增多,可引起代谢性酸中毒。此外,呼吸衰竭时可能出现功能性肾功能不全,肾小管排酸保碱功能降低,以及引起呼吸衰竭的原发疾病或病理过程,如感染、休克等均可导致代谢性酸中毒。此时血液电解质主要有以下变化:①血清钾浓度增高,由于酸中毒可使细胞内 K^+ 外移及肾小管排 K^+ 减少,导致高血钾;②血清氯浓度增高,代谢性酸中毒时由于 HCO_3^- 降低,可使肾排 Cl^- 减少,故血 Cl^- 常增高。

2. 呼吸性酸中毒　Ⅱ型呼吸衰竭时,大量二氧化碳潴留可引起呼吸性酸中毒,此时可有高血钾和低血氯。造成低血氯的主要原因是:高碳酸血症使红细胞中 HCO_3^- 生成增多,后者与细胞外 Cl^- 交换使 Cl^- 转移入细胞;酸中毒时肾小管上皮细胞产生 NH_3 增多,$NaHCO_3$ 重吸收增多,使尿中 NH_4Cl 和 $NaCl$ 的排出增加,均使血清 Cl^- 降低。当呼吸性酸中毒合并代谢性酸中毒时,血 Cl^- 可正常。

3. 呼吸性碱中毒　Ⅰ型呼吸衰竭时,因缺氧引起肺过度通气,可发生呼吸性碱中毒,此时患者可出现血钾降低,血氯增高。

(二) 呼吸系统的变化

PaO_2 降低作用于颈动脉体与主动脉体化学感受器,反射性增强呼吸运动,此反应要在 PaO_2 低于 60 mmHg 才明显,PaO_2 为 30 mmHg 时肺通气最大。缺氧对呼吸中枢有直接抑制作用,当 PaO_2 低于 30 mmHg 时,此作用可大于反射性兴奋作用而使呼吸抑制。$PaCO_2$ 升高主要作用于中枢化学感受器,使呼吸中枢兴奋,引起呼吸加深加快。但当 $PaCO_2$ 超过 80 mmHg 时,则抑制呼吸中枢,此时呼吸运动主要靠动脉血低氧分压对血管化学感受器的刺激得以维持。在这种情况下,氧疗只能吸入 30% 的氧,以免缺氧完全纠正后反而出现呼吸抑制,加重高碳酸血症而使病情更加恶化。

引起呼吸衰竭的呼吸系统疾病本身也会导致呼吸运动的变化。如中枢性呼吸衰竭时呼吸浅而慢,可出现潮式呼吸、间歇呼吸、抽泣样呼吸、叹气样呼吸等呼吸节律紊乱。其中最常见者为潮式呼吸,可能由于呼吸中枢兴奋过低而引起呼吸暂停,从而使血中 CO_2 逐渐增多,$PaCO_2$ 升高到一定程度使呼吸中枢兴奋,恢复呼吸运动,从而排出 CO_2,使 $PaCO_2$ 降低到一定程度又可导致呼吸暂停,如此形成周期性呼吸运动。在肺顺应性降低所致限制性通气障碍的疾病,因牵张感受器或肺毛细血管旁感受器受刺激而反射性地引起呼吸运动变浅变快。阻塞性通气障碍时,由于气体受阻,呼吸运动加深,由于阻塞的部位不同,表现为吸气性呼吸困难或呼气性呼吸困难。

在生理情况下,肺通气 1 L 呼吸肌耗氧约 0.5 mL。在静息时呼吸运动的耗氧量占全身耗氧量的 1%~3%。呼吸衰竭时,如存在长时间增强的呼吸运动,使呼吸肌耗氧增加,加上血氧供应不足,可能导致呼吸肌疲劳,使呼吸肌收缩力减弱,呼吸变浅变快。呼吸浅则肺泡通气量减少,可加重呼吸衰竭。

(三) 循环系统的变化

一定程度的 PaO_2 降低和 $PaCO_2$ 升高可兴奋心血管运动中枢,使心率加快、心肌收缩力增强、外周血管收缩,加上呼吸运动增强使静脉回流增加,导致心输出量增加。但缺氧和二氧化碳潴留对心、血管的直接作用是抑制心脏活动,并使血管扩张(肺血管例外)。一般器官的血管运动通常主要受神经调节,但脑血管与冠脉在呼吸衰竭时则主要受局部代谢(如腺苷等)产物的调节,从而导致血流分布的改变,有利于保证心、脑的血液供应。

严重的缺氧和二氧化碳潴留可直接抑制心血管中枢和心脏活动,扩张血管,导致血压下降、心肌收缩力下降、心律失常等严重后果。

呼吸衰竭可累及心脏,主要引起右心肥大与衰竭,即肺源性心脏病。肺源性心脏病的发病机制较复杂:①肺泡缺氧和二氧化碳潴留所致血液 H^+ 浓度过高,可引起肺小动脉收缩(CO_2 本身对肺血管起扩张作用),使肺动脉压升高,从而增加右心后负荷;②肺小动脉长期收缩、缺氧均可引起无肌型肺微动脉肌化,肺血管平滑肌细胞和成纤维细胞肥大增生,胶原蛋白与弹性蛋白合成增加,导致肺血管壁增厚和硬化,管腔变窄,由此形成持久而稳定的慢性肺动脉高压;③长期缺氧引起的代偿性红细胞增多症可使血液的黏度增高,也会增加肺血流阻力和加重右心的负荷;④有些肺部病变如肺小动脉炎、肺毛细血管床的大量破坏、肺栓塞等也能成为肺动脉高压的原因;⑤缺氧和酸中毒降低心肌舒、缩功能;⑥呼吸困难时,用力呼气则使胸内压异常增高,心脏受压,影响心脏的舒张功能,用力吸气则胸内压异常降低,即心脏外面的负压增大,可增加右心收缩的负荷,促使右心衰竭。

呼吸衰竭是否可累及左心尚有争论,目前倾向于可累及左心。肺源性心脏病患者心功能失代偿时有半数肺动脉楔压增高,说明有左心功能不全,其中也可能有部分病例合并有冠心病;ARDS 的死亡病例中也有半数发生左心衰竭,这些都支持肺部疾病可累及左心的观点。其机制为:①低氧血症和酸中毒同样能使左室肌收缩性降低;②胸内压的高低同样也影响左心的舒缩功能;③右心扩大和右心室压增高将室间隔推向左心侧,可降低左心室的顺应性,导致左室舒张功能障碍。

(四)中枢神经系统的变化

中枢神经系统对缺氧最敏感,当 PaO_2 降至 60 mmHg 时,可出现智力和视力轻度减退。如 PaO_2 迅速降至 40 mmHg 以下,就会引起一系列神经精神症状,如头痛、不安、定向与记忆障碍、精神错乱、嗜睡,以致惊厥和昏迷。CO_2 潴留使 $PaCO_2$ 超过 80 mmHg 时,可引起头痛、头晕、烦躁不安、言语不清、扑翼样震颤、精神错乱、嗜睡、抽搐、呼吸抑制等,称 CO_2 麻醉。

由呼吸衰竭引起的脑功能障碍称为肺性脑病。Ⅱ型呼吸衰竭患者肺性脑病的发病机制为:

1. 酸中毒和缺氧对脑血管的作用　酸中毒使脑血管扩张。$PaCO_2$ 升高 10 mmHg 约可使脑血流量增加 50%。缺氧也使脑血管扩张。缺氧和酸中毒还能损伤血管内皮使其通透性增高,导致脑间质水肿。缺氧使细胞 ATP 生成减少,影响钠钾 ATP 酶功能,可引起细胞内 Na^+ 及水增多,形成脑细胞水肿。脑充血、水肿使颅内压增高,压迫脑血管,更加重脑缺氧,由此形成恶性循环,严重时可导致脑疝形成。此外,脑血管内皮损伤尚可引起血管内凝血,这也是肺性脑病的发病因素之一。

2. 酸中毒和缺氧对脑细胞的作用　正常脑脊液的缓冲作用较血液弱,其 pH 值也较低,PCO_2 比动脉血高。因血液中的 HCO_3^- 及 H^+ 不易通过血-脑屏障进入脑脊液,故脑脊液的酸碱调节需时较长。呼吸衰竭时脑脊液的 pH 值变化比血液更为明显。当脑脊液 pH 值低于 7.25 时,脑电波变慢,pH 值低于 6.8 时脑电活动完全停止。神经细胞内酸中毒一方面可增加脑谷氨酸脱羧酶活性,使 GABA 生成增多,导致中枢抑制;另一方面增强磷脂酶活性,使溶酶体水解酶释放,引起神经细胞和组织的损伤。

部分肺性脑病患者表现为神经兴奋、躁动,可能因发生代谢性碱中毒所致。然而酸中毒的患者也有 1/3 表现为神经兴奋,其机制尚不清楚。

(五)肾功能变化

呼吸衰竭时肾可受损,轻者尿中出现蛋白、红细胞、白细胞及管型等,严重时可发生急性肾功能衰竭,出现少尿、氮质血症和代谢性酸中毒。此时肾结构往往并无明显改变,为功能性肾功能衰竭。肾功能衰竭的发生是由于缺氧与高碳酸血症反射性地通过交感神经使肾血管收缩,肾血流量严重减少所致。

(六)胃肠道变化

严重缺氧可使胃壁血管收缩,因而能降低胃黏膜的屏障作用,CO_2 潴留可增强胃壁细胞碳酸酐酶活性,使胃酸分泌增多,加之有的患者还可合并弥散性血管内凝血、休克等,故呼吸衰竭时可出现胃肠黏膜糜烂、坏死、出血与溃疡形成等病变。

第四节 呼吸衰竭防治与护理的病理生理基础

1. **预防与治疗** 如慢性阻塞性肺疾病的患者若发生感冒与急性支气管炎,可诱发呼吸衰竭和右心衰竭,故应注意预防,一旦发生呼吸道感染应积极进行抗感染治疗。

2. **保持呼吸道通畅**。

3. **氧疗** 呼吸衰竭者必有低张性缺氧,应尽快将 PaO_2 提高到 50 mmHg 以上。Ⅰ型呼衰只有缺氧而无 CO_2 潴留,可吸入较高浓度的氧(一般不超过50%)。Ⅱ型呼衰患者的吸氧浓度不宜超过30%,并控制流速,使 PaO_2 上升到 50~60 mmHg 即可。

4. **降低 $PaCO_2$** $PaCO_2$ 增高是由肺总通气量减少所致,应通过增加肺泡通气量以降 $PaCO_2$。增加肺通气的方法包括:①解除呼吸道阻塞,如用抗生素治疗气道炎症,用平喘药扩张支气管,用体位引流、必要时行气管插管以清除分泌物。②增强呼吸动力,如用呼吸中枢兴奋剂尼可刹米等,对原发于呼吸中枢抑制所致限制性通气障碍是适用的,但对一般慢性呼衰患者用中枢兴奋剂,在增加肺通气的同时也增加呼吸肌耗氧量和加重呼吸肌疲劳,反而得不偿失。③人工辅助通气,用人工呼吸维持必需的肺通气量,同时也使呼吸肌得以休息,有利于呼吸肌功能的恢复,这也是治疗呼吸肌疲劳的主要方法。呼吸肌疲劳是由呼吸肌过度负荷引起的呼吸肌(主要是膈肌)衰竭,表现为收缩力减弱和收缩与舒张速度减慢,往往出现在 $PaCO_2$ 升高之前,是Ⅱ型呼吸衰竭的重要发病因素。④补充营养,慢性呼衰患者由于呼吸困难影响进食量和胃肠消化及吸收功能差,常有营养不良,导致体重和膈肌重量减轻,膈肌萎缩也可使其收缩无力,更易发生呼吸肌疲劳,故除呼吸肌休息外,还应补充营养以改善呼吸肌功能。

5. **改善内环境及重要器官的功能** 如纠正酸碱平衡及电解质紊乱,预防与治疗肺源性心脏病与肺性脑病等。

问题分析与能力提升

患者女性,38 岁,反复咳嗽、咳痰 20 年,活动后胸闷气促 2 年,加重 3 d 入院。体检:神志清楚,慢性病容,呼吸急促,面色及口唇发绀,颈静脉怒张。胸廓呈桶状胸,肋间隙增宽,肺部叩诊呈过清音,呼吸音粗,双肺闻及痰鸣音、哮鸣音及湿啰音,以下肺为多。心界小,心率110次/min,心律齐,肺动脉听诊区可闻及Ⅲ级收缩期吹风样杂音。剑突下见心脏搏动。肝脏肋下3 cm,肝-颈静脉回流征(+),脾未及,移动性浊音(+),下肢凹陷性水肿(++),指端发绀,可见杵状指。实验室检查及辅助检查血常规:白细胞$12.2×10^9/L$,中性粒细胞0.90,淋巴细胞0.09(提示白细胞增多)。

血气分析:pH值7.36,$PaCO_2$ 60 mmHg,PaO_2 50 mmHg,HCO_3^- 31 mmol/L,SaO_2 72%,心电图:肺型P波顺钟向转位(提示右室增大)。超声心动图:肺动脉主干增宽、右房右室扩大、三尖瓣重度反流(提示肺动脉高压)腹部B超示肝大,肝静脉增宽,肝淤血,腹水(提示右心衰竭)。

思考题:①本病例发生呼吸衰竭的机制是什么?②患者出现气促、水肿、发绀的机制是什么?③患者发生肺源性心脏病的机制是什么?

同步练习

一、名词解释

1. 限制性通气障碍　2. 弥散障碍　3. 肺性脑病　4. 肺源性心脏病

二、填空题

1. 根据$PaCO_2$是否升高,可将呼吸衰竭分为_____和_____。
2. 呼吸衰竭是由_____和(或)_____所致。
3. 肺通气障碍包括_____和_____。
4. 呼吸衰竭发病的主要原因有_____、_____、_____、_____和_____。
5. 呼吸衰竭常见的诱因有_____、_____、_____和_____。
6. 呼吸衰竭的发生机制是_____和_____。
7. 气体在单位时间内通过肺泡膜的速度取决于膜两侧的_____,膜的_____以及气体的_____。

三、单项选择题

1. 下列哪项最符合呼吸衰竭的概念(　　)
   A. 通气障碍所致　　　　　　　B. 换气障碍所致
   C. V_A/Q比值失调所致　　　　D. 外呼吸严重障碍所致
   E. 内呼吸严重障碍所致

2. 当患者吸入气氧浓度FiO_2不足20%时,呼吸衰竭的诊断标准是(　　)
   A. $PaO_2<60$ mmHg　　　　　B. $PaO_2>50$ mmHg
   C. $PaO_2<70$ mmHg　　　　　D. RFI(呼吸衰竭指数)≤300
   E. $PaO_2<60$ mmHg伴有$PaCO_2>50$ mmHg

3. 以下哪项最符合呼吸衰竭的概念(　　)
   A. $PaO_2↓$　　　　　　　　　B. 外呼吸功能严重障碍导致$PaO_2↓$,伴有或不伴有$PaCO_2↑$
   C. $PaO_2↓$,$PaCO_2↑$,伴有明显的症状体征
   D. 等张性低氧血症
   E. 外呼吸功能严重障碍导致的低张性低氧血症

4. 急性呼吸衰竭最常见病因是(　　)
   A. 上呼吸道急性感染　　　　B. 炎症使中央气道狭窄和阻塞
   C. 过量麻醉剂和镇静剂应用　D. 肺栓塞
   E. 慢性阻塞性肺疾病

5. 下列哪一原因可引起限制性通气不足(　　)
   A. 呼吸肌活动障碍　　　　　B. 气道阻力增高

C. 肺泡 V_A/Q 比值失调   D. 肺泡壁厚度增加

E. 肺内 V_A/Q 比值失调

6. 可造成限制性通气不足的原因是( )
   A. 白喉   B. 气管异物
   C. 支气管哮喘   D. 多发性肋骨骨折
   E. 肺泡水肿

7. 下列哪一项不属于限制性通气不足( )
   A. 呼吸中枢抑制   B. 呼吸肌收缩无力
   C. 气道口径变小   D. 气胸
   E. 弹性阻力增加

8. 阻塞性通气不足可见于( )
   A. 低钾血症   B. 多发性神经根炎
   C. 胸腔积液   D. 化脓性脑膜炎
   E. 慢性支气管炎

9. 肺气肿患者易发生呼气性呼吸困难的主要机制是( )
   A. 小气道阻塞   B. 小气道痉挛
   C. 小气道管壁增厚   D. 气道等压点上移至小气道
   E. 小气道壁顺应性降低

10. 影响气道阻力的最主要原因是( )
    A. 气道内径   B. 气道长度
    C. 气道形态   D. 气流速度
    E. 气流形式

11. 胸内中央气道阻塞可发生( )
    A. 呼气性呼吸困难   B. 吸气性呼吸困难
    C. 吸气呼气同等困难   D. 吸气呼气均无阻碍
    E. 阵发性呼吸困难

12. 肺水肿患者仅在运动时产生低氧血症,其原因是( )
    A. 肺泡膜呼吸面积减少 B. 肺泡膜增厚
    C. 肺泡膜两侧分压差减少 D. 血液和肺泡接触时间缩短
    E. 等压点向小气道侧移动

13. 关于弥散障碍的特点,下列哪一项不正确( )
    A. 可因肺泡膜面积减少引起
    B. 可因肺泡膜厚度增加引起
    C. 常在静息时就可引起明显的 PaO_2 降低
    D. PaO_2 正常甚至低于正常
    E. 严重时尤其在肺血流加快时可引起 PaO_2 降低

14. 肺内功能性分流是由于( )
    A. 部分肺泡血流不足   B. 部分肺泡通气不足
    C. 部分肺泡通气不足而血流正常
    D. 生理无效腔扩大
    E. 部分肺泡血流不足而通气正常

15. 无效腔样通气是指( )
    A. 部分肺泡通气不足
    B. 部分肺泡血流不足

C. 部分肺泡通气不足而血流正常

D. 生理无效腔扩大

E. 部分肺泡血流不足而通气正常

16. 肺泡通气血流比值大于0.8,可见于( )
   A. 肺不张   B. 肺水肿
   C. 肺动脉栓塞   D. 慢性支气管炎
   E. 大叶性肺炎

17. V_A/Q值小于0.8可见于( )
   A. 限制性通气不足   B. 无效腔样通气
   C. 弥散面积减小   D. 阻塞性通气障碍
   E. 功能分流增加

18. 一侧肺发生肺不张患者,其血气变化为( )
   A. $PaO_2\downarrow$, $V_A/Q>$正常   B. $PaCO_2\uparrow$, V_A/Q正常
   C. PaO_2正常, V_A/Q正常   D. $PaO_2\downarrow$, $V_A/Q<$正常
   E. $PaO_2\downarrow$, $V_A/Q=$正常

19. 能引起急性呼吸窘迫综合征的原因是( )
   A. 吸入毒气   B. 肺挫伤
   C. 败血症   D. 休克
   E. 以上都是

20. 在ARDS的发生中下列何种细胞在呼吸膜损伤方面发挥重要作用( )
   A. 肺泡Ⅰ型上皮细胞
   B. 肺泡Ⅱ型上皮细胞
   C. 中性粒细胞
   D. 单核巨噬细胞
   E. 淋巴细胞

21. 急性呼吸窘迫综合征的共同发病环节( )
   A. 肺内DIC形成   B. 急性肺淤血水肿
   C. 急性肺不张   D. 急性肺弥漫性肺泡-毛细血管膜损伤
   E. 肺泡内透明膜形成

22. 呼吸衰竭时最常见的酸碱平衡紊乱是( )
   A. 代谢性酸中毒   B. 呼吸性酸中毒
   C. 代谢性碱中毒   D. 呼吸性碱中毒
   E. 混合型酸碱平衡紊乱

23. 某呼吸衰竭患者血气分析结果:血 pH 值 7.02, $PaCO_2$ 60 mmHg, PaO_2 37.5 mmHg, HCO_3^- 15 mmol/L,并发何种酸碱平衡紊乱( )
   A. 急性呼吸性酸中毒 B. 慢性呼吸性酸中毒
   C. 代谢性酸中毒   D. 急性呼吸性酸中毒合并代谢性酸中毒
   E. 急性呼吸性酸中毒合并代谢性碱中毒

24. 肺源性心脏病的主要发病机制是( )
   A. 缺氧和酸中毒使肺小动脉收缩
   B. 肺小血管管壁增厚、管腔狭窄
   C. 血液黏度增高
   D. 用力吸气使胸内压降低增加右心收缩负荷
   E. 用力呼气使胸内升高减弱右心舒张功能

25. 呼吸衰竭导致肺性脑病发生其中起主要作用的是（　　）

　　A. 缺氧使脑血管扩张

　　B. 缺氧使细胞内 ATP 生成减少

　　C. 缺氧使血管壁通透性增高

　　D. 缺氧使细胞内酸中毒

　　E. CO_2 分压升高使脑血流量增加和脑细胞酸中毒

四、简答题

1. 简述呼吸衰竭的发生机制。
2. 为什么呼吸衰竭的患者需吸氧？给氧的原则和机制是什么？
3. 引起弥散障碍的因素是什么？
4. 简述肺性脑病的发生机制。
5. 阻塞性通气不足不同阻塞部位出现的呼吸困难形式有何不同？为什么？
6. 简述肺水肿（肺泡型）引起呼吸功能衰竭的机制。

五、论述题

1. 试述呼吸衰竭致右心衰竭的发病机制。
2. 试述肺泡通气与血流比值失调可表现为几种形式？可见于哪些情况？其病理生理学意义是什么？
3. 试述 ARDS 发病的主要原因及引起呼吸衰竭的机制。

（刘艳波）

第十四章 肝功能不全

肝脏是人体最大的腺体,参与体内的消化、代谢、排泄、解毒以及免疫功能。其是由肝实质细胞(即肝细胞)和非实质细胞构成,肝非实质细胞包括肝巨噬细胞(即库普弗细胞)、肝星形细胞、肝脏相关淋巴细胞和肝窦内皮细胞。肝脏承担着消化、代谢、解毒、分泌及免疫等多种生理功能。特别是胃肠道吸收的物质,几乎全部经肝脏处理后进入血液循环。当各种体内外致肝损伤因素严重损害肝脏细胞(包括肝实质细胞和非实质细胞),使其代谢、合成、解毒、分泌、生物转化及免疫等功能发生程度不等的障碍,机体可出现黄疸、出血、感染、肾功能障碍及肝性脑病等临床综合征,称为肝功能不全。急性大量的肝细胞坏死或慢性肝疾病终末期几乎不可避免地导致肝性脑病或肾功能衰竭,称为肝功能衰竭。

2006年中华医学会传染病学分会和中华医学会肝病分会将肝衰竭定义为:"多种因素引起的严重肝损害,导致其合成、解毒、排泄和生物转化等功能发生严重障碍或失代偿,出现以凝血机制障碍和黄疸、肝性脑病、腹水等为主要表现的一组临床症候群。"

第一节 肝功能不全的原因和分类

(一) 肝功能不全的常见原因

多种内外因素均可导致肝脏疾病的发生,最终引起肝功能不全,乃至肝功能衰竭。约85%的肝脏疾病为环境因素所致,其中以肝炎病毒、乙醇、化学物质三大因素最常见,15%以下的肝脏疾病属先天遗传性肝病。此外,还有免疫性因素和营养性因素。全身其他器官功能衰竭或疾病导致肝脏灌流不足缺血和肝脏外科创伤也可引起肝功能衰竭,根据致病因素将肝功能不全的常见原因总结如下:

1. 生物性因素 目前已发现7种病毒可导致病毒性肝炎,分别是:甲型肝炎病毒、乙型肝炎病毒、丙型肝炎病毒、丁型肝炎病毒、戊型肝炎病毒、己型肝炎病毒和庚型肝炎病毒,其中乙型肝炎病毒引起的乙型肝炎发病率高、危害大。病毒性肝炎的发病与感染病毒的量、毒力以及侵入途径有关,也与机体的状态即免疫反应等密切相关。一般认为,T细胞介导的细胞免疫反应是引起肝细胞损伤的主要因素。

除肝炎病毒外,某些细菌、阿米巴滋养体可引起肝脓肿;某些寄生虫病如肝吸虫病、血吸虫病可累及肝脏,造成肝损伤。

2. 药物及肝毒性物质　主要是工业毒物、药物、乙醇等所引起肝损伤。工业毒物如含砷的杀虫剂、磷、锑、四氯化碳、三氯乙烯、氯仿、硝基苯和三硝基甲苯。其中四氯化碳常用于复制肝损伤的动物模型。

目前已知有200余种药物,如抗生素类、中枢神经类药及麻醉剂等,可引起程度不同的肝损伤。进入体内的药物或毒物,一般均经过肝代谢或解毒。因此,药物本身或其代谢产物可损害肝细胞,其程度取决于药物的剂量和毒性等。药物所致的肝损害一般分为过敏性肝损害和中毒性肝损害。

通常,药物或毒物进入机体后,主要通过与肝细胞内的P450酶系及一些基团如葡萄糖醛酸、硫酸酯甲基、巯基等结合而被解毒。如果毒物过量或解毒功能失效,药物或毒物可与蛋白质等结合,通过脂质过氧化、硫代氧化等方式损伤蛋白质,导致肝细胞受损、死亡。乙醇的代谢与分解主要在肝脏进行,乙醇可直接或经其代谢产物乙醛损伤肝脏。随食物摄入的黄曲霉素、亚硝酸盐和毒蕈等也可促进肝病的发生发展。

3. 免疫性因素　免疫反应有利于杀灭病毒,但也可攻击感染病毒的肝细胞,使肝细胞受损。如由T淋巴细胞介导的免疫功能在原发性胆汁性肝硬化、慢性活动性肝炎等的发生发展过程中起重要作用。

4. 营养性因素　单纯营养缺乏导致的肝病非常罕见。但对肝病的发生、发展可能有促进作用。如营养缺乏、饥饿时,肝糖原、谷胱甘肽等减少,可使肝脏的解毒功能降低或使毒物损害肝的作用增强。

5. 遗传性因素　遗传性肝病虽然少见,但多种肝病的发生、发展却与遗传因素有关。某些遗传性代谢缺陷及分子病等可累及肝脏导致肝炎、脂肪肝、肝硬化等。如肝豆状核变性也称威尔逊(Wilson's)病,过量铜在肝脏沉积,可致肝硬化。原发性血色病是一种遗传性铁代谢病,主要是由于含铁血黄素在体内沉积可导致肝损害。

(二)肝功能不全的分类

根据病情经过,肝功能不全在总体上可分为急性和慢性两种类型:急性肝功能不全起病急骤,进展迅速,发病数小时后出现黄疸,很快进入昏迷状态,具有明显的出血倾向,常伴发肾功能衰竭;慢性肝功能不全病程较长,进展缓慢,呈迁延性过程。临床上常因上消化道出血、感染、碱中毒、服用镇静剂等诱因的作用使病情突然恶化,进而发生昏迷。

中华医学会制订的我国第一部《肝衰竭诊疗指南》将肝衰竭细分为急性肝衰竭(acute liver failure,ALF)、亚急性肝衰竭(subacute liver failure,SALF)、慢加急性肝衰竭和慢性肝衰竭(chronic liver failure,CLF)四类。

1. 急性肝衰竭　急性起病,2周内出现Ⅱ度及以上肝性脑病(按Ⅳ度分类法划分)并有以下表现者:极度乏力,并有明显厌食、腹胀、恶心、呕吐等严重消化道症状;短期内黄疸进行性加深;出血倾向明显,且排除其他原因;肝脏进行性缩小。

2. 亚急性肝衰竭　起病较急,15 d～26周出现以下表现者:极度乏力,有明显的消化道症状;黄疸迅速加深,血清总胆红素大于正常值上限10倍或每日上升≥17.1 μmol/L;凝血酶原时间明显延长。

3. 慢加急性肝衰竭　在慢性肝病基础上,短期内发生急性肝功能失代偿的临床表现。

4. **慢性肝衰竭** 在肝硬化基础上,肝功能进行性减退和失代偿。

第二节 肝功能不全时机体的功能与代谢变化

(一) 物质代谢的改变

肝脏是物质代谢的重要器官。肝细胞可合成多种蛋白质、胆汁及胆红素,参与脂类与激素的代谢和生物转化等。肝细胞还参与某些药物的代谢。机体代谢过程中产生的某些有毒物或从肠道吸收的有害物质也经肝细胞解毒。肝细胞是完成肝脏功能的主要细胞。由于肝细胞的损害可导致肝脏功能障碍,主要表现在:

1. **糖代谢改变** 肝细胞对维持血糖稳定具有重要作用,肝糖原是血糖的主要来源,其合成与分解受胰高血糖素和胰岛素的调节。肝细胞功能障碍导致调节血糖平衡的缓冲能力下降,易出现低血糖或高血糖,其中以低血糖多见,其机制与下列因素有关:①肝细胞大量死亡使肝糖原储备明显减少;②受损肝细胞内质网葡萄糖-6-磷酸酶活性降低,肝糖原转变为葡萄糖过程障碍;③肝细胞灭活胰岛素功能降低,使血中胰岛素含量增加,出现低血糖。个别肝功能障碍患者也可出现糖耐量降低。

2. **脂类代谢改变** 肝脏参与脂类的消化、吸收、运输、分解与合成等过程,其中胆汁酸盐辅助脂类的消化与吸收。而肝脏合成的三酰甘油、磷脂及胆固醇则通过合成极低密度脂蛋白和高密度脂蛋白辅助分泌入血。

当肝功能障碍时,由于磷脂及脂蛋白的合成减少可造成肝内脂肪蓄积。胆固醇在肝内酯化生成胆固醇酯后转运。肝功能不全时,胆固醇酯化障碍、转运能力降低及胆固醇转化为胆汁酸的能力下降,导致血浆胆固醇升高。

3. **蛋白质代谢障碍** 主要是低蛋白血症,肝脏中氨基酸占总代谢库的10%,但由于肝脏的体积小,故其游离氨基酸的浓度很高,氨基酸的代谢也很旺盛。肝对血中氨基酸浓度相对稳定有重要作用,肝功能受损后血浆芳香族氨基酸水平升高而支链氨基酸水平降低。近31种血浆蛋白在肝细胞合成,特别是白蛋白,约占肝合成蛋白的25%。由于肝细胞的功能障碍或大量死亡,使白蛋白合成减少,导致低蛋白血症,使血浆胶体渗透压下降,促进了肝性腹水的形成。此外,肝细胞多种运载蛋白的合成障碍(如运铁蛋白、铜蓝蛋白等),也可导致相应的病理改变。

(二) 水、电解质代谢的变化

1. **肝性腹水** 肝硬化等肝病晚期可出现腹水。其发生机制为:

(1) **血浆胶体渗透压下降** 由于肝脏是合成血浆蛋白的主要场所,肝功能障碍时,肝细胞合成的白蛋白减少,致血浆胶体渗透压降低,促进液体漏入腹腔增多。

(2) **门静脉高压肝硬化** 一方面由于肝内广泛的结缔组织增生与收缩,以及再生肝细胞结节的压迫,肝静脉回流受阻,进而使静脉压和毛细血管流体静压增高;另一方面由于肝内肝动脉-门静脉间异常吻合支的形成,使肝动脉血流入门静脉,也使门静脉压增高。门静脉高压使肠系膜毛细血管压增高,液体大量漏入腹腔,形成腹水。

(3) **钠、水潴留** 肝脏损害及门脉高压等原因使血液淤积在脾、胃、肠等脏器,有效循环血量减少,肾血流量减少,可致:①肾血流量减少,激活肾素-血管紧张素-醛固酮系统,加之肝脏灭活醛固酮减少,使醛固酮过多,钠水重吸收增强;②肾小球滤过率下降;③抗利尿激素增多、心房利钠肽可减少,促进肾脏钠、水重吸收。上述变化可导致钠、水潴留,促进腹水的形成,为肝性腹水形成的全身性因素。

2. 电解质代谢紊乱

(1) 低钾血症 肝硬化晚期,肝脏对醛固酮灭活减少;有效循环血容量减少,刺激醛固酮分泌增加。两者导致血浆醛固酮升高,使肾脏排钾增多,引起低钾血症。

(2) 低钠血症 因为肝病时有效循环血量减少引起抗利尿激素分泌增加,同时肝脏对抗利尿激素灭活减少,肾小管重吸收水增多,加之体内原有钠、水潴留,可造成稀释性低钠血症。

(三)胆汁代谢的变化

胆红素的摄取、运载、酯化、排泄等功能均由肝细胞完成。血红蛋白、肌红蛋白及其他含血红素蛋白分解产生的血红素,被吞噬细胞吞噬处理后,生成非酯型胆红素,经血浆中白蛋白运载至肝细胞,经谷胱甘肽 S-转移酶(glutathione-Stransferase, GST)转运至内质网,被胆红素-UDP 葡萄糖醛酸基转移酶(bilirubin UDP-glucuronyl transferase, Bilirubin-UGT)酯化为酯型胆红素,排泄入毛细胆管中。嗜肝病毒、药物、毒物及遗传等原因使肝细胞对胆红素的摄取、运载、酯化和排泄等任一环节发生障碍时,均可产生高胆红素血症或黄疸。

肝细胞可通过各种载体摄入、运载和排泄胆汁酸。胆汁酸一旦排入毛细胆管,Na^+随即移入毛细胆管内,形成渗透压梯度,促使水进入毛细胆管,驱动胆汁流动,有助于某些毒物随胆汁经肠道排出。某些药物如环孢素、秋水仙碱、氯丙嗪、红霉素及雌激素等,可影响载体对胆汁酸的摄入、运载或排泄,导致肝内胆汁淤滞,体内毒性物质蓄积。

(四)凝血功能的变化

大部分凝血因子都由肝细胞合成,重要的抗凝物质如蛋白 C、抗凝血酶Ⅲ等也由肝细胞合成,肝细胞还合成纤溶酶原、抗纤溶酶等;此外,很多激活的凝血因子和纤溶酶原激活物等也由肝细胞清除,肝功能受损,凝血与抗凝血平衡失调,易产生出血倾向,严重时可诱发 DIC。其凝血障碍的主要机制为:①凝血因子合成减少;②维生素 K 在肝脏储存减少;③肝清除纤溶酶原激活物障碍和合成抗纤溶酶减少,导致纤维蛋白溶解酶活性增强;④循环中抗凝血物质(纤维蛋白降解产物-FDP、抗凝血酶Ⅲ)增多;⑤急性肝功能衰竭或少数失代偿期肝硬化常并发 DIC,引起凝血因子消耗增多;⑥约 50% 急性肝功能衰竭和肝硬化患者血小板数目减少,功能发生障碍,如聚集性缺陷和收缩不良等。

(五)生物转化功能的变化

1. 药物代谢障碍 受损肝细胞对药物的代谢能力降低,体内药物的分布、代谢及排泄等发生变化。如血浆白蛋白减少可致血中游离型药物浓度增高,易于被组织摄取利用,增加了药物的毒性作用。而肝硬化门体侧支循环的建立,可使门脉血中药物绕过肝脏,免于被肝细胞代谢而直接进入体循环,使药物的毒、副作用增强,易发生药物中毒。因此,肝病患者应慎重用药。

2. 解毒功能障碍 肝脏是人体重要的解毒器官。特别是来自肠道的有毒物质

(如氨、胺类、硫醇、γ-氨基丁酸等)经生物转化(氧化、还原、水解、结合等反应)成为无毒的水溶性物质,由肾或胆道排出体外。肝细胞损害,其解毒功能障碍,毒物入血增多。毒物也可经侧支循环绕过肝脏,直接进入体循环。

3. 激素灭活功能减弱　肝细胞受损后,激素的灭活功能障碍,并出现相应的临床症状。肝病患者的很多临床表现与激素灭活功能障碍有关。如醛固酮、抗利尿激素灭活减少导致钠、水潴留,皮质激素、雌激素灭活不足可引起肝掌、蜘蛛痣、女性月经失调、男性患者女性化及小动脉扩张等变化。

(六)免疫功能的变化

1. 细菌性感染与菌血症严重肝病　因并发感染所致的死亡达 20%~30%。常见于自发性细菌性腹膜炎、细菌性心内膜炎、尿道感染、菌血症等。这是由于:①库普弗细胞是存在于肝窦内的巨噬细胞,可吞噬、清除来自肠道的异物、病毒、细菌及毒素等;同时参与清除衰老、破碎的红细胞,以及监视、杀伤肿瘤细胞。肝功能不全时,肝功能障碍,血浆纤维连接蛋白严重减少,肝库普弗细胞功能严重受损,因此,并发感染的机会增高。②严重肝病导致补体合成严重不足,对细菌调理作用缺陷。③肝功能不全时,糖皮质激素灭活减少,调节机体免疫和炎症反应能力降低,易诱发感染。

2. 肠源性内毒素血症　库普弗细胞功能障碍及补体水平下降,常伴有免疫功能低下,易发生肠道细菌移位及感染等。库普弗细胞功能严重障碍可导致肠源性内毒素血症,其主要原因为:①内毒素入血增加,严重肝病时由于肠壁水肿等,使漏入腹腔内的毒素增多;同时由于肠黏膜屏障功能障碍,使内毒素被吸收入血增多。②内毒素清除减少,严重肝病、肝硬化时,由于侧支循环的建立,可使来自肠道的内毒素绕过肝脏,不能被库普弗细胞清除,直接进入体循环。此外,肝内胆汁酸、胆红素淤滞等可使库普弗细胞功能受抑,对内毒素等清除不足。

(七)器官功能的变化

肝功能不全时,除上述肝功能减退外,还常伴有全身各系统症状,其中中枢神经系统(肝性脑病)和泌尿系统(肝肾综合征详见本章第四节)的并发症最严重。

第三节　肝性脑病

一、肝性脑病的分类和分期

肝性脑病(hepatic encephalopathy,HE)是指在排除其他已知脑疾病前提下,继发于肝功能障碍的一系列严重的神经精神综合征,可表现为人格改变、智力减弱、意识障碍等特征,并且这些特征为可逆的。肝性脑病晚期发生不可逆性肝昏迷,甚至死亡。

1998 年第十一届世界胃肠病学大会按照肝脏的异常和神经病学的症状和体征及病程重新将肝性脑病分为三类:A 型为急性肝衰竭相关性脑病;B 型为无内在肝病的门体旁路相关性脑病;C 型为肝硬化伴门脉高压或门体分流相关的脑病。其中,C 型肝性脑病又分为 3 个亚型,即间歇型、持续型及轻微型。肝性脑病的临床表现为从轻微的精神异常到昏迷等一系列神经精神症状,可人为地将其分为四期。一期(前驱期):轻微的神经精神症状,可表现为轻度知觉障碍、欣快或焦虑、精神集中时间缩短等,轻微扑翼样震颤。二期(昏迷前期):一期症状加重,出现嗜睡、淡漠、轻度时间及空间感知障碍、言语不清、明显的人格障碍及行为异常,明显的扑翼样震颤、肌张力增高、腱反射亢进;三期(昏睡期):有明显的精神错乱、时间及空间定向障碍、健忘、言语混乱等症状,表现为昏睡但能唤醒;四期(昏迷期):昏迷状态,不能唤醒,对疼痛刺激无反应,无扑翼样震颤。

二、肝性脑病的发生机制

肝性脑病是在多种因素的影响下发生的,关于肝性脑病发病机制的研究结果,目前没有任何一种学说能够单独解释肝性脑病的各种神经精神症状,普遍认为肝性脑病是多因素共同作用的结果,这可能与不同类型的肝性脑病的发生、发展过程有所不同有关。

目前多认为肝性脑病是毒物积聚和机体代谢严重紊乱协同作用所致。其病理生理基础一般认为含氮物质的代谢障碍和抑制性神经递质的蓄积起主要作用;另外,肝细胞功能衰竭,导致蛋白质、糖、脂肪的代谢障碍,产生的诸如氨、酚、硫醇及氨基酸的不平衡,及脑组织缺氧干扰大脑的能量代谢而加重脑病;与门腔静脉之间形成代偿或手术造成的侧支分流,使来自肠道的许多可影响神经活性的毒性产物,未被肝脏解毒和清除,经侧支进入体循环,透过通透性增强了的血-脑屏障而至脑部,引起脑组织的功能和代谢障碍。

肝性脑病时,通常认为脑组织无明显的解剖结构变化,但最近研究发现肝性脑病存在特异性神经病理学改变,脑组织主要受累细胞为星形胶质细胞。继发于急性肝功能不全的肝性脑病病理学表现为星形胶质细胞肿胀及明显的细胞毒性脑水肿,临床表现为颅内压明显增高,常有脑疝形成;而继发于慢性肝功能不全的肝性脑病病理学特征 Alzh-eimer Ⅱ型星形胶质细胞增多症及轻度脑水肿,而其急性发作时亦有颅内压增高。肝性脑病的发病机制尚不完全清楚,其神经病理学变化多被认为是继发性变化,肝性脑病的发生主要是由于脑组织的功能和代谢障碍所引起。目前存在的解释肝性脑病发病机制的学说主要有经典的氨中毒学说、假性神经递质学说、血浆氨基酸失衡学说、γ-氨基丁酸(γ-aminobutyric acid,GABA)学说及锰中毒学说等。每个学说都能从一定角度解释肝性脑病的发生发展,并对肝性脑病的临床治疗提供了理论依据。

(一)肝性脑病发病机制常见的几种学说

1. 氨中毒学说 氨中毒学说是最早提出也是最重要的学说之一。肝脏是氨代谢的主要器官。当肝功能严重障碍时,由于肠道菌群紊乱或感染、过量进食蛋白类食物、消化道出血等可使氨生成增加,同时因合并低钾、低氯、碱中毒等情况,肠腔内 pH 值 >6,促进氨吸收,引起高氨血症。18 世纪初,Shawcross 等提出"肉食中毒综合征",他们给狗进行门静脉-下腔静脉造瘘术后,狗出现行为异常、意识障碍等神经精神症状,喂以肉食后症状加重,且尿中铵盐水平增高,考虑脑病的发生可能与肝衰竭后氨在血中的积聚有关,肝性脑病的提法首次出现。20 世纪 50 年代,McDermott 及 Adams 首次提出了氨中毒学说,奠定了肝性脑病发病机制研究的里程碑。1991 年,Prakash 等应用放射性标记的氮对肝性脑病患者进行 PET 影像学研究,找到血氨增高是肝性脑病发病机制的直接证据。

临床上约80%的肝性脑病患者血及脑脊液中氨浓度高出正常人的2~3倍,采取降血氨及限制蛋白质饮食措施可使病情好转;针对肝硬化腹水患者采用阳离子交换树脂降腹水过程中,由于树脂吸收钠盐而释放铵离子,患者形成间歇性脑病。这些均提示肝性脑病的发生与氨代谢障碍有密切关系,是氨中毒学说的依据。此外,先天性高氨血症进一步支持氨在肝性脑病中的作用。此症是由于遗传性尿素循环酶缺乏所致,多发生脑病和昏迷,与成人肝功能衰竭所致的脑病和昏迷有很多相似之处。另一个关于氨作用的临床证据是肝性脑病的严重程度与脑脊液中谷氨酰胺与α-酮戊二酸单酰胺(反映脑氨水平)之间的密切关系。

氨中毒学说的基础是星形胶质细胞功能受损,主要是因为星形胶质细胞为神经元提供乳酸、α-酮戊二酸、谷氨酰胺及丙氨酸等营养物质,星形胶质细胞功能异常可以直接影响神经元的功能及代谢,并参与肝性脑病的发生发展过程。

正常人氨的生成和清除之间维持着动态平衡,血氨浓度不超过59 μmol/L。当氨生成增多而清除不足时,可使血氨水平增高,过量的氨通过血-脑屏障进入脑内,作为神经毒素使脑代谢和功能障碍,导致肝性脑病。

(1)血氨增高的原因

1)氨清除不足　近年来研究认为,肝性脑病时血氨增高的主要原因是由于肝脏鸟氨酸循环障碍。通常肠道吸收的氨经门静脉进入肝脏,在肝内经鸟氨酸循环合成尿素而解毒,然后经肾脏排出体外。鸟氨酸循环有如下特点:①这一过程的酶促反应依照Michaelis-Menten模式进行,即其反应速度随底物(鸟氨酸、胍氨酸、精氨酸)浓度的增高而加快;②氨经鸟氨酸循环生成尿素过程中消耗能量,即2分子氨经鸟氨酸循环生成1分子尿素,最终消耗4分子的ATP。

肝功能严重障碍时,由于代谢障碍,鸟氨酸循环所需的ATP不足,加之鸟氨酸循环的酶系统严重受损,以及鸟氨酸循环的各种基质缺失等均可使由氨合成尿素明显减少,导致血氨增高。此外,因门脉高压形成侧支循环或门体静脉吻合术后,使肠道吸收的氨绕过肝脏,直接进入体循环而使血氨升高。

2)氨的产生增多　血氨主要来源于肠道所产生的氨。肠道内氨的主要来源是:肠道内的蛋白质经消化变成氨基酸,在肠道细菌释放的氨基酸氧化酶作用下产氨;经尿素的肠肝循环弥散入肠道的尿素,在细菌释放的尿素酶作用下也可产氨。正常时,肠道每天产氨约4 g,经门静脉入肝,转变为尿素而被解毒。

肝脏功能严重障碍时:①由于门脉高压,门静脉血回流受阻,使胃肠黏膜淤血、水肿、肠蠕动减弱以及胆汁分泌减少等,使食物的消化、吸收和排空都发生障碍,导致肠道细菌活跃,可使细菌释放的氨基酸氧化酶和尿素酶增多,食物中残留的氨基酸被分解,使外源性产氨增加。②未经消化吸收的蛋白成分在肠道潴留。③当门脉高压侧支循环形成时,易发生上消化道出血,肠道内增多的血液蛋白质经细菌分解产氨进一步增加。肝硬化晚期合并肾功能障碍,尿素排除减少,也可使弥散入肠道的尿素增加。上述因素均使肠道产氨增加。④肾脏也可产生少量氨,肾脏近曲小管上皮细胞是产氨的主要场所,主要是由谷氨酰胺酶水解谷氨酰胺产生。NH_4^+的生成和排出是pH值依赖性的,如果尿pH值偏低,进入管腔的NH_3与H^+结合成NH_4^+被排出,即酸中毒越严重,尿排量NH_4^+越多。但肝功能障碍患者因伴有呼吸性碱中毒或应用碳酸酐酶抑制剂利尿,肾小管腔中H^+减少,生成NH_4^+减少,而NH_3弥散入血增加,也可使血氨增高。⑤肝性脑病患者昏迷前,出现明显的躁动不安、震颤等肌肉活动增强的症状,使肌肉中的腺苷酸分解代谢增强,而患者此时以蛋白质分解代谢为主,皆导致内源性氨产生增加。

此外,肠道 pH 值对氨的吸收也有类似的作用。肠腔内 pH 值降低,可减少从肠腔吸收氨,因而,临床上常应用在肠道不易吸收的乳果糖等,使其在肠腔内被细菌分解产生乳酸、醋酸,降低肠腔内 pH 值,减少氨的吸收,而达到降低血氨的作用。

(2)氨对脑的毒性作用 由于血液偏酸性,正常血氨99%以铵离子(NH_4^+)形式存在,不易通过血-脑屏障,而NH_3可自由通过血-脑屏障进入脑内。碱中毒时,血中非离子型氨(NH_3)的比例大于铵(NH_4^+),而非离子氨(NH_3)容易透过血-脑脊液屏障进入脑组织。同时低血钾还能引起细胞内K^+外逸,H^+进入细胞,造成细胞内酸中毒,使非离子型氨变成离子型铵,又不易透过脑细胞膜,而使脑细胞内NH_4^+浓度增高。另外,不论血液环境如何改变,都必须通过血-脑脊液屏障才能对中枢神经系统的功能发生影响。显然,凡能增强血-脑屏障通透性的因素势必对脑病的发生产生某种影响。如细胞因子、自由基等可使血-脑屏障通透性增高,氨入脑增多,从而加重肝性脑病,这也是部分病例循环中氨浓度不高,但发生严重肝性脑病的原因。研究认为氨对脑组织的毒性作用主要与氨的代谢过程有关。进入脑内的氨增多,可产生如下作用:

1)干扰脑内神经递质间的平衡 正常情况下,脑内兴奋性神经递质与抑制性神经递质保持平衡。而脑内氨水平的高低直接影响脑内神经递质的水平及神经传递,在肝性脑病的早期,主要是正常神经递质的减少起关键作用,到了后期,脑能量代谢的减低才发挥其作用。

对谷氨酸能神经传递的作用:大量动物实验与临床观察发现,肝性脑病动物脑组织细胞外液和肝性脑病患者脑脊液中谷氨酸浓度明显增高。谷氨酸为脑内主要兴奋性神经递质,脑内氨水平增高可直接影响谷氨酸水平及谷氨酸能神经传递。在肝性脑病进展到昏迷前期以前,氨可明显抑制 α-酮戊二酸脱氢酶(α-ketoglutaric dehydrogenase,α-KGDH)活性,但对丙酮酸脱氢酶作用相对较小,因而在葡萄糖代谢过程中造成 α-酮戊二酸蓄积,累积增多的 α-酮戊二酸在其他氨基酸提供氨基前提下经转氨基作用生成谷氨酸,患者表现为兴奋性增强。随着肝病进展,脑内氨进一步增加,脑内生成的谷氨酸在谷氨酰胺合成酶(只表达于星形胶质细胞)作用下,与氨结合生成谷氨酰胺,以解除氨毒性作用。但这一解毒过程使脑内谷氨酰胺累积增多,发挥近似于抑制性神经递质的作用,同时诱导星形胶质细胞肿胀、大量自由基生成等变化。肝性脑病晚期,当脑内氨水平极度增高时,丙酮酸脱氢酶及 α-酮戊二酸脱氢酶活性均受到抑制,因而三羧酸循环过程受抑,谷氨酸生成减少,神经传递障碍(图14-1)。

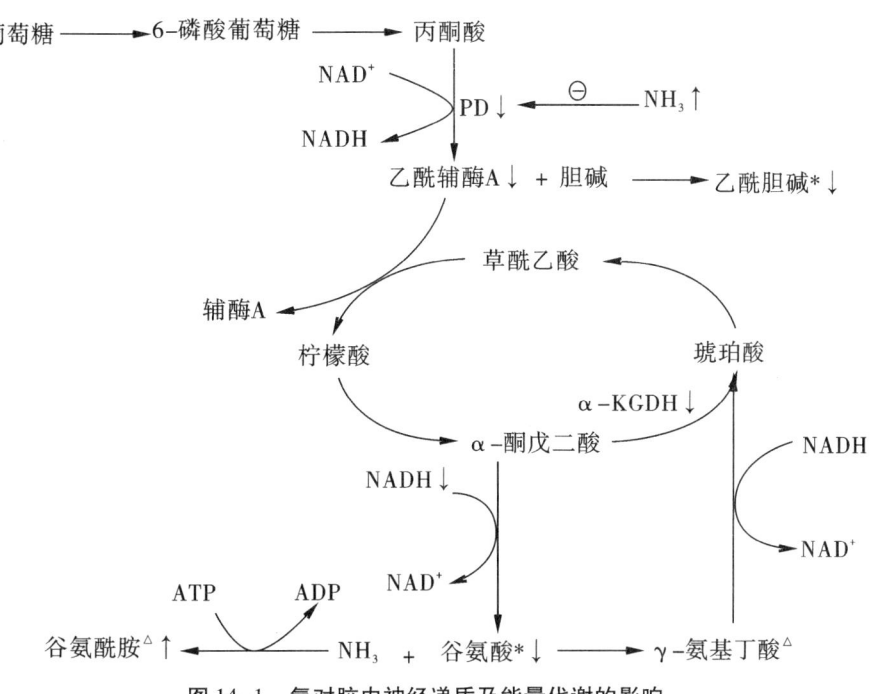

图 14-1　氨对脑内神经递质及能量代谢的影响
PD:丙酮酸脱羧酶；*:中枢兴奋性递质；△:中枢抑制性递质

此外,临床上部分患者全脑谷氨酸水平降低,但表现为兴奋性神经活动增强。其主要原因为突触间隙谷氨酸水平增高,这可能与氨刺激的钙依赖性谷氨酸过度释放,或与低表达兴奋性氨基酸转运体-2(excitatory amino acid transporter-2,EAAT-2)所致的谷氨酸摄取减少有关。

增强抑制性神经元活动:氨水平增高可介导抑制性神经元活动增强,如 GABA、甘氨酸等神经活动变化等,有关 GABA 及其受体在肝性脑病发生发展过程中的作用将在 GABA 学说部分讨论。

对其他神经递质的影响:在肝性脑病晚期,由于氨抑制丙酮酸脱氢酶活性,从而抑制了丙酮酸的氧化脱羧,使乙酰辅酶 A 生成减少,导致乙酰辅酶 A 与胆碱结合生成中枢兴奋性递质乙酰胆碱减少。

此外,脑内氨水平增高,可引起脑内多巴胺、去甲肾上腺素等神经递质水平发生变化,并与肝性脑病的发生发展相关。

总之,脑内氨增高,氨的增多使脑内的神经递质平衡失调,中枢兴奋性递质谷氨酸减少,而抑制性递质谷氨酰胺、GABA 等增多,导致中枢神经系统功能紊乱。

2) 干扰脑细胞的能量代谢　大脑皮质是人类精神和意识活动的高级中枢,由于脑的功能复杂,活动频繁,需要能量特别多。而脑内储存的糖原极少,因而脑内能量主要来源于入脑葡萄糖的有氧氧化过程。神经活动耗能较多,氨入脑增多可干扰脑细胞的能量代谢,导致脑细胞完成各种功能所需的能量严重不足,从而不能维持中枢神经系统的兴奋活动。

肝性脑病发生发展过程中,尤其是肝性脑病晚期,脑内葡萄糖代谢率明显降低。主要表现为糖酵解增强,乳酸堆积,而 ATP 和磷酸肌酸水平降低。NH_3 主要是通过影响葡萄糖生物氧化过程中的多个环节,来干扰脑的能量代谢:①NH_3能抑制丙酮酸脱羧酶的活性,阻碍丙酮酸的氧化脱羧过程,使 NADH 和乙酰辅酶 A 生成减少,影响三羧酸循环的正常进行,以致 ATP 生成不足。②进入脑内的氨与 α-酮戊二酸结合,通过还原氨基作用生成谷氨酸,一方面消耗了大量的还原型辅酶Ⅰ,妨碍了呼吸链中的递氢过程,另一方面又消耗了脑内三羧酸循环的重要中间产物 α-酮戊二酸,使脑细胞内的三羧酸循环不能正常进行,ATP 产生减少。③大量的氨与谷氨酸结合生成谷氨酰胺时,消耗了大量 ATP。④钠钾 ATP 酶活化,消耗 ATP。

另外,脑内氨增高可抑制细胞质及线粒体天冬氨酸转氨酶和线粒体苹果酸脱氢酶活性,使细胞内谷氨酸水平明显降低,从而破坏苹果酸-天冬氨酸穿梭过程,能量生成障碍,也参与了肝性脑病的发生发展。

综上所述,进入脑内的 NH_3 使 ATP 消耗增多而产生减少,干扰了脑细胞的能量代谢,导致脑细胞完成各种功能所需的能量严重不足,不能维持中枢神经系统的兴奋活动而昏迷。

3)干扰神经细胞膜的离子转运　氨增高还可干扰神经细胞膜钠钾 ATP 酶的活性,影响细胞内外 Na^+、K^+ 分布,静息膜电位降低,从而抑制神经元细胞膜的兴奋性。但细胞膜对铵离子的选择性通透强于钾离子,铵离子可与钾离子竞争通过细胞膜上的钠泵进入细胞内,结果细胞外钾离子浓度增高。细胞内外 Na^+、K^+ 分布异常直接影响膜电位、细胞的兴奋及传导等活动。

氨增高可导致位于线粒体内膜的膜通透转换孔(permeability transition pore,PTP)开放,线粒体膜电位下降或消失,线粒体肿胀,能量代谢障碍及大量氧自由基生成等。

2. 假性神经递质学说　假性神经递质是指化学结构上与正常(真性)神经递质十分相似,但其生物学效能仅为正常神经递质的 1/100~1/10 的物质,如苯乙醇胺、羟苯乙醇胺等(图 14-2)。

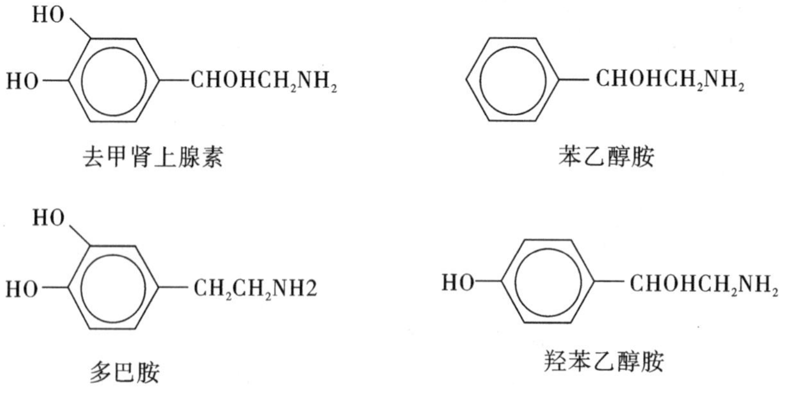

图 14-2　正常及假性神经递质

(1)假性神经递质的形成　食物中蛋白质在消化道中经水解产生氨基酸。其中芳香族氨基酸如苯丙氨酸、酪氨酸,经肠道细菌释放的脱羧酶的作用,分别被分解为苯乙胺和酪胺。正常情况下,苯乙胺和酪胺经门脉系统进入肝脏,在肝内单胺氧化酶作用下,被氧化分解而解毒。当肝功能严重障碍时,由于肝脏的解毒功能低下,或苯乙胺和酪胺经侧支循环绕过肝脏直接进入体循环,使其血中浓度增高。尤其是当门脉高压时,由于肠道淤血,消化功能降低,使肠内蛋白分解过程增强时,将有大量苯乙胺和酪胺入血。苯乙胺和酪胺再在脑干网状结构的神经细胞内β-羟化酶的作用下,生成苯乙醇胺和羟苯乙醇胺。

(2)假性神经递质的作用机制　脑干网状结构的主要功能是保持清醒状态或维持唤醒功能,因而又称为脑干网状结构上行激动系统。去甲肾上腺素和多巴胺等为脑干网状结构中的主要神经递质。肝功能严重障碍时,苯乙胺和酪胺入脑增加。在脑干网状结构的神经细胞内,苯乙胺和酪胺分别在β-羟化酶作用下,生成苯乙醇胺和羟苯乙醇胺。苯乙醇胺和羟苯乙醇胺在化学结构上与正常(真性)神经递质-去甲肾上腺素和多巴胺相似,但生理效应极弱,当其在脑内增多时,可取代去甲肾上腺素和多巴胺被神经元摄取,并储存在突触小体的囊泡中。但其被释放后的生理效应则远较去甲肾上腺素和多巴胺弱,脑干网状结构上行激动系统的唤醒功能不能维持,从而发生意识障碍乃至昏迷(图14-3)。

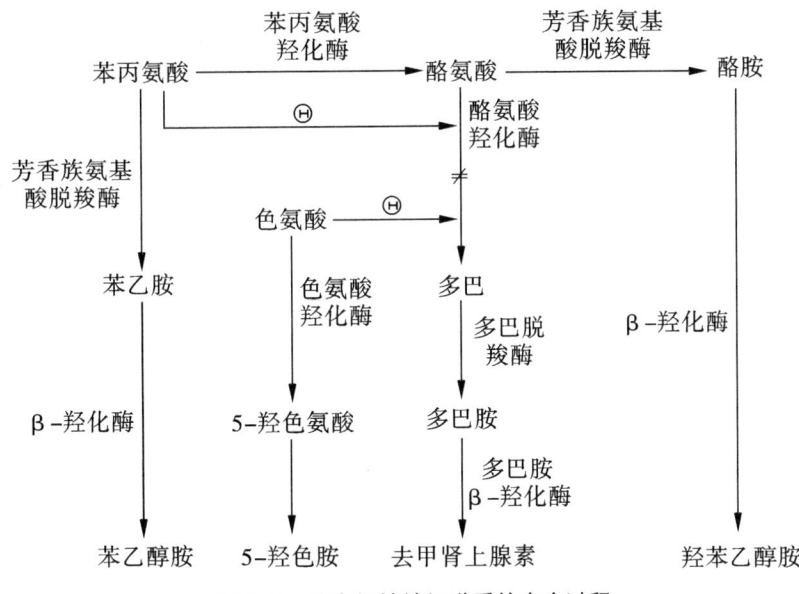

图14-3　脑内假性神经递质的产生过程
⊖:抑制。≠:阻抑

(3)假性神经递质学说建立的依据　主要有两个方面:第一,肝性脑病患者脑内去甲肾上腺素、多巴胺等神经递质减少。第二,应用左旋多巴可以明显改善肝性脑病患者的状况。左旋多巴可进入脑内,在脑内转变成多巴胺和去甲肾上腺素,使正常神经递质增多,并与假性神经递质竞争,使神经传导功能恢复,促进患者的苏醒。但假性神经递质学说也有一定的片面性,还不能圆满解释肝性脑病的发病机制,而且大量研究结果并不支持假性神经递质学说,如无论是否发生脑病的肝硬化患者,死后的脑组织中多巴胺和去甲肾上腺素与非肝病患者并无明显差异,有时羟苯乙醇胺的浓度在非肝病患者中更高。另外,向大鼠脑室内注入羟苯乙醇胺,虽然其浓度提高20 000倍以上,且去甲肾上腺素和多巴胺量也分别减少80%和92%,但动物并没有表现出意识障碍、行为异常等神经精神症状。因此,假性神经递质学说逐渐被氨基酸失衡学说所替代。

3.血浆氨基酸失衡学说 正常人血浆中,支链氨基酸(BCAA)包括亮氨酸、异亮氨酸等;芳香族氨基酸(aromatic amino acids,AAA)主要为苯丙氨酸、色氨酸等。血浆BCAA与AAA的比值为3~3.5。而肝性脑病患者或门-体分流术后动物,常表现血浆氨基酸的失平衡,即芳香族氨基酸增多,而支链氨基酸减少,两者比值(BCAA/AAA)可下降至0.6~1.2。

(1)血浆氨基酸失衡的机制 肝脏功能严重障碍时,肝细胞灭活胰岛素和胰高血糖素能力降低,使胰岛素和胰高血糖素两者在血中浓度增高,但胰高血糖素升高更显著,导致血中胰岛素/胰高血糖素比值降低,分解代谢增强。其中胰高血糖素使组织蛋白分解代谢增强,芳香族氨基酸主要是通过肝脏分解代谢,大量芳香族氨基酸由肝和肌肉释放入血,而肝功能严重障碍时,芳香族氨基酸的降解能力降低;同时因肝脏的糖异生途径障碍,使芳香族氨基酸转变为糖的能力降低。这些均可使血中芳香族氨基酸含量增高。

支链氨基酸主要在骨骼肌中进行代谢,胰岛素可促进肌肉组织摄取和利用支链氨基酸。肝功能严重障碍,血中胰岛素水平增高,支链氨基酸进入肌肉组织增多,因而使其血中含量减少。此外,在骨骼肌及脑组织,血氨增高可增强支链氨基酸代谢。当血氨水平升高时,支链氨基酸的氨基通过转氨基作用与α-酮戊二酸结合生成谷氨酸,进而与自由氨结合生成谷氨酰胺而发挥解毒作用。这一解毒过程中,由于大量支链氨基酸提供氨基而转化为相应的酮酸,造成支链氨基酸水平降低。

(2)芳香族氨基酸与肝性脑病 在正常生理性pH值范围内,芳香族氨基酸与支链氨基酸同属电中性氨基酸,它们在通过血-脑屏障时借同一载体转运系统被脑细胞摄取。血中芳香族氨基酸的增多和支链氨基酸的减少,则必然使芳香族氨基酸主要是苯丙氨酸、酪氨酸进入脑内增多。

正常神经递质的生成过程为:脑神经细胞内的苯丙氨酸在苯丙氨酸羟化酶作用下,生成酪氨酸;酪氨酸在酪氨酸羟化酶作用下,生成多巴;多巴在多巴脱羧酶作用下,生成多巴胺;多巴胺在多巴胺β-羟化酶作用下,生成去甲肾上腺素。

当进入脑内的苯丙氨酸和酪氨酸增多时,可正反馈促进脑内芳香族氨基酸脱羧酶的活性,直接在脑内形成假性神经递质(苯乙醇胺、羟苯乙醇胺);同时又可通过抑制酪氨酸羟化酶和多巴脱羧酶,抑制正常神经递质(多巴胺、去甲肾上腺素)的合成;由于肝功能受损,血浆白蛋白减少,未与白蛋白结合的游离型色氨酸易大量进入脑内。色氨酸在脑内经色氨酸羟化酶作用,生成抑制性神经递质5-羟色胺(5-HT),干扰脑的正常神经生理活动。5-HT还可作为一种假性神经递质而被肾上腺素能神经元摄取、储存和释放。另外,5-HT也可抑制酪氨酸转变为多巴胺。由此可见,血中氨基酸的失平衡可使脑内产生大量假性神经递质,并使正常神经递质的产生受到抑制,最终导致昏迷。

事实上,氨基酸失衡学说是假性神经递质学说的补充和发展。氨基酸失衡学说的基础是患者脑内支链氨基酸减少而芳香族氨基酸增加,肝性脑病患者补充支链氨基酸可缓解患者的神经精神症状。但多数学者反对氨基酸失衡学说,认为BCAA与AAA比值降低,并不是发生肝性脑病的原因,而可能是肝损害的结果,更可能是氨中毒所诱导支链氨基酸水平降低的结果。而补充支链氨基酸,只能缓解部分肝性脑病患者的症状,且不能改变患者存活率。总之,假性神经递质学说和氨基酸失衡学说,尚待进一步深入研究和验证。

4. GABA学说　GABA是体内最主要的抑制性神经递质,目前认为GABA神经元活动变化与肝性脑病的发生发展密切相关。GABA-A受体(又称GABA-苯二氮䓬类受体)为亲离子型受体,由两个α亚单位和两个β亚单位组成,其中β亚单位含GABA受体,而α亚单位含苯二氮䓬类受体,GABA和苯二氮䓬类物质作为GABA-A受体复合物激动剂,可活化GABA-A受体。当突触前神经元兴奋时,GABA从囊泡中释放,通过突触间隙与突触后神经元胞膜上的GABA受体结合,使细胞膜对Cl^-通透性增高,由于细胞外的Cl^-浓度比细胞内高,因而,Cl^-由细胞外进入细胞内,产生超极化,从而发挥突触后抑制作用。GABA也具有突触前抑制作用,当GABA作用于突触前的轴突末梢时,也可使轴突膜对Cl^-通透性增高,但由于轴浆内的Cl^-浓度比轴突外高,因而,Cl^-反由轴突内流向轴突外,进而产生去极化,使末梢在冲动到来时,释放神经递质的量减少,从而产生突触前抑制作用。

GABA学说建立的基础是因GABA能神经元抑制性活动增强。GABA能神经元活动增强可能与脑内GABA浓度增加、GABA-A受体复合物完整性及其与配体的结合能力变化,以及内源性GABA-A受体变构调节物质浓度增加等有关。早期GABA学说认为,肝功能不全时,血浆中GABA累积增加,血-脑屏障通透性增高,GABA入脑增多参与了肝性脑病的发生发展。但最近大量研究表明,脑内GABA、内源性苯二氮䓬类物质并不增加,同时GABA-A受体复合物完整性也未发生变化。因而,解释肝性脑病时GABA能神经元抑制性活动增强。目前更多基于GABA-A受体复合物与配体的结合能力变化以及内源性GABA-A受体变构调节物质增加等方面。

血氨增高可增强GABA能神经活动,具体机制如下:首先,氨促使GABA-A受体复合物与其配体即与GABA、内源性苯二氮䓬类物质结合能力增强,氨对脑内中枢抑制性递质介导的中枢功能抑制具有协同作用。其次,氨使星形胶质细胞对GABA的摄取降低、释放增加,虽然全脑GABA水平不变,但突触间隙GABA水平增高,促使GABA-A受体活性增强。特别是脑内氨增高,可明显上调线粒体外膜的外周型苯二氮䓬受体(peripheral type benzodiazepine receptor,PTBR)水平,而PTBR的上调及活化可促使线粒体孕烯醇酮(神经类固醇前体)合成增加,进而神经类固醇类物质如四氢孕烯醇酮(tetra hydro pregnenolone,THP)和四氢脱氧皮质酮(tetra hydro deoxyc orti costerone,THDOC)水平增高,而二者作为GABA受体的强激动剂可变构调节GABA-A受体活性,增强GABA-A受体复合物内源性配体的作用,中枢抑制性作用增强。

5. 锰中毒学说　锰在肝性脑病发病中的作用近年来也受到关注。锰来源于食物,经门静脉吸收,由肝脏代谢,随胆汁排出,是人体内必需微量元素之一。严重肝功能障碍时,锰经胆道排泄减慢,导致血清中锰的含量升高,用磁共振成像技术可以检测到肝硬化患者和门腔静脉分流术后的大鼠脑基底节区锰的沉积,而肝功能正常后,锰的沉积可以逐渐消失。Maeda等对死于肝性脑病患者的脑组织行金属浓度测定和组织病理学检查,结果显示这些病例的苍白球、壳核和额叶白质的锰浓度分别为正常值的4~10倍,神经胶质细胞均有坏死和脱落,这与锰中毒反应一致。锰中毒导致肝性脑病的可能机制是:①损伤溶酶体,锰中毒时自由基增多,可增加神经细胞的代谢,提高溶酶体活性,膜通透性增强,溶酶体酶逸出至胞质,进而引起细胞成分发生不可逆的损害。②损伤线粒体,锰对线粒体具有特殊的亲和力,在富含线粒体的神经细胞和轴突中聚集较多,锰进入细胞后,低价态的锰被氧化成高价态的锰。在价态的转化过程中,可产生单电子转移,生成大量自由基,急性产生的大量氧自由基抑制电子传递链酶复合体Ⅰ、Ⅱ、Ⅲ、Ⅳ的活性,使线粒体的能量合成产生障碍,损伤神经元,使神经冲动传导受阻。④激活星形胶质细胞内的转位蛋白,促进神经类固醇的合成,增强GABA的抑制作用。

(二)其他神经毒质在肝性脑病发病中的作用

研究发现许多神经毒质可能参与肝性脑病的发生发展过程。其中主要有硫醇、脂肪酸、酚等物质。硫醇是蛋氨酸和其他含硫氨基酸经肠道细菌代谢而产生的一类有毒含硫化合物,其在正常情况下可经肝氧化分解而解毒。硫醇可抑制尿素合成而干扰氨的解毒;抑制线粒体的呼吸过程;抑制脑内钠钾ATP酶活性等,且可从呼吸道呼出,气味难闻,称为肝臭。肝脏功能严重障碍所致脂肪代谢障碍,肝脏清除脂肪酸不足,可使血中短链脂肪酸增多,短链脂肪酸可抑制脑能量代谢及氨的分解代谢。酪氨酸经肠道细菌作用可产生酚,正常时经肝解毒,肝脏解毒功能降低,则血中酚增多。此外,色氨酸经肠道细菌作用可产生吲哚、甲基吲哚等,由于肝解毒功能障碍而产生毒性作用,此与肝性脑病的发生也可能有一定关系。

目前提出的几种肝性脑病发病机制的学说,还不能确切解释肝性脑病的发病过程,需进一步深入研究加以完善。近年来提出的氧化应激说、胶质细胞学说从另一角度提供了全新的思路,简介如下:

1. 氧化应激学说　作为一个高度需氧组织,大脑消耗机体约23%的氧气,使得大脑容易由于氧化应激而发生功能障碍。在急慢性肝衰竭所致肝性脑病大鼠模型中有许多证据表明存在氧化应激反应,实验表明星形胶质细胞是活性氧的主要来源。而且,氨中毒与氧化应激间相互促进,形成恶性循环。

氨中毒促进氧化应激的机制:①谷氨酰胺合成酶主要存在于星形胶质细胞,肝硬化和其他高血氨状态下,星形胶质细胞中聚集的具有渗透活性的谷氨酰胺导致轻微脑水肿的发生。星形胶质细胞的肿胀可能通过损害保护性的自身稳定功能而诱发神经元的功能障碍。②氨导致星形胶质细胞谷氨酸转运体EAAT-2下调,引起细胞外谷氨酸盐浓度升高,谷氨酸盐激活N-甲基-D-天冬氨酸受体,产生过氧化物、一氧化氮、一氧化氮依赖的cGMP和蛋白质的硝化,发生氧化应激。③星形胶质细胞内,过多的谷氨酰胺进入线粒体,激活谷氨酰胺酶分解出高浓度的氨,造成线粒体产生通透性转换,进而产生活性氧。④氨作用于线粒体中三羧酸循环和苹果酸-天冬氨酸穿梭酶,导致ATP合成不足,发生氧化应激。⑤氨还可以通过线粒体中外周型苯二氮䓬受体依赖的方式直接诱发活性氧的形成。

氧化应激加重氨中毒的机制:①提高脑中氨的浓度,氧化应激会导致蛋白质发生硝化,其中谷氨酸合成酶的硝化,导致氨与谷氨酸盐的结合发生障碍,引起脑中氨浓度升高。②影响神经递质的代谢,研究发现,活性氧可以导致RNA发生氧化,加重谷氨酸能神经传递障碍;氧化应激还会导致细胞内自由锌离子的增加,通过锌依赖的方式增加外周型苯二氮䓬类受体的上调进而增强GABA能神经元的活性。③影响能量代谢,氧化应激导致的线粒体通透性转换的直接结果是使线粒体内膜电位的消失,引起线粒体基质肿胀、氧化磷酸化不全、ATP合成障碍,加重氨中毒。

2. 胶质细胞学说　神经胶质细胞是广泛分布于中枢神经系统内除了神经元以外

的所有细胞,对神经元有支持和保护的功能,还可通过控制神经元的微环境来调节神经元的功能。星形胶质细胞是最大的神经胶质细胞,也是血-脑屏障的重要组成部分。在肝性脑病时,神经元在形态学上是正常的,但星形神经胶质细胞呈现Alzheimer Ⅱ,具体表现为细胞增大、核淡染伴染色质向周边分布、常见明显核仁等。星形神经胶质细胞是脑组织中唯一含有谷氨酰胺合成酶的细胞,是脑内氨解毒的主要位点,是血-脑屏障的重要组成部分。

氨中毒及炎症因子(TNF等)协同作用造成星形胶质细胞内谷氨酰胺堆积、肿胀,是胶质细胞受损伤及促发肝性脑病的关键环节。可能机制包括:①谷氨酰胺进入线粒体后释放氨,促进硝化自由基和氧自由基产生,发生氧化和硝基化应激改变;②肌醇和牛磺酸代偿性外逸致使胞内肌醇浓度降低,此时一方面导致突触后膜谷氨酸受体活性下降,另一方面导致谷氨酸转运体失活,促Alzheimer Ⅱ型细胞形成;③炎症因子促进小胶质细胞PTBR高表达,在氨及锰协同下,合成更多神经类固醇,增强GABA突触后抑制作用。

星形胶质细胞肿胀和氧化应激的互相扩增作用产生了自放大的信号环,加重了星形胶质细胞的肿胀。星形胶质细胞肿胀减慢了兴奋性神经递质的清除速度,干扰了胶质细胞与神经元之间的信息传递,在一定程度上加重了神经功能紊乱,最终发生肝性脑病的症状。

综上所述,肝性脑病的发病机制是多因素的,其中,氨中毒学说一直保持着其在肝性脑病发病机制中的中心地位,多种学说相互补充、相互联系、相互影响,并随着研究的深入有逐渐交汇融合的趋势。

三、肝性脑病的诱发因素

肝性脑病的发生常存在某些诱因的作用。这些诱因加重了脑性毒素的潴留与蓄积,促进了神经毒物间的相互协同作用,使血-脑屏障的通透性增高,脑的敏感性增强。常见诱因如下:

1. 氮的负荷增加　氮的负荷过度是诱发肝性脑病最常见的原因。肝硬化患者常伴有食管下段静脉曲张,当食入粗糙食物或腹压升高时,曲张的静脉易破裂,大量血液进入消化道,血液中的蛋白质在肠道细菌作用下,生成大量氨、硫醇等毒物。此外,出血还可造成循环血量减少和血压下降,使肝、脑、肾等重要器官灌流不足,导致缺血、缺氧,从而促进脑病的发生。另外过量蛋白饮食、输血等外源性氮负荷过度,可通过促进血氨增高而诱发肝性脑病。由于肝肾综合征等所致的氮质血症、低钾性碱中毒或呼吸性碱中毒、便秘、感染等内源性氮负荷过重等,也常诱发肝性脑病。

2. 血-脑屏障通透性增强　一些神经毒质正常时不能通过血-脑屏障,血-脑屏障通透性的增高,可使神经毒质入脑增多,参与肝性脑病发病过程。

细胞因子水平增高、能量代谢障碍等可使血-脑屏障通透性增高。严重肝病患者合并的高碳酸血症、脂肪酸以及饮酒等也可使血-脑屏障通透性增高。

3. 脑敏感性增高　严重肝病患者,体内各种神经毒质增多,在毒性物质的作用下,脑对药物或氨等毒性物质的敏感性增高,因而,当使用止痛、镇静、麻醉剂以及氯化铵等药物时,则易诱发肝性脑病。感染、缺氧、电解质和酸碱平衡紊乱等也可增强脑对毒性物质的敏感性而诱发肝性脑病。

总之，凡能增加毒性物质的来源，提高脑对毒性物质的敏感性以及使血-脑屏障通透性增高的因素，均可成为肝性脑病的诱因，促进肝性脑病的发生。

四、肝性脑病防治和护理的病理生理基础

1. 预防诱因

（1）减少氮负荷，严格控制蛋白摄入量，减少组织蛋白质的分解，减少氮负荷。以糖为主供给热量，可输注葡萄糖以保证每日提供1190.5~1595.2 kJ和充足的维生素，并可减少组织蛋白质的分解。

（2）避免饮食粗糙质硬，预防和及时处理上消化道出血。

（3）防止便秘，以减少肠道有毒物质进入体内。

（4）注意预防因利尿、放腹水、低血钾等情况诱发肝性脑病。

（5）由于患者血脑屏障通透性增强、脑敏感性增高，因此，肝性脑病患者用药要慎重，特别是要慎用苯二氮䓬类药物（安定、舒乐安定）、巴比妥类、吩噻嗪类及其他镇静类药物，防止诱发肝性脑病。

2. 降低血氨

（1）口服乳果糖等使肠道pH值降低，减少肠道产氨和利于氨的排出。

（2）应用门冬氨酸、鸟氨酸制剂降血氨。

（3）纠正水、电解质和酸碱平衡紊乱，特别是要注意纠正碱中毒。

（4）口服利福昔明等抑制肠道细菌过度繁殖。

3. 肝移植　随着器官移植技术的发展，越来越多的医学专家认同肝脏移植是末期肝脏疾患的有效和安全的治疗方法。目前国内外开展的肝移植主要有两种：尸体肝移植和活体移植。尸体肝移植是应用已故志愿者的肝脏作为供体，而活体肝移植是利用健康供者的部分肝作为供体。

4. 其他治疗措施　可口服或静脉注射以支链氨基酸为主的氨基酸混合液，纠正氨基酸的不平衡。可给予左旋多巴，补充正常神经递质，恢复神经传导功能，以促进患者清醒。此外，临床上也配合采取保护脑细胞功能、维持呼吸道通畅、防止脑水肿等措施。

总之，由于肝性脑病的发病机制复杂，应结合患者的具体情况，采取一些综合性治疗措施进行防治，这样才能获得满意的疗效。

问题分析与能力提升

男，28岁，因右肋疼、乏力4年，呕血、便血、昏迷15 h急诊入院。患者于5年前工作后感到十分疲乏无力，休息疲劳不能解除。夜间发热、出汗。不思饮食，肝区疼痛。约半月后，发现面色及眼球黄染，门诊发现肝大，肝功能不正常。诊断"肝炎"，在医院治疗半年。黄染渐退，疲乏无力基本消失，食欲好转。但身体情况较前差，只能做些轻工作。1年半前因工作劳累，疲乏渐渐加重，右肋区也经常疼痛，食欲缺乏，食量减少为每天200~400 g。时有头昏，不愿活动，不能支持工作而休息。半年前上述症状加重，身体日渐消瘦。1个月前继续少量呕血、解黑便。入院前1天晚8时，同事发现患者勉强可站立状，衣服扒乱，裤子坠地，意识欠清楚。地面有一摊黑红色大便，烦躁不安，晚11时送到医院时已昏迷。在门诊又多次呕吐咖啡色血液，排暗红色血便，给予止血、输液输血800 mL

等抢救后收入病房。查体:体温36.4 ℃,脉搏140次/min,血压90/56 mmHg,呼吸32次/min。有鼾声,深度昏迷。营养欠佳。面色晦暗,手背、颈部有多数蜘蛛痣。肝掌、巩膜不黄,瞳孔稍散大,角膜反射消失。眼睑水肿。有特殊肝臭味。双肺粗湿啰音。心脏(-),腹部饱满、肝脾肋下未触及。腹叩诊脐以上稍鼓、无明显移动性浊音。腹壁反射、提睾反射消失。四肢肌肉松弛,膝反射弱,巴宾斯基征阳性。血常规:血红蛋白106 g/L,血小板47×10^9/L,白细胞20.6×10^9/L,中性粒细胞0.92,单核细胞0.02,淋巴细胞0.06。尿蛋白、红细胞少许,透明管型和颗粒管型。大便潜血强阳性。肝功能检查:谷丙转氨酶220,白球比1.8/3,血氨140.3 μmol/L,凝血酶原时间23 s,非蛋白氮63.18 mmol/L。

思考:①患者具有哪些病理生理过程?诊断依据有哪些?②分析该患者发生肝性脑病的诱发因素。

同步练习

一、名词解释

1.肝功能不全 2.肝性脑病 3.假性神经递质

二、填空题

1.肝性脑病在临床上按神经精神症状的轻重分为四期:一期_____、二期_____、三期_____、四期_____。

2.肝功能受损时,血浆白蛋白浓度_____。

3.肝功能受损时,鸟氨酸循环障碍使_____合成减少致血氨升高。

4.机体对氨的清除主要途径是经_____合成尿素。

5.脑组织大量氨与α-酮戊二酸结合,从而使_____循环受阻。

6.外源性肝性脑病最常见的诱因是_____。

7.一些肝性脑病患者,血浆支链氨基酸与芳香族氨基酸的比值_____而诱发肝性脑病。

8.肝病患者血液浓度升高,_____从呼吸道呼出,引起肝病患者特有的肝臭。

9.引起肝性脑病的假神经递质有_____和_____。

10.脑干网状结构中的_____被假性神经递质取代时,肝性脑病患者出现神志异常以至昏迷。

三、单项选择题

1.肝性脑病的发生机制主要是(　　)
　A.脑水肿　　　　　　　B.颅内压升高　　　　　C.脑细胞坏死
　D.脑细胞代谢和功能障碍　E.脑形态学异常

2.肝性脑病的中毒说最为重要的毒物是(　　)
　A.氨　　　　　　　　　B.硫醇　　　　　　　　C.酚
　D.脂肪酸　　　　　　　E.氨基酸

3.肝功能受损时,鸟氨酸循环障碍,导致(　　)
　A.尿素合成增多　　　　B.血氨增高　　　　　　C.血氨降低
　D.谷氨酰胺合成减少　　E.血支链氨基酸增高

4.产生肝臭的物质是(　　)
　A.脂肪酸　　　　　　　B.硫醇　　　　　　　　C.酚
　D.氨　　　　　　　　　E.芳香族氨基酸

5.产生肝臭的硫醇是哪种氨基酸的分解产物(　　)
　A.色氨酸　　　　　　　B.酪氨酸　　　　　　　C.γ-氨基丁酸

D. 蛋氨酸　　　　　　E. 丝氨酸

6. 关于肝性脑病假神经递质学说的最有说服力的证据是(　　)
   A. 脑内去甲肾上腺素增多　　B. 脑内色氨酸增多　　C. 血浆和尿中苯乙胺、酪胺增多
   D. 左旋多巴治疗有效　　E. 脑内多巴胺增多

7. 与肝性脑病的中枢神经系统功能兴奋抑制过程相一致,脑内 γ-氨基丁酸的改变是(　　)
   A. 先升高、后降低　　B. 先降低、后升高　　C. 不断降低
   D. 不断升高　　E. 不变

8. 最常见的诱发肝性脑病的因素是(　　)
   A. 大量快速放腹水　　B. 严重感染　　C. 上消化道出血
   D. 摄入脂肪过多　　E. 碱中毒

9. 肝性脑病患者血浆色氨酸增多,可使其在脑内的衍生物(　　)
   A. 酪胺升高　　B. 羟苯乙醇胺升高　　C. 5-羟色胺升高
   D. 去甲肾上腺素升高　　E. 苯丙氨酸

10. 消化道出血诱发肝性脑病的主要环节是(　　)
    A. 脑缺血　　B. 低血压　　C. 应激
    D. 肠内蛋白质含量增加　　E. 肝缺血

11. 促使 NH_3 弥散透入脑细胞膜诱发肝性脑病的最主要的影响因素是细胞内外的(　　)
    A. 电解质　　B. pH 值　　C. 能量
    D. 神经递质　　E. K^+ 浓度

12. 部分肝性脑病患者血浆支链氨基酸与芳香族氨基酸的异常变化是(　　)
    A. 前者升高,后者降低　　B. 前者降低、后者升高　　C. 二者均升高
    D. 二者均降低　　E. 二者比值不变

13. 肝性脑病患者发生扑翼样震颤是由于纹状体中(　　)
    A. 去甲肾上腺素被假性神经递质取代　　B. 多巴胺被假性神经递质取代
    C. ATP 减少　　D. 色氨酸增多　　E. 5-HT 增多

14. 肝性脑病患者不能保持觉醒状态而昏睡是由于脑干网状结构(　　)
    A. 能量代谢障碍　　B. γ-氨基丁酸减少
    C. 去甲肾上腺素被假性神经递质取代　　D. 多巴胺被假性神经递质取代　　E. 结构破坏

15. 下列治疗肝性脑病的方法中哪项是不正确的(　　)
    A. 口服乳果糖　　B. 纠正酸碱平衡紊乱　　C. 口服新霉素
    D. 输入多巴胺　　E. 降血氨

16. 为恢复肝性脑病患者血浆氨基酸平衡所采用的混合氨基酸制剂含有(　　)
    A. 低支链氨基酸、高芳香族氨基酸和精氨酸　　B. 高支链氨基酸、低芳香族氨基酸和精氨酸
    C. 高支链氨基酸、低芳香族氨基酸和 γ-氨基丁酸
    D. 高支链氨基酸、低芳香族氨基酸和色氨酸　　E. 酪氨酸和苯丙氨酸

四、简答题

1. 肝性脑病患者血氨为何升高?对机体有何影响?
2. 何为肝衰竭?简述肝功能不全的主要临床表现。
3. 肝性脑病的诱因有哪些?其诱发肝性脑病的机制是什么?

五、论述题

1. 氨对脑组织的毒性作用及其机制是什么?
2. 什么是假性神经递质?它们是如何引起肝性脑病的?氨中毒学说与其他学说间有何联系?

(杨婉景)

第十五章 肾功能不全

肾脏是人体重要的排泄器官,在维持机体内环境稳定中起着重要的作用,主要生理功能是排泄体内代谢产物,维持水、电解质和酸碱平衡,通过肾小球的滤过和肾小管的重吸收作用来完成。此外,肾脏还能产生和分泌肾素、前列腺素、促红细胞生成素和 1,25-二羟维生素 D_3 等物质,参与调节体内的血容量和血压,促使红细胞生长和调节钙磷代谢。因此,肾脏是一个多功能器官,它在维持人体内环境的恒定中起着非常重要的作用。

当各种原因引起肾功能发生障碍时,人体内环境就会发生紊乱。首先表现为泌尿功能障碍,出现水、电解质和酸碱平衡失调,代谢产物堆积,引起体内代谢紊乱,继而由于内分泌功能障碍出现一系列病理变化,如高血压、贫血、骨营养不良以及昏迷等表现。这种病理变化被称为肾功能不全。肾功能不全根据其发病的急缓以及病程长短,可分为急性和慢性两种。无论急性还是慢性肾功能不全发展到严重阶段时,均以尿毒症告终。因此,尿毒症可看作是肾衰竭的表现。

第一节 急性肾功能衰竭

急性肾功能衰竭(acute renal failure,ARF)是指在病因的作用下,肾脏泌尿功能急剧降低,不能维持机体内环境的稳定,临床上以少尿、氮质血症以及水盐代谢障碍、酸碱平衡紊乱为主要特征的综合征。它是严重的病理过程,许多疾病发展到危重阶段都可以引起肾的泌尿功能障碍,如休克时全身动脉血压降低,肾灌流明显减少而引起肾小球滤过率(glomerular filtration rate,GFR)下降,有人称之为"休克肾",一些毒性物质作用于肾脏,引起肾实质损伤,发生急性肾小管变性和坏死等。

根据发病后患者尿量的不同,ARF 分为少尿型和非少尿型两种。前者在临床上较多见,主要表现为少尿和无尿、氮质血症、高钾血症和代谢性酸中毒等。非少尿型 ARF 患者的尿量减少不明显,容易被临床忽视而漏诊,但随着近年来对非少尿型 ARF 的重视和检验手段的进步,发现此型 ARF 并不少见,可达 ARF 的 30%~50%,其尿量虽未明显减少,但肾脏排泄代谢产物的功能障碍,并出现氮质血症。

一、急性肾功能衰竭的分类和病因

(一)分类

多数急性肾功能衰竭都有少尿,但也有些患者尿量并不减少,所以临床上根据尿量变化分为少尿型和非少尿型(多尿型)两种。前者多见,绝大部分患者属少尿型;多尿型较少见,主要见于部分创伤所引起的急性肾衰竭,虽然其尿量并无明显减少,但是氮质血症却逐渐加重。本章重点讨论少尿型肾功能衰竭。

根据有无肾实质损伤将急性肾功能衰竭分为功能性衰竭和器质性衰竭。功能性衰竭由于各种原因引起的急性肾灌注量减少,如休克、外科手术、严重创伤、挤压伤、大面积烧伤、大出血、重症脱水、急性心力衰竭等。器质性衰竭病因作用于肾脏引起肾实质急性损伤。

(二)病因

急性肾衰竭可由许多原因引起,根据发病环节可分为肾前性、肾性和肾后性三大类。然而这种划分并不是绝对的,因为无论是肾前性或肾后性损伤,如果持续较久或者比较严重,均可转为肾性肾衰竭。

1. **肾前性因素** 是指肾灌流量急剧降低引起的肾小球滤过率下降所致的急性肾功能衰竭。肾脏无器质性病变,一旦肾灌流量恢复,则肾功能也迅速恢复。所以这种肾衰竭又称功能性肾衰竭或肾前性氮质血症。由于肾血流减少,肾小球毛细血管内压降低,有效滤过压下降,滤率下降,尿量减少。动物实验证实:用止血钳夹闭两侧肾动脉,持续 2 h 后去掉止血钳,血流重新恢复,但动物很快出现尿量减少,少尿病态,进而发展为无尿;取出肾脏在显微镜下观察发现:肾小管内皮细胞发生了变性、肿胀及坏死。临床上也发现,全身平均血压降至 94 mmHg 以下时,患者的尿量随着血压的下降而减少,当血压低于 60 mmHg 时,泌尿功能完全停止而出现无尿。如果动脉血压在 40~60 mmHg 之间持续 4 h 以上,肾实质可发生器质性改变,因缺血而出现急性肾功能衰竭。造成肾缺血的原因有:

(1)血容量减少 大出血、外科手术、严重脱水、烧伤等。

(2)急性心力衰竭 见于心肌炎、心肌梗死所致的急性心力衰竭,心源性休克时的心输出量急剧减少。

(3)血管床容量增加 如过敏性休克,由于外周血管阻力降低导致微血管广泛扩张。

由于肾前性急性肾功能衰竭早期尚无肾实质的器质性病变,只要能及时改善肾灌流量的不足,提高肾小球滤过率,肾脏泌尿功能多数可恢复正常。但若肾缺血持续过久而得不到纠正,就会引起肾实质的损伤,发展为急性肾功能衰竭。

2. **肾性因素** 是造成急性肾功能衰竭最常见的一类原因,包括肾脏本身的一些器质性病变和毒素引起的肾损害。毒性物质进入体内,随血流到达肾脏,引发毒性反应,造成肾小管的病变。

(1)肾脏本身的病变 急性肾小球肾炎、急性肾盂肾炎、系统性红斑狼疮、肾动脉硬化、肾动脉血栓形成及栓塞、肾移植引发的排斥反应等。

(2)肾毒素的作用 常见的肾毒素包括以下几种。①重金属类:如汞、铅、铀、锑、铋制剂等;②化学物质:四氯化碳、氯仿、三氧化二砷、甲醇、甲苯、酚类、有机磷农药、滴滴涕、敌敌畏等;③生物毒素:蛇毒、蕈毒(毒蘑菇)、生鱼胆等;④抗生素类:新霉素、庆大霉素、卡那霉素、万古霉素、巴龙霉素、先锋霉素、多黏菌素。

在多数情况下,肾毒素与肾缺血常常是紧密联系在一起的。例如,有些毒物作用于肾血管,引起肾血管的收缩或痉挛而致肾缺血,由于肾缺血、缺氧又可增加毒性物质对肾实质的损伤,促进急性肾衰的发生。

3. 肾后性因素　主要是指尿路(从肾盂至尿道)急性梗阻所引起的急性肾功能衰竭。这类原因包括急性溶血反应、挤压伤、不恰当地使用磺胺药、泌尿道的结石、肿瘤等。

此类原因引起的急性肾功能衰竭在早期并无肾实质的器质性损伤,故及时解除梗阻,增加排尿即可恢复肾的泌尿功能。因此对这类患者尽早做出诊断,及时给予积极的治疗就可以有效地防止病情进一步发展,使病情进入良性循环。

二、急性肾功能衰竭的发生机制

急性肾功能衰竭发生的基本环节与肾缺血导致肾小球滤过率降低、肾小管功能紊乱、肾血管功能障碍有关。多种因素均可作用于肾脏造成肾实质损伤,出现泌尿功能障碍。因不同原因对肾脏的损伤部位不同,因而引起的病理变化也不相同。所以,不同学者在进行了大量的实验研究和临床观察后所得的结论也不尽相同。现将 ARF 的主要发病环节归纳如下:

(一) 肾血流量的变化

临床和动物实验研究表明,在急性肾小管坏死(acute tubular necrosis, ATN)初期,有肾血流量减少和肾内血液分布异常,表现为肾皮质外层血流严重缺乏及肾髓质淤血,而且肾缺血的程度与形态学损害及功能障碍之间存在着平行关系,因此,现在多数学者认为肾缺血是 ATN 初期的主要发病机制。

1. 肾皮质缺血　肾皮质血流量减少主要与肾血管收缩和肾血液流变学的变化有关。

(1) 肾血管收缩　在全身血容量降低或有效循环血量减少时,都会使肾缺血,引起肾入球小动脉收缩,特别是皮质肾单位的入球小动脉收缩尤为明显,出现肾血流重新分布。Kew 通过肾动脉注入 ^{133}Xe,进行体外扫描还发现,入球动脉收缩先于全身血管收缩,而且比较持久,即使血压恢复,入球动脉痉挛仍然持续。入球动脉收缩的结果是使 GFR 下降以及相应肾单位的肾小管缺血。目前多数人认为肾血管收缩是一时性的,由此引起 GFR 的下降是肾前性肾功能衰竭早期的主要发病机制。如能及时恢复有效循环血量,增加肾脏的血液供应,泌尿功能绝大部分都能恢复正常。否则,肾脏持续性缺血将导致肾小管坏死,从而发展为器质性 ARF。肾皮质血管收缩的机制主要与以下因素有关:

1) 交感-肾上腺髓质系统兴奋　在 ATN 时,因有效循环血量减少或毒物的作用,致使交感-肾上腺髓质系统兴奋,血中儿茶酚胺水平升高。入球小动脉对儿茶酚胺敏感,因而皮质呈缺血改变。动物实验证明:在肾动脉灌注肾上腺素后再做肾动脉造影,肾皮质血管不显影,而髓质血管显影正常。这与急性肾功能衰竭少尿期肾动脉造影相似。

2)肾素-血管紧张素系统激活 有效循环血量减少使肾血管灌注压降低,以及交感神经兴奋,均可刺激入球小动脉球旁细胞分泌肾素。在肾缺血和肾中毒时,因近曲小管和髓袢升支粗段受损,对 Na^+ 和 Cl^- 重吸收减少,到达远曲小管致密斑处的 Na^+ 增多,从而刺激肾素分泌。肾素产生增多,促使肾内血管紧张素Ⅱ增加,引起入球小动脉收缩。因肾皮质中的肾素含量丰富,故肾素-血管紧张素系统激活,致使肾皮质缺血更甚。一般认为,该系统激活既是引起也是维持肾血管收缩的因素。

3)前列腺素产生减少 肾是产生前列腺素(PGE)的主要器官,许多实验证明前列腺素与急性肾衰竭有密切关系。如庆大霉素引起的肾中毒,在 GFR 下降前,PGE 减少。使用前列腺素合成酶抑制剂(吲哚美辛),引起血管收缩,加重甘油所致的急性肾衰竭。

4)肾激肽释放酶-激肽系统的作用 激肽释放酶90%存在于肾皮质内,主要位于远曲小管,可活化激肽原并释放激肽。肾内合成的激肽,可作为局部血管扩张剂调节肾内血流,当其合成减少时,肾皮质血流量可以受到一定影响。

5)内皮细胞源性收缩及舒张因子的作用 多年来不少学者强调血管内皮源性收缩因子(如内皮素)病理性分泌增多以及血管内皮源性舒张因子(如一氧化氮)释放障碍对 ATN 血流动力学改变起重要作用。实验性肾血管内持续注射内皮素可引起肾血管明显收缩,从而引起肾入球和出球小动脉收缩阻力升高,且以入球小动脉阻力增加更为明显,故肾血流和 GFR 平行下降。正常血管内皮尚能释放舒张因子,协同调节血流量以维持血循环,对肾脏则有增加血流量、降低入球与出球小动脉阻力的作用。ATN 早期血管内皮舒张因子的释放即有障碍,缺血-再灌注后氧自由基增多亦影响舒张因子的释放。在此情况下对肾血流动力学改变可能较为突出。目前认为内皮细胞收缩与舒张因子调节失衡可能对某些类型 ATN 的发生和发展起重要作用。

(2)肾血液流变学的变化 血液流变学是研究血液流动变形与血管变形的边缘学科。其变化直接影响脏器微循环状态。

1)血液黏度升高 血液黏度用以反映血液流动状态,全血黏度升高可以影响肾小球毛细血管床的微循环状态。引起血黏度升高的因素复杂,纤维蛋白原增多、血浆黏度升高、红细胞聚集及其变形能力下降、红细胞破裂、血红蛋白释出、血小板聚集以及全身或局部血细胞比容增高,均能引起全血黏度升高。其中纤维蛋白原增高可能是血黏度升高的主要原因。

2)微血管改变 肾血管内皮细胞的结构损伤和功能受损是 ATN 时常见的细胞损伤之一。当血管内皮细胞受损时可引起:①血管内皮细胞肿胀,血管管腔变窄,血流阻力增加,肾血流量减少。②内皮细胞受损激发血小板聚集与微血栓形成以及肾毛细血管内凝血,使肾缺血进一步加剧。导致内皮细胞损伤的机制主要与细胞能量代谢及膜转运系统功能变化有关。肾缺血、缺氧及肾中毒时,肾脏细胞代谢受影响,使 ATP 生成不足,钠钾 ATP 酶活性减弱,细胞内钠、水潴留,细胞发生水肿。随着细胞水肿的发生,细胞膜通透性改变,大量的 Ca^{2+} 涌入细胞内,形成细胞内 Ca^{2+} 超载。细胞内游离钙增加又可妨碍线粒体的氧化磷酸化功能,使 ATP 生成更加减少,从而形成恶性循环。此外,由于缺氧时大量增加的 ADP 可由线粒体进入胞质并直接抑制钠钾 ATP 酶的活性,而且肾毒物(如氨基苷类抗生素)也可直接使钠钾 ATP 酶活性减弱,这更加重了细胞内钠、水潴留及细胞水肿,妨碍细胞的代谢与功能。

3)白细胞与肾血管阻力　白细胞在微血管灌注中起着重要作用。白细胞呈球形、体积大、僵硬、有黏附于血管壁的特性。实验研究证明,短暂肾缺血以后,肾髓质外带出现不能再通现象可能与微循环阻塞有关,其中白细胞阻塞微血管,增加血流阻力和降低血流量可能是一个重要因素。

2.肾髓质淤血　在缺血型 ATN 模型中观察到,肾髓质外区和皮质内区受损最为明显,且肾髓质淤血程度与 ATN 损害程度明显相关。髓质淤血缺氧首先影响髓袢升支粗段肾小管细胞血供。由于髓袢升支粗段是一高耗能区,对缺氧异常敏感,缺氧的小管细胞对主动重吸收 NaCl 能力降低。髓袢升支粗段损伤可使 T-H 糖蛋白易在粗段中沉积,引起远端肾小管腔阻塞及管腔液外溢。故认为缺血性 ATN 时髓质淤血也是重要发病因素。

(二)肾小管损害

急性肾功能衰竭时,因肾缺血、缺血-再灌注、肾毒素共同作用引起肾小管细胞损伤。肾小管的功能活动依赖细胞能量代谢和膜转运系统的完整性,因此,肾小管损伤的机制也主要是细胞能量代谢障碍和膜转运系统功能变化。

1.肾小管阻塞　在病理组织切片和微穿刺测定中发现肾小管内存在各种管型以及近曲小管扩张,压力明显增高。临床上异型输血、挤压综合征、磺胺结晶等引起的急性肾小管坏死,脱落的上皮细胞碎片、血红蛋白、肌红蛋白等所形成的管型广泛阻塞肾小管腔,从而使管腔内压力增高,造成肾小球有效滤过压降低而发生少尿。急性溶血反应使红细胞被破坏,释放出大量血红蛋白。这种拥有大量血红蛋白的血流到达肾脏后经肾小球滤过,进入原尿中。在远曲小管和集合管中伴随着水大量重吸收以及泌氢和 HCO_3^- 的重吸收(远端尿酸化作用),可溶性的血红蛋白最终凝固,变成不溶性的血红蛋白凝块阻塞了肾小管。在战争、地震等灾害中因挤压伤而出现急性肾衰的病例时有发生。在第二次世界大战时,Bywaters 医生曾记载了 4 例挤压综合征的患者,当时伦敦遭空袭,由于建筑物倒塌,他们的肢体被挤压 6~12 h,先后出现休克、少尿和无尿、氮质血症、高血钾等临床症状,8 d 后全部死亡。1976 年唐山大地震中,居住在本市内一男青年因房屋倒塌,双下肢被重物挤压长达 20 多个小时,1 周后出现无尿而发生了急性肾功能衰竭。挤压伤造成肌肉组织大量破坏,释放出的肌红蛋白被吸收入血,和血红蛋白一样,它也能被肾小球滤过出现在原尿中。在肾小管中由于尿的浓缩和酸化作用,形成大量的肌红蛋白凝块阻塞了肾小管,发生泌尿功能障碍。不恰当地使用磺胺药而导致急性肾衰在临床上也时有发生,磺胺经肝脏乙酰化后形成乙酰磺胺,最后由肾脏排出体外。磺胺的物理性质决定了它在碱性环境中溶解度很高,随 pH 值下降其溶解度会逐渐变小,最终形成磺胺结晶析出。所以,长期使用磺胺药必须同时服用碱性药,并嘱患者多饮水。

2.肾小管原尿反漏　动物实验研究表明,在缺血和中毒所致的急性肾功能衰竭中,均发现肾小管上皮细胞广泛坏死,甚至基底膜断裂,原尿经受损的部位进入间质,并向管周血管系统反漏入血。未进入血管的液体使间质水肿,间质压升高,从而压迫肾小管和管周毛细血管。这不仅加重肾小管阻塞和进一步降低 GFR,而且还使肾血流更加减少,从而加重肾损害,形成恶性循环。在人类严重的急性肾功能衰竭中,有 20%~50% 存在肾小管原尿反漏;但在轻度急性肾功能衰竭中,也可无此反漏现象。

因此，一般认为在某些急性肾功能衰竭中，原尿反漏对持续少尿的发生机制有较大的意义。

（三）肾小球超滤系数降低

缺血或中毒性肾损伤时，有许多内源性及外源性的活性因子释放，如血管紧张素Ⅱ、抗利尿激素，这些物质多数可引起肾小球系膜细胞收缩。庆大霉素、腺苷等毒物也可直接促进系膜细胞收缩。系膜细胞收缩可导致肾小球滤过总面积减少，引起超滤系数（Kf）降低。严重的肾缺血或缺血-再灌注损伤，也可造成肾小球滤过膜结构破坏，Kf减低。

（四）肾缺血-再灌注损伤

肾脏组织在急性缺血、缺氧后恢复血供，如挤压综合征躯体解除挤压和休克复苏后，可产生大量氧自由基。同时，由于缺血引起内源性自由基清除系统的代谢底物（如还原型谷胱甘肽）、过氧化物歧化酶等缺乏也可使自由基清除减少，导致组织与细胞内自由基增加。此外，有些肾毒物如氯化汞等亦可促进自由基的产生，而且肾毒性免疫性损伤时白细胞可释放大量的自由基。自由基在组织细胞内增高可引起各种细胞成分受损，致使细胞膜液体流动性和通透性发生改变，各种酶活性降低，毛细血管通透性增加，从而导致：①肾小球内皮细胞肿胀、窗孔变小甚至减少，可直接影响其超滤系数，使GFR降低。②肾血管内皮细胞肿胀，管腔狭窄，管壁通透性增加，血浆外渗，血液浓缩，血液黏度增大，肾血流灌注减少。严重时可引起红细胞和血小板聚集，形成微血栓，堵塞微循环，造成无复流现象。③肾小管（特别是近曲小管和髓袢升支粗段）上皮细胞肿胀、坏死。

肾缺血-再灌注损伤也造成钙内流增多，使细胞内钙超负荷（参见缺血-再灌注损伤章），Ca^{2+}可进一步激活黄嘌呤氧化酶，导致更多的氧自由基产生，造成恶性循环。而且细胞内Ca^{2+}浓度升高可激活多种磷脂酶（如磷脂酶A），因而不仅大量释放脂肪酸，而且使细胞骨架结构解体，各种膜被降解。大量的脂肪酸（如AA）还可被分解产生PGs、LTs等产物，从而影响血管张力、血小板聚集以及肾小管上皮细胞的功能。

三、急性肾功能衰竭的功能代谢变化

急性肾功能衰竭的发生发展过程一般可分为少尿期、多尿期和恢复期。致病因素作用于机体后，首先会发生适应代谢性反应，此时可无任何临床表现，仅仅是体内的功能代谢变化，发展到一定程度以后才出现少尿，故也有人把少尿前的阶段称为反应期。但多数患者反应期持续时间很短，大约几小时至24 h之内，往往被认为属于少尿期。

（一）少尿期

少尿期为病情最危重的阶段，持续时间3 d到数周不等，持续时间越长，预后越差。此期主要的功能和代谢变化如下：

1. **少尿或无尿及尿成分的变化**　少尿（<400 mL/d）或无尿（<100 mL/d）是此期的主要特征。少尿的机制如前所述，与GFR急剧下降、肾小管阻塞和原尿反漏入间质等因素有关。由于肾小管重吸收水、钠的功能障碍，故尿比重和尿渗透压降低，尿钠增高。

2. **氮质血症**　在少尿期，由于体内蛋白质代谢产物不能排出，血中非蛋白氮

(non-protein nitrogen，NPN，包括尿素氮、肌酐、尿酸等）含量增高，称为氮质血症。临床上常以此作为判断ARF的重要指标。

3. 水中毒　由于肾脏排尿减少，体内分解代谢加强，使内生水增多，或补液过多等引起。因水潴留使细胞外液呈低渗，水继而转向细胞内，严重时可并发急性肺水肿、脑水肿和心力衰竭，这是导致死亡的重要原因。

4. 代谢性酸中毒　由于肾脏排酸保碱功能障碍，体内分解代谢增多，使酸性代谢产物增多。酸中毒可抑制心血管系统和中枢神经系统，促进高钾的发生。

5. 电解质改变

（1）高钾血症　为ARF最严重的并发症，常为少尿期致死的原因，因其对心肌有严重的抑制作用，诱使心脏停搏而死亡。高血钾发生的主要原因有：①少尿时尿钾排出少；②严重组织损伤、细胞分解代谢加强、缺氧及酸中毒使钾从细胞内向细胞外转移；③输入含钾高的库存血。

（2）低钙血症　当ARF伴肌肉损伤时，无机磷排出增多，同时肾排磷减少致使血磷升高，后者引起继发性低血钙。但由于存在酸中毒，常使低钙症状不明显，一旦纠正酸中毒后，可发生低钙抽搐。

(二) 多尿期

当ARF患者尿量达400 mL/d，即进入多尿期，开始几天尿量逐日增加，往后尿量逐渐增多，每天可达3 L以上，持续时间平均2周左右。

多尿的发生机制可能与下列因素有关：①肾灌注量增加、肾小球滤过功能逐渐恢复。②坏死的肾小管几天以后进行了再生和修复，并开始具有泌尿功能。但新生的肾小管上皮细胞对钠、水的重吸收能力较差，故原尿不能被充分浓缩而排水多。③肾间质水肿消退，被阻塞的肾小管可能再通，增加泌尿功能。④肾小球滤过增加，尿液中溶质的浓度（如尿素等）也高出正常范围，来不及被肾小管重吸收，从而引起渗透性利尿。

多尿期肾浓缩功能尚未完全恢复正常，调节水、电解质能力较差，因此水、电解质代谢紊乱仍然存在。大量利尿出现脱水，钾排出增加而发生低钾血症、低钠血症。多尿早期血NPN仍在不断上升，其原因是肾脏对于溶质的滤过和排泄虽已增加，但在短期内尚不足以清除蓄积在细胞外液的代谢产物；脱水导致血液浓缩，溶质浓度亦增加。此期临床表现有：四肢无力，腹胀，心动过速，皮肤干燥，弹性下降，血压下降，甚至导致休克。血液生化检查可见低血钠、低血钾，在早期NPN值高于正常，数天以后才会降至正常水平。进入恢复期多数患者已经脱离危险，但也有少数患者死于多尿期，临床统计大约有1/5的ARF患者因继发感染（主要是泌尿系和肺部感染）而死亡。所以，这一期绝不可掉以轻心，密切观察患者的变化，有效地控制感染是提高治愈率的关键。多尿期平均持续2~4周。

(三) 恢复期

此期患者尿量和NPN含量都基本恢复正常，水、电解质和酸碱平衡紊乱及其所引起的症状也完全消失。前述病理变化也已不复存在。绝大多数患者肾功能都恢复到维持日常生活而不表现任何症状。但是，损伤的肾小管功能完全恢复正常需要经过数月。在恢复期的初始阶段，尿的浓缩功能、尿酸化功能及清除尿素等代谢产物的功能尚不健全,一旦增加肾的负荷(如重体力劳动、感染等)则表现异常。一年后仍有2/3的患者GFR较正常低20%~40%。有少数患者,可因肾小管上皮和基底膜的严重破坏,再生和修复不全而转变为慢性肾功能不全。根据临床统计资料,许多学者认为,恢复期不能少于3个月,为了确保肾功能完全恢复正常,整个病程为6个月~1年。

四、急性肾功能衰竭防治与护理的病理生理基础

积极治疗原发病,消除导致或加重ARF的因素,是防治ARF的重要原则。在诸多防治措施中,快速准确地补充血容量,维持足够的有效循环血量是防治ARF的病理生理基础。

(一)预防

1. 合理用药,慎用对肾有毒性的药物。
2. 预防发生休克,积极抢救休克,正确处理可能引起ARF的各种原发病,对已发生休克并伴有ARF时,应及时采用有效的抗休克措施,迅速恢复有效循环血量。

(二)治疗

采用综合性措施,重点放在帮助患者安全度过少尿期,纠正内环境紊乱。

1. 病因学治疗 首先是尽可能明确引起急性肾功能衰竭的原因,并采取有效措施去除病因。目的在于打断发病环节,控制病情发展,防止ARF的发生。如保证肾有足够的灌注量、解除肾血管痉挛、纠正肾缺血、抗休克治疗等。

2. 纠正水和电解质紊乱 对于功能性肾衰竭应充分扩容,而对于器质性肾衰,在少尿期应严格控制输入量,量出而入,防止水中毒的发生。多尿期注意补液及钾、钠等电解质,以防脱水、低钾和低钠。

3. 紧急处理高钾血症 高血钾是少尿期患者死亡的最主要原因,必须尽早处理。①纠正缺氧、酸中毒以减少细胞内钾的释放;②限制使用含钾药物,避免含钾高的食物;③给予钾离子拮抗剂,静脉注射葡萄糖酸钙或氯化钙、碳酸氢钠;④静脉滴注葡萄糖注射液和胰岛素。

4. 透析 透析治疗是ARF最重要的治疗手段,包括腹膜透析和血液透析(人工肾),能有效地纠正水中毒、电解质和酸碱平衡紊乱,排出有毒物质,控制氮质血症,明显提高患者的治愈率,降低病死率。目前主张早做、多做,即使在多尿期也可考虑。

应用透析疗法是行之有效的治疗措施,可使患者安全度过少尿期。普遍采用的方法有:

(1)腹膜透析 腹膜是生物性半透膜,利用其渗透、扩散特性达到物质交换的目的,将配好的透析液注入腹腔,保留几小时后放出体外,再更换新透析液,如此反复进行,达到治疗目的。

(2)血液透析(人工肾) 人工肾是一种体外血液透析装置,将患者血液从动脉引出,通过透析膜的微细孔进行弥散,血液在膜的一侧,透析液在膜的另一侧,以相反的方向流动。由于两种液体溶质的浓度不同,在流动中经过弥散达到浓度梯度平衡,使血液中蓄积的代谢产物不断被清除。在透析过程中,还可以加大透析液的负压,增加排水量。

(3)结肠透析 利用直肠、结肠黏膜的渗透性进行物质交换,收到一定的透析效

果。患有肠炎、消化道出血、肠息肉、痔疮等疾病者不宜使用此疗法。

以上3种透析疗法以血液透析效果最好,如严重高血钾患者,经过6~8 h透析后,血钾浓度可下降到接近正常水平。自从血液透析广泛用于临床以来,大大降低了急性肾功能衰竭的死亡率,延长了慢性肾功能不全患者的生命。血液透析需要大型仪器设备、操作复杂、医疗费用昂贵,在临床使用中受到一定的限制,只有在有条件的医院中才能使用,主要用于急性肾衰竭少尿期、慢性肾衰竭患者的长期治疗以及为肾移植创造必要的机体条件。腹膜透析效果虽然不如血液透析,但对纠正高血钾、酸中毒效果极佳,由于此法设备及操作均较简便,在无并发症的患者应首选,特别适用于老年人、休克或有出血倾向的患者。结肠透析因方法简便、不需要特殊设备、并发症少等优点,而仍被临床采用。

第二节 慢性肾功能衰竭

慢性肾功能衰竭(chronic renal failure,CRF)是指各种病因作用于肾脏,使肾单位慢性进行性破坏,以致残存的肾单位不能完全排出代谢废物和维持内环境恒定,导致水、电解质和酸碱平衡紊乱,代谢产物在体内积聚,以及肾内分泌功能障碍等一系列临床综合征。临床上,常把持续3个月以上GFR低于1 mL/s并伴有肾脏功能和结构病变的患者诊断为慢性肾衰竭。CRF常常是肾脏以及肾脏相关疾病的最终归宿,从原发病到引起肾衰竭,短则数月,长则数年。若不及时治疗,肾衰竭进入晚期,GFR降至0.17 mL/s并出现尿毒症症状和体征,需要进行透析或肾移植治疗,进展为终末期肾脏病。

一、慢性肾功能衰竭的病因

凡是能引起肾单位慢性进行性破坏的疾患均能引起慢性肾衰竭,包括原发性肾脏病和继发性肾脏病。引起CRF的原发性肾脏疾病包括慢性肾小球肾炎、间质性肾炎等。继发于全身性疾病的肾损害如糖尿病肾病、高血压性肾损害、过敏性紫癜肾炎、狼疮性肾炎等所致的CRF逐年增多,因此继发性肾病越来越受重视。

1. 肾脏疾病 慢性肾小球肾炎、慢性间质性肾炎(包括慢性肾盂肾炎)、肾结核、多囊肾、全身性红斑狼疮、遗传性肾疾病及肾发育不全等肾脏疾病均可引起慢性肾功能衰竭。其中慢性肾小球肾炎引起慢性肾功能衰竭最为常见,占50%~60%。

2. 肾血管疾病 如高血压性肾小动脉硬化、结节性动脉周围炎、糖尿病性肾小动脉硬化症等。

3. 尿路慢性阻塞 如尿路结石、前列腺肥大、肿瘤、先天性尿路狭窄等。

上述肾脏疾患的早期都有各自的临床特征,但到了晚期,其临床表现大致相同。这说明它们有共同的发病环节。因此,慢性肾功能衰竭是各种慢性肾疾病最后的共同结局,肾单位都有广泛破坏,具有功能活动的肾单位不断减少。

二、慢性肾功能衰竭的分期

慢性肾功能衰竭的病程是进行性加重的,依发展变化可分为代偿期和失代偿期。

（一）代偿期

部分肾单位受损时，未受损的肾单位可通过适应代偿反应，以维持内环境的稳定，不出现肾功能不全的征象，而且无临床症状，但是肾功能有所下降。此时机体的主要变化包括：

1. 肾储备能力降低　两侧肾约有200万肾单位，实验证明，只要有50万肾单位功能正常，就能维持内环境的稳定。在动物实验中，切除两肾的75%才出现血中氮质潴留。所以，在早期并不出现肾功能障碍，仅表现为储备能力下降。只有肾发生了广泛而严重损害时，才会出现肾功能不全。

2. 肾单位代偿性肥大　当肾受到严重损害时，残存的肾单位因血流量增加，肾小球滤过率也相应增加而出现功能增强；长期的过度负荷使肾单位发生代偿性肥大。

动物实验发现，切除狗肾5/6后，肾小球滤过率只下降一半左右。由此可见，剩余的1/6肾单位滤过功能代偿加强。镜下发现肾小球、肾小管体积变大。

3. 肾加强调节功能　对于肾功能障碍或其他原因造成的代谢紊乱，肾往往通过改变尿量、尿液成分和酸碱度来调节，以保持内环境的恒定。

肾主要是通过排出过多的酸或碱来调节血浆中的酸碱度，维持血中正常的pH值。当血浆pH值降低时，肾小管上皮细胞分泌H^+和NH_3增多，使$NaHCO_3$重吸收增加，以补充血中$NaHCO_3$的消耗，维持$NaHCO_3$与HCO_3^-比值不变。肾的代偿调节在酸中毒发生后12~24 h内开始，作用持久，是酸中毒代偿调节中最重要的环节。另外，健存肾单位通过增加排钠、排钾、排肌酐和尿酸来代偿。

（二）失代偿期

由于肾脏进一步受损，其储备能力和适应代偿能力逐渐下降，健存的肾单位最终将不能维持机体内环境的恒定，可出现肾功能不全以至肾功能衰竭的一系列症状，直至发生尿毒症。根据肾脏受损的程度和功能的变化，我们可以将慢性肾衰竭的失代偿阶段分为3个时期。

1. 第一期：肾功能不全期　当内生肌酐清除率下降至正常值的25%~30%时，肾排泄和调节功能下降，即使在正常饮食条件下，也可出现轻度或中度氮质血症、酸中毒。由于肾浓缩功能减弱，故可出现多尿、夜尿等症状。

2. 第二期：肾功能衰竭期　内生肌酐清除率降至正常值的20%~25%时，有明显的氮质血症，血NPN多在43 mmol/L以上，夜尿多，并出现严重贫血及尿毒症时的中毒症状，如头痛、恶心、呕吐、腹泻、乏力等，血液生化变化有低钙、低钠、高磷和高氯，代谢性酸中毒。

3. 第三期：尿毒症期　内生肌酐清除率降至正常值的20%以下。血液NPN在71.5 mmol/L以上，因内环境严重失衡，体内毒性产物明显增多，出现了全身性中毒症状，包括神经系统、消化系统、心血管系统的症状和造血功能的改变。有明显的水、电解质和酸碱平衡紊乱，并可继发甲状旁腺功能亢进。尿毒症是所有慢性肾功能衰竭的最后结局，患者依靠自身的调节很难维持生活，需要透析治疗来维持生命，见表15-1。

表 15-1 慢性肾功能衰竭的发展阶段

分期	内生肌酐清除率	氮质血症	临床表现
代偿期	正常值的30%以上	无	肾排泄和调节功能可维持内环境的稳定,临床上未出现任何症状
失代偿期			
肾功能不全期	下降至正常的25%～30%	轻或中度	可能酸中毒;由于肾浓缩功能减退,可出现多尿、夜尿等症状;也可有乏力与轻度贫血
肾功能衰竭期	下降至正常的20%～25%	较重	夜尿多;出现严重贫血;尿毒症部分中毒症状;代谢性酸中毒明显;出现低钙、高磷、高氯及低钠血症
尿毒症期	下降至正常的20%以下	严重	出现全身性严重中毒症状,并出现继发性甲状腺功能亢进症;有明显水、电解质和酸碱平衡紊乱

三、慢性肾功能衰竭的发生机制

慢性肾功能衰竭是不断进展的病理过程之一,由于肾单位广泛地被破坏,功能肾单位逐渐减少,病情进行性加重。对这种进行性加重的原因和机制目前尚不十分清楚,可能与下列机制有关:

1. 完整肾单位学说(健存肾单位学说) 1960年由Bricker提出的,他认为,在慢性肾脏病时,很多肾单位不断受破坏而丧失功能,残余的一部分肾单位轻微受损或仍属正常,称为健存肾单位。在大量肾单位功能已经丧失的情况下,这些健存肾单位需加倍工作以进行代偿。随着疾病的发展,健存肾单位也无法代偿时,临床上即出现CRF的症状。由于两侧肾脏有很大的储备和代偿能力,致使代偿期可持续相当长久,临床上亦无明显的症状。

2. 矫枉失衡学说 1972年由Bricker在完整肾单位学说基础上提出的。他认为,在肾脏疾病的晚期,体内某些溶质增多,机体产生的适应性反应是提高肾脏对这些溶质的排泄率。但是,如果这种排泄率的增高是受某些体液因子的调节,那么这种因子在血中的浓度便会增高。当它增高到一定程度时,虽然能促进某些溶质的排泄,但却又可能对机体其他生理功能产生不良影响,从而使内环境进一步紊乱。这样,这种因子的适应性分泌增多,虽然通过加强某种溶质的排泄而使其在体内的潴留得到了"矫正",但是这种因子的分泌增多本身又引起了另外的不良影响,发生了新的"失衡"。这种现象称为"矫枉失衡"。例如,当肾小球滤过率降低时,磷的排泄就减少,出现高磷和低钙血症。后者促使甲状旁腺激素(PTH)分泌增多,从而促使肾脏排磷增加。PTH能抑制近曲小管对磷酸盐的重吸收。通过这种适应性反应,慢性肾功能衰竭患者在很长一段时间内不发生高磷血症,这就是PTH适应性分泌增多所起的"矫枉"作用,具有稳定内环境的意义。然而,随着肾单位和滤过率的进一步减少,即使PTH分泌增多也不足以使过多的磷酸盐随尿排出,于是血磷升高。后者又通过血钙降低而使

PTH 分泌进一步增多,引起了继发性甲状旁腺功能亢进。PTH 增多导致骨骼脱钙,又引起了骨质疏松、肾性骨营养不良。

3. 肾小球过度滤过学说　1982 年 Brenner 和 Bricker 等又提出了肾小球过度滤过学说。他们认为,多数肾单位被破坏后,残存的肾单位将出现过度滤过而最终导致肾小球硬化和功能衰竭。动物实验发现,部分肾单位功能丧失后,健存肾单位的肾小球毛细血管内压和血流量增加,从而导致肾小球滤过率增多。而长期的过度负荷,肾小球会发生纤维化和硬化,促进了肾功能衰竭的发生。据此有人提出,肾小球过度滤过是慢性肾功能衰竭发展的重要因素之一,其最终出现尿毒症。在治疗慢性肾功能衰竭患者时,应考虑如何减轻肾小球过度滤过,采取相应的措施减轻肾负荷。

4. 肾小管高代谢学说　20 世纪 80 年代末的研究表明,慢性肾疾病患者其肾功能损害程度与慢性肾小管-间质的病理变化关系密切,对肾小球与肾小管两个方面的因素都要有足够的重视。健存肾单位中肾生长因子增加、钠滤过负荷增加、氧自由基生成增多、肾小管上皮细胞内钙增多、钠钾 ATP 酶等多种酶活性增强可使肾小管处于高代谢状态,并导致肾小管明显肥大伴囊性变、萎缩、间质炎症及纤维化。目前有人采用给低蛋白低磷饮食等措施,有效控制肾小管高代谢,可减轻健存肾单位肾小管-间质损害,减慢肾衰竭的进展。

四、慢性肾功能衰竭的功能代谢变化

(一)泌尿功能障碍

1. 尿量的变化

(1) 夜尿　正常成人每日尿量约为 1 500 mL,白天尿量约占总尿量的 2/3,夜间尿量只占 1/3。慢性肾功能不全患者,早期即有夜间排尿增多的症状,夜间尿量和白天尿量相近,甚至超过白天尿量,这种情况称之为夜尿。但对其发生机制尚不清楚。

(2) 多尿　每 24 h 尿量超过 2 000 mL 时称为多尿。慢性肾功能不全时,由于多数肾单位遭到破坏,流经残留的肥大的肾小球的血量呈代偿性增加,因而此时滤过的原尿量超过正常量,加之原尿中溶质多、流速快,通过肾小管时未能及时重吸收,从而出现多尿。此外,在慢性肾盂肾炎时,由于髓袢发生病变,髓质间质不能形成高渗环境,因而也使尿液不能被浓缩,故出现多尿。

在慢性肾功能不全时,多尿的出现能排出体内一部分代谢产物(如 K^+ 等),有一定的代偿意义,但此时由于肾单位广泛破坏,肾小球滤过面积减少,滤过的原尿总量少于正常,不足以排出体内不断生成的代谢产物。因此,慢性肾功能不全的患者,在出现多尿的同时,血中 NPN 仍可不断升高,这是由于此种多尿是未经浓缩或浓缩不足,故含代谢产物少所致。

(3) 少尿　当肾单位极度减少时,尽管残存的尚有功能的每一个肾单位生成尿液仍多,但每日终尿总量还是少于 400 mL。

2. 尿渗透压的变化　因测定方法简便,临床上常以尿比重来判定尿渗透压变化。正常尿比重为 1.002~1.035。慢性肾功能衰竭早期,肾浓缩能力减退而稀释功能正常,出现低比重尿或低渗尿。慢性肾功能衰竭晚期,肾浓缩功能和稀释功能均丧失,以致尿比重固定在 1.008~1.012 之间,尿渗透压为 266~300 mmol/L,因此值接近于血

浆晶体渗透压,故称为等渗尿。

慢性肾功能衰竭晚期等渗尿的出现,表明患者对水的调节能力很差,不能适应水负荷的突然变化,易发生水代谢紊乱。在摄水不足或由于某些原因丢失水过多时,因肾对尿浓缩功能丧失,易引起血容量减低;当摄水过多时,因肾无稀释能力,又可导致水潴留和低钠血症。因此,应严密控制液体摄入量。

3. 尿成分的变化　慢性肾功能衰竭时,由于肾小球滤过膜通透性增强,致使肾小球滤出蛋白增多和(或)肾小管对原尿中蛋白质重吸收减少,出现轻度至中度蛋白尿。肾小球严重损伤时,尿中还可有红细胞和白细胞。在肾小管内尚可形成各种管型,随尿排出,其中以颗粒管型最为常见。

(二) 氮质血症

肾功能衰竭时,由于肾小球滤过下降,含氮的代谢终产物,如尿素、肌酐、尿酸等在体内蓄积,因而血中 NPN 含量增高(>28.6 mmol/L),称为氮质血症。

1. 血尿素氮(BUN)浓度的变化　尿素氮是体内最主要的含氮代谢产物,经肾排泄。BUN 浓度与 GFR 有密切关系,但非直接关系,因为 BUN 值还与外源性蛋白质摄入及内源性尿素负荷(如感染、胃肠道出血)有关,因此 BUN 浓度的变化不是反映肾功能的敏感指标。

2. 血肌酐浓度的变化　血肌酐浓度主要与肌肉中磷酸肌酸分解产生的肌酐量及肾脏排泄肌酐的功能有关,与外源性蛋白质摄入无关,因此血浆肌酐浓度变化更能反映 GFR 的变化。内生肌酐清除率(尿肌酐浓度×每分钟尿量/血肌酐浓度)与 GFR 的变化呈平行关系。

3. 血尿酸氮浓度的变化　慢性肾功能衰竭时,有一定程度的增高,但较尿素氮、肌酐为轻。这主要与肾远曲小管分泌尿酸增多和肠道分解尿酸增强有关。

慢性肾功能不全患者 NPN 增高还包括中分子量多肽类、氨基酸、胍类等蛋白质分解产物的增多,这些物质对机体均具有毒性作用。

(三) 酸碱平衡和电解质紊乱

1. 代谢性酸中毒　在慢性肾功能衰竭的早期,因 GFR 尚正常(>25%),常发生 AG 正常型(血氯增高型)代谢性酸中毒,此系肾小管上皮细胞氨生成障碍,使 H^+ 分泌减少所致。由于泌 H^+ 减少,H^+-Na^+ 交换也减少,故 $NaHCO_3$ 重吸收也减少。因 Na^+ 随尿排出增多,伴有水排出增多,使细胞外液容量有所降低,从而激活肾素-血管紧张素-醛固酮系统,使来自饮食中的 NaCl 潴留,引起血氯增高,结果发生 AG 正常型(血氯增高型)代谢性酸中毒。

在严重慢性肾功能衰竭患者,其肾小球滤过率降低至正常人的 20% 以下时,每天可积蓄 20~30 mmol 的 H^+,使体内代谢产物特别是硫酸、磷酸等在体内积蓄。此时 HCO_3^- 浓度下降,Cl^- 浓度无明显变化,则形成 AG 增高型(血氯正常型)代谢性酸中毒。但应明确的是,导致肾功能衰竭酸中毒的是由于不能排泄硫酸和磷酸中的氢离子,而并非硫酸根和磷酸根蓄积所致。

2. 钠代谢障碍　慢性肾功能不全的肾为"失盐性肾",尿钠含量很高。正常人肾排钠量和尿量完全无关,而在肾炎患者肾排钠减少是由尿量减少所致。所有慢性肾衰竭患者均有不同程度丢钠,往往形成恶性循环而威胁患者生命。失钠引起细胞外液和血管内液量减少,因而进一步降低肾小球滤过率,加重尿毒症。患者因食欲缺乏、恶心、呕吐而变得衰弱,影响钠的摄入,而肾仍持续丢钠,故需经常补钠以阻断这种恶性循环;但不少患者同时伴有高血压,补钠有可能加重高血压甚至引起充血性心力衰竭,故应慎之。

关于慢性肾功能不全时失钠的原因争论很多,目前认为可能与下列因素有关:①渗透性利尿。慢性肾功能不全伴有氮质血症,通过残存肾单位排出的溶质(如尿素)增多,影响近曲小管对水的重吸收,同时迫使大量的钠亦随尿排出。此外,残存肾单位的尿流速加快,也妨碍肾小管的重吸收。②在慢性肾功能不全时,体内甲基胍的蓄积,可抑制肾小管对钠的重吸收。

3. 钾代谢障碍　慢性肾功能不全的患者,只要尿量不减少,血钾可以长期维持正常。慢性肾功能衰竭患者肾小球滤过率虽已降低,但由于醛固酮分泌增多和肾小管上皮细胞钠钾 ATP 酶活性增强,远曲小管代偿性分泌的钾也增多,故血钾得以维持正常水平。

值得注意的是,慢性肾功能衰竭时尿中排钾量固定,与摄入量无关。因此,如摄入量超过排泄速度可很快出现高钾血症。严重酸中毒、急性感染、应用钾盐过多或急性并发症引起少尿,均可很快发展成致命的高钾血症。如患者进食甚少或兼有腹泻,则可出现严重的低钾血症。不论高钾血症或低钾血症均可影响神经肌肉和心脏功能,严重时可危及生命。

4. 镁代谢障碍　慢性肾功能衰竭患者的肾小球滤过率小于 30 mL/min 时,镁排出就可减少而引起血镁升高。一般表现为恶心、呕吐、全身乏力、血管扩张、中枢神经系统抑制等。当血清镁浓度大于 3 mmol/L 时可导致反射消失、呼吸麻痹、神志昏迷和心跳停止等。部分慢性肾功能衰竭患者因高血压采用硫酸镁治疗,如用量过大或时间过久则可引起严重的高镁血症。

5. 钙和磷代谢障碍　慢性肾功能不全时,往往有血磷升高和血钙降低。

(1) 血磷升高　人体正常时有 60%~80% 磷由尿排出。在肾功能不全早期,尽管肾小球滤过率逐渐下降,但血磷并不明显升高。这是因为在肾小球滤过率下降时血磷暂时上升,为维持钙磷乘积不变,血中游离 Ca^{2+} 减少,刺激甲状旁腺分泌 PTH,后者可抑制肾小管对磷的重吸收,使尿磷排出增多。在肾功能衰竭时,由于肾小球滤过率极度下降(<30 mL/min),继发性甲状旁腺激素分泌增多,不能使磷充分排出,故血磷水平显著升高。PTH 的增多又加强溶骨活动,促使骨磷释放增多,从而形成恶性循环,导致血磷水平不断上升。

(2) 血钙降低　慢性肾功能不全患者,出现血钙降低,其原因有:①血磷升高,为维持血浆钙磷乘积不变,在慢性肾功能衰竭出现高血磷时,必然会导致血钙下降;同时在血磷增高时,磷从肠道排出增多,在肠内与食物中的钙结合成难溶解的磷酸钙排出,妨碍钙的吸收。②维生素 D 代谢障碍,由于肾功能减退,肾小管将来自肝合成的 25-$(OH)_2$-D_3 羟化为 1,25-$(OH)_2$-D_3 的功能减退,从而影响肠道对钙的吸收。③体内某些毒性物质的滞留可使小肠黏膜受损而使钙的吸收减少。

低血钙可使 Ca^{2+} 减少而出现手足搐搦,但慢性肾功能不全患者常有酸中毒,使血中结合钙趋于解离,故游离的 Ca^{2+} 浓度得以维持。同时 H^+ 离子对神经肌肉的应激性具有直接抑制作用,因此必须避免过快纠正酸中毒,否则,可引起手足搐搦。

五、慢性肾功能衰竭防治与护理的病理生理基础

1. **治疗原发病** 明确病因,积极防治原发病,有些原发病经积极治疗后,可改善肾功能,如肾结石、肾结核、活动期肾盂肾炎等。

2. **积极去除和纠正使慢性肾功能衰竭和尿毒症加重的因素** 感染、梗阻、肾毒性药物、酸中毒、高钾血症、应激反应、血容量不足等均可损害肾功能,应采取积极的防治措施。

3. **饮食疗法** 根据不同病因制订不同饮食方案,目前采用两低、两高和两适当的饮食疗法,即低蛋白、低磷,高必需氨基酸、高热量,适当无机盐、适当微量元素的饮食。

4. **透析疗法** 透析疗法包括血液透析疗法和腹膜透析疗法。血液透析疗法(人工肾),是根据膜平衡原理,将尿毒症患者血液与含有一定化学成分的透析液同时引入透析器内,在透析膜的两侧流过,两侧可透过半透膜的分子做跨膜移动,达到动态平衡,从而使尿毒症患者体内蓄积的毒素得以清除。腹膜透析的基本原理与血液透析法相同,但所利用的半透膜就是腹膜而非人工透析膜。将透析液注入腹膜腔内,便可达到透析的目的。

5. **肾移植** 是治疗慢性肾功能衰竭和尿毒症最根本的方法。在我国由于移植技术逐步提高,新免疫抑制剂的应用,移植肾的存活率已有明显提高。但目前存在供肾来源困难、移植肾被排斥及移植受者感染等问题,因而限制了肾移植的广泛开展。随着移植技术不断提高,更有效的免疫抑制剂的应用以及异种器官移植研究的进展,这些措施将会给肾移植带来光辉的前景。

第三节 尿毒症

尿毒症是急性和慢性肾功能衰竭发展的最严重阶段,也是多种肾脏疾病发展的最终结局。由于肾功能衰竭,代谢终末产物和内源性毒性物质在体内潴留,水、电解质和酸碱平衡发生紊乱,某些内分泌功能失调,从而引起一系列自体中毒症状,称为尿毒症。

一、尿毒症毒素

在肾功能衰竭时,体内许多终末代谢产物和内源性毒性物质不能经肾脏排出而蓄积于体内。迄今,已从尿毒症患者血中分离出200多种毒性物质或代谢产物,其中100种含量比正常值高,或为尿毒症所独有。如将其中一些毒素给动物注射,可使动物产生相似症状。但尿毒症毒素究竟有哪些,尚未定论。下面介绍几种较公认的尿毒症毒素。

(一)甲状旁腺激素

临床发现,尿毒症时出现的许多症状与血中PTH含量密切相关。几乎所有尿毒症患者都有继发性甲状旁腺功能亢进,因而血中PTH增多。PTH能引起尿毒症的大部分症状和体征:①PTH可引起肾性骨营养不良;②PTH可引起皮肤瘙痒,切除甲状

旁腺后瘙痒即可减轻;③PTH 可刺激促胃泌素释放,胃酸分泌增多,促使溃疡形成;④长期血浆 PTH 增高,能促进钙进入施万细胞或轴突,造成周围神经损伤,PTH 还能破坏血-脑屏障的完整性,使钙进入脑细胞,脑内铝蓄积可产生痴呆,而铝在脑内沉积又与 PTH 有关;⑤软组织坏死是尿毒症严重而危及生命的病变,这种病变只有在甲状旁腺次全切除术后方能治愈;⑥PTH 能增加蛋白质的分解代谢,从而使含氮物质在血内大量蓄积;⑦PTH 还可引起高脂血症和贫血。因此,有人提出 PTH 是引起尿毒症的主要毒素。

(二)胍类化合物

胍类化合物主要为甲基胍和胍基琥珀酸,是精氨酸的代谢产物。

1. 甲基胍　尿毒素时,肌酐增多,肌酸变成肌酐的反应降低,经分解而生成甲基胍;精氨酸也可直接分解成甲基胍。动物大剂量注射甲基胍可引起类似尿毒症表现。可使红细胞寿命缩短,并可抑制红细胞中铁的转换,且有溶血作用,故与贫血有关。亦可引起厌食、呕吐,肌肉抽搐、嗜睡等。

2. 胍基琥珀酸　在正常情况下,精氨酸和甘氨酸可在甘氨酸精氨酸脒基转换酶的作用下生成胍乙酸和鸟氨酸,胍乙酸又可转变为肌酐。尿毒症时上述酶活性降低,组织中的精氨酸易于生成胍基琥珀酸。后者毒性比甲基胍弱,可抑制血小板第三因子,引起出血,并能促进溶血及脑病变。

(三)中分子物质

中分子量毒素是指分子量在 0.5~5 kD 的一类物质。其化学本质还不清楚,它包括正常代谢产物、细胞代谢紊乱产生的多肽、细菌或细胞碎裂产物等。这些物质可以透过腹膜,而不能透过血液透析时所用的赛璐珞膜。

高浓度中分子量毒素可引起周围神经病变、中枢神经病变,抑制红细胞生长,降低胰岛素与脂蛋白酶活性,血小板功能受损,细胞免疫功能低下,性功能障碍和内分泌腺萎缩等。用腹膜透析方法对清除血浆的中分子量毒素,其效果较好。

(四)尿素和尿酸

尿素是体内最主要的含氮代谢产物。以往认为尿素是最主要的尿毒症毒素,后来注意到尿毒症的临床症状与血中的尿素氮浓度并不平行,表明尿素并非是主要毒物。但有学者指出,尿素的长期作用和持续高浓度是十分重要的。经研究进一步证实,尿素的毒性作用与其代谢产物即氰酸盐有关,氰酸盐与蛋白质作用后产生氨基甲酰衍生物,可抑制酶的活性。突轴膜蛋白发生氨基甲酰化后,高级神经中枢的整合功能可受损,产生疲乏、头痛、嗜睡等症状。

尿毒症患者血浆中尿酸水平显著增高时,并发心包炎的情况增多,故尿酸在心包炎的发病中可能起一定作用。

(五)胺类和酚类

胺类包括脂肪族胺、芳香族胺和多胺。高浓度脂肪族胺可引起肌阵挛、扑翼样震颤和溶血。芳香族胺(苯丙胺、酪胺)对脑组织氧化过程、琥珀酸氧化过程以及多巴羧化酶活性均有抑制作用。多胺包括精胺、腐胺和尸胺。高浓度多胺可引起厌食、恶心、呕吐和蛋白尿,并能促进红细胞溶解,抑制促红细胞生成素的生成,抑制钠钾 ATP 酶和钙镁 ATP 酶的活性,还能增加微血管通透性,促进尿毒症时肺水肿、腹水和脑水肿的发生,故其日益受到重视。

酚类可引起动物昏迷,可抑制血小板第三因子活性和阻碍血小板的聚集,因此酚类可能是导致尿毒症时出血倾向的原因之一。

(六)其他

1. 瘦素　瘦素是由肥胖基因编码,脂肪细胞分泌的肽类激素。瘦素主要由肾脏清除,因此尿毒症患者血中瘦素水平明显升高。此外,高胰岛素血症和某些促炎因子如 TNF-α、IL-1β、IL-6 水平的升高可刺激瘦素合成增加,从而加重瘦素水平的升高程度。瘦素可能具有直接导致肾脏功能衰退的作用。瘦素可以引起肾小球内皮细胞增生并增加 TGF 的表达和分泌,诱导血管系膜细胞合成 I 型胶原及肾小球内皮细胞合成 IV 型胶原,从而导致细胞外基质沉积、肾小球硬化症及蛋白尿。此外,以小鼠为模型的动物实验发现,瘦素过表达可以激活交感神经系统,导致血压升高。

2. β2 微球蛋白　β2 微球蛋白是由主要组织相容性复合物的轻链组成的分子量为 11.8 kD 的蛋白质。循环血中的 β2 微球蛋白通过肾小球滤过,在近端小管重吸收并进行分解代谢。在肾功能减退时,血浆中的 β2 微球蛋白水平升高,并以淀粉样蛋白原纤维的形式在组织中沉积。最近确定连续透析的尿毒症患者血浆中的 β2 微球蛋白是一种重要的毒性物质。β2 微球蛋白沉积引起的临床症状包括腕管综合征、骨囊肿、破坏性脊椎关节病、渗出性关节炎和肩周炎。这些并发症通常发生于进行透析治疗的尿毒症患者,一旦沉积发生,即使是在成功的肾脏移植使肾功能重建后,这种淀粉样蛋白也不能被清除。

二、尿毒症时机体的功能代谢变化

尿毒症时,除泌尿功能障碍,水、电解质和酸碱平衡紊乱,以及贫血、出血、高血压等进一步加重外,还出现全身各系统的功能障碍和物质代谢紊乱。

(一)神经系统

有资料报道,尿毒症患者出现神经系统症状者可高达 86%,其主要表现为中枢神经系统功能障碍和周围神经病变两种形式。

1. 中枢神经系统功能障碍　表现为不安、思维不集中、记忆力减退、失眠等,严重者嗜睡甚至惊厥、昏迷,称之为尿毒症性脑病。其发生机制尚不清楚,可能是血中尿毒症毒素的蓄积,脑循环与脑代谢障碍,水、电解质平衡失调和代谢性酸中毒等因素共同作用的结果。

2. 周围神经病变　尿毒症时周围神经病变较为常见,男性多见,经神经活检约占 75%。其表现为足部发麻,腱反射减弱或消失,甚至远侧肌肉麻痹等。病理形态变化为神经脱髓鞘和轴索变化。其原因是患者血中胍基琥珀酸或 PTH 增多,抑制了神经中的转酮醇酶,故髓鞘发生病变而表现外周神经症状。

(二)心血管系统

心血管系统并发症主要包括尿毒症性心包炎、充血性心力衰竭和心肌病、高血压等,是尿毒症患者重要死亡原因之一。钠、水潴留可引起心力衰竭、肺水肿。高血压、贫血及血管硬化可使心力衰竭加重。其他如高钾血症、低钙血症、酸中毒和高脂血症也起一定作用。晚期可出现尿毒症性心包炎(发生率为 40%~50%),多为纤维素性心包炎,临床上可听到心包摩擦音。心包炎可能是尿毒症毒性物质直接刺激心包所致。自开展透析疗法以来,其发生率明显降低。

(三)呼吸系统

尿毒症时伴有酸中毒,使呼吸加深加快。由于唾液中的尿素被细菌分解形成氨,故呼出的气体有尿臭。严重患者可出现肺水肿、纤维素性胸膜炎或肺钙化等病变。肺水肿可能与心力衰竭、容量负荷过度、毒性物质使肺毛细血管通透性增高和低蛋白血症等有关。约20%患者有纤维素性胸膜炎,这可能是尿素刺激所致。肺钙化是磷酸钙在肺组织内沉积引起的。

(四)消化系统

消化系统的症状是尿毒症患者最早出现和最突出的症状。早期表现为厌食,而后出现恶心、呕吐、腹泻、口腔黏膜溃烂(有尿臭味)及消化道出血等。其发生可能主要与尿素浓度增加,使过多的尿素弥散入口腔与肠腔,经细菌尿素酶分解,产生氨,后者刺激消化道黏膜,引起假膜性炎症和溃疡性炎症。

(五)内分泌系统

尿毒症患者内分泌系统功能紊乱,使某些激素含量增高或降低,从而导致机体许多方面的代谢功能改变。内分泌紊乱用透析疗法往往无效,但用肾移植成功后,可使内分泌功能紊乱得到改善。

(六)皮肤变化

皮肤瘙痒是尿毒症患者常见症状,可能与继发性甲状旁腺功能亢进有关,因切除大部分甲状旁腺后可解除这一痛苦。患者常有皮肤色素沉着、尿素霜和皮炎。色素沉着一度被认为是尿素增加的原因,现已证明皮肤色素主要为黑色素。尿素霜则是汗液中排泄的尿素结晶而成。

(七)免疫系统

尿毒症患者极易发生感染,并常以感染为其主要死因之一。这可能是患者免疫功能低下的原因。其主要表现为细胞免疫反应受到明显抑制,而体液免疫反应正常或稍减弱。血中性粒细胞吞噬和杀菌能力减弱。尿毒症患者的皮肤和器官移植物存活期延长,迟发性变态反应降低,淋巴转化试验反应减弱。其所以出现细胞免疫功能异常,可能因毒性物质对淋巴细胞分化和成熟有抑制作用,或者对淋巴细胞有毒性作用。

(八)代谢障碍

1. 糖代谢障碍　有50%尿毒症患者糖耐量降低,表现为轻型糖尿病曲线,但空腹血糖正常,不出现尿糖。给予外源性胰岛素后血糖值仍延迟降低,提示患者体内有胰岛素拮抗物存在,使外周组织对胰岛素反应降低。

2. 蛋白质代谢障碍　尿毒症毒素的作用使蛋白质合成障碍,分解加强,加上患者厌食、恶心、呕吐等使蛋白质摄入不足,造成负氮平衡和低蛋白血症。其特点是血清白蛋白和运铁蛋白减少,必需氨基酸水平降低。

3. 脂肪代谢障碍　患者常有高脂血症,主要为血清三酰甘油增高。其增高的机制是因胰岛素拮抗物使肝合成三酰甘油增加,也可能与脂蛋白酶活性降低,导致清除三酰甘油的能力降低有关。

尿毒症防治与护理的病理生理基础见"慢性肾功能衰竭"。

问题分析与能力提升

患者女,37岁。服用鲤鱼鱼胆1枚,恶心、呕吐、腹痛、腹泻伴腰痛4 d,黄疸2 d入院。查体:皮肤、巩膜黄染。心、肺无异常发现,腹软,肝肋下3 cm压痛明显。实验室检查:血钾5.2 mmol/L,血糖6.8 mmol/L,血尿素氮19.2 mmol/L,血肌酐168.5 μmol/L,诊断:鱼胆中毒,急性肾功能衰竭。

思考:①该患者属于哪种类型的急性肾功能衰竭?②分析该患者发生急性肾功能衰竭的机制。

同步练习

一、名词解释

1. 急性肾功能衰竭 2. 氮质血症 3. 原尿回漏 4. 矫枉失衡 5. 慢性肾功能衰竭 6. 尿毒症

二、填空题

1. 急性肾功能衰竭所致水中毒主要由于_____、_____和_____引起。
2. 急性肾功能衰竭按发病环节可分为_____、_____、_____三大类。
3. 急性肾功能衰竭少尿期由于少尿而代谢产物蓄积可出现_____、_____、_____。
4. 急性肾功能衰竭少尿期最危险的并发症是_____,其对机体主要危害是造成对_____功能的损害。
5. 慢性肾功能衰竭患者,肾浓缩功能减退稀释功能正常则出现____尿,随病情发展,肾浓缩和稀释功能均丧失,则出现_____尿。
6. 肾缺血时,远端小管中钠离子浓度升高,刺激_____泌_____,使肾内_____增多,引起肾血管收缩。

三、单项选择题

1. 少尿是指24 h尿量(　　)
   A. <100 mL　　　　B. <300 mL
   C. <400 mL　　　　D. 100~200 mL
   E. <600 mL

2. 无尿是指24 h尿量(　　)
   A. <300 mL　　　　B. <200 mL
   C. <100 mL　　　　D. <400 mL
   E. <500 mL

3. 急性肾功能衰竭少尿期最严重的并发症是(　　)
   A. 水中毒　　　　　B. 氮质血症
   C. 高钾血症　　　　D. 代谢性酸中毒
   E. 稀释性低钠血症

4. 急性肾功能衰竭时肾小管上皮细胞损伤的机制不正确的有(　　)
   A 自由基产生增多　　B. ATP减少
   C. 还原型谷胱甘肽增多　D. 钠钾ATP酶活性降低
   E. 磷脂酶活性增高

5. 输尿管结石引起急性肾功能衰竭时GFR降低是因为(　　)
   A. 肾小球毛细血管血压下降　B. 原尿回漏
   C. 肾小球滤过面积减少　　　D. 囊内压升高

E. 以上均不对

6. 引起肾前性急性肾功能衰竭的原因是( )
   A. 肾血栓形成   B. 休克
   C. 汞中毒   D. 挤压综合征
   E. 泌尿道结石

7. 急性肾功能衰竭时,肾血流减少明显的部位是( )
   A. 髓质肾单位   B. 皮质肾单位
   C. 肾间质   D. 肾盂
   E. 肾小管

8. 肾性急性肾功能衰竭早期的临床表现中不正确的是( )
   A. 少尿   B. 无尿
   C. 等渗尿   D. 管型尿
   E. 尿钠浓度降低

9. 急性肾功能衰竭时肾素-血管紧张素系统活性增高的机制是( )
   A. 近曲小管 Na^+ 升高   B. 远曲小管 Na^+ 升高
   C. 近曲小管 K^+ 升高   D. 远曲小管 K^+ 升高
   E. 远曲小管 Ca^{2+} 升高

10. 原尿反流是由于( )
    A. 肾小管阻塞   B. 肾小管上皮细胞坏死、基膜断裂
    C. 尿量减少   D. 原尿流速减慢
    E. 肾间质水肿

11. 防治肾前性 ARF 的病理生理基础是( )
    A. 尽早进行透析治疗   B. 治疗原发病
    C. 维持足够的有效循环血量   D. 纠正酸中毒
    E. 控制氮质血症

12. 关于急性肾功能衰竭多尿期下列哪项是错误的( )
    A. GFR 早期仍可低于正常
    B. 肾小管上皮细胞功能不完善
    C. 早期应补充 KCl
    D. 血中 NPN 浓度可逐渐恢复正常
    E. 仍可排低比重尿

13. 急性肾小管坏死患者,肾功能恢复得最慢的是( )
    A. 肾小球滤过功能   B. 肾血流量
    C. 肾小管分泌功能   D. 肾小管浓缩功能
    E. 集合管分泌功能

14. 慢性肾功能衰竭最常见的病因为( )
    A. 慢性肾盂肾炎   B. 慢性肾小球肾炎
    C. 肾小动脉硬化   D. 全身性系统性红斑性狼疮
    E. 尿路结石

15. 慢性肾功能衰竭时下列哪项是错误的( )
    A. 尿蛋白增高   B. 血浆尿素氮增高
    C. 碳酸氢钠重吸收增多   D. 代谢性酸中毒
    E. 血磷增高

16. 下述哪项不是造成肾性贫血的原因( )

A. 毒性物质抑制红细胞生成

B. 促红素生成减少

C. 毒性物质使红细胞破坏增加

D. 出血

E. 消化道铁吸收增多

17. 慢性肾功能衰竭发生出血的主要原因是(　　)

　　A. 血小板功能异常

　　B. 毛细血管壁通透性增加

　　C. 凝血物质消耗增多

　　D. 血小板数量减少

　　E. 纤溶系统功能亢进

18. 慢性肾功能衰竭患者较早出现的症状是(　　)

　　A. 少尿　　　　　　B. 夜尿

　　C. 严重贫血　　　　D. 肾性骨营养不良

　　E. 高钾血症

19. 下列哪项与肾功能密切相关,可反映肾小球滤过率(　　)

　　A. 血清NPN浓度　　B. 血浆尿酸氮

　　C. 血浆肌酐　　　　D. 内生肌酐清除率

　　E. 尿蛋白

20. 慢性肾功能衰竭患者在快速纠酸后会发生手足搐搦是由于(　　)

　　A. 结合钙减少　　　B. 游离钙减少

　　C. 促进血磷升高　　D. 抑制肠道吸收钙

　　E. 抑制骨骼脱钙

四、简答题

1. 急性肾功能衰竭的发病机制有哪些?
2. 急性功能衰竭少尿期的时候,对机体的影响主要有哪些?
3. 简述急性功能衰竭多尿期多尿的机制。
4. 慢性肾功能衰竭时尿液的变化有哪些?

五、论述题

1. 急性肾功能衰竭和慢性肾功能衰竭产生多尿的机制有何不同?
2. 试比较急性和慢性肾功能衰竭时钾代谢的特点。
3. 慢性肾功能衰竭时尿渗透压有何改变?

(郭志刚)

模拟试卷(一)

一、单项选择题(每题1分,共30分)

1. 下列不属于基本病理过程的是( )
   A. 心力衰竭　　　B. 休克　　　　C. 发热　　　　D. 缺氧

2. 关于病因,下列论述错误的是( )
   A. 病因是促使疾病发生发展的因素
   B. 病因是影响疾病发生发展的因素
   C. 病因是引起疾病必不可少的、决定疾病特异性的因素
   D. 病因是引起疾病的非必要条件

3. 下列不属于疾病发生发展基本机制的是( )
   A. 损伤与抗损伤　　B. 分子机制　　C. 细胞机制　　D. 体液机制

4. 一严重出汗患者仅仅补充大量水分会导致( )
   A. 高渗性脱水　　B. 高钾血症　　C. 等渗性脱水　　D. 低渗性脱水

5. 不显性失水指的是( )
   A. 粪便　　　　B. 皮肤出汗　　　C. 尿液　　　　D. 呼吸蒸发

6. 下列不属于低钾血症对机体影响的是( )
   A. 肌肉软弱无力甚至弛缓性麻痹　　　B. 横纹肌溶解
   C. 心律失常　　　　　　　　　　　　D. 易发生代谢性酸中毒

7. 下列不属于导致低钙血症病因的是( )
   A. 维生素D代谢障碍　　　　　　　B. 甲状旁腺功能亢进
   C. 慢性肾衰竭　　　　　　　　　　D. 急性胰腺炎

8. 体内的挥发性酸是( )
   A. 硫酸　　　　B. 磷酸　　　　C. H_2CO_3　　　D. 乳酸

9. 排出固定酸的主要器官是( )
   A. 心脏　　　　B. 肾脏　　　　C. 肺脏　　　　D. 肠道

10. 体内二氧化碳潴留可导致( )
    A. 乳酸酸中毒　B. 呼吸性酸中毒　C. 代谢性碱中毒　D. 呼吸性碱中毒

11. 代谢性酸中毒的特征是( )
    A. 血浆碳酸氢根离子原发性降低
    B. 血浆碳酸氢根离子原发性增多
    C. 血浆碳酸含量或者二氧化碳分压原发性降低
    D. 血浆碳酸含量或者二氧化碳分压原发性增高

12. 属于发热激活物的是( )
    A. 白细胞介素-6　B. 病原微生物　C. 肿瘤坏死因子　D. 干扰素

13. 属于内生致热原的是( )
    A. 白细胞介素-1　B. 细菌　　　C. 病毒　　　D. 抗原-抗体复合物

14. 导致乏氧性缺氧的原因是( )

A. 严重贫血　　　B. CO 中毒　　　C. 肺呼吸功能障碍　　　D. 氰化物中毒

15. 心力衰竭患者导致(　　)
    A. 乏氧性缺氧　　B. 组织性缺氧　　C. 血液性缺氧　　D. 循环性缺氧

16. 急性缺氧时红细胞增多的机制主要是(　　)
    A. 红细胞生成素增多　　B. 心输出量增多　　C. 肝、脾收缩　　D. 动脉收缩

17. 导致动静脉血氧含量差增大的缺氧类型见于(　　)
    A. 乏氧性缺氧　　B. 循环性缺氧　　C. 组织性缺氧　　D. 血液性缺氧

18. DIC 的主要特征是(　　)
    A. 凝血功能亢进　　B. 凝血功能失常　　C. 凝血功能低下　　D. 微循环功能障碍

19. 无尿是 24 h 尿量小于(　　)
    A. 100 mL　　　B. 200 mL　　　C. 300 mL　　　D. 400 mL

20. 导致器质性肾功能衰竭的是(　　)
    A. 前列腺肥大　　B. 休克早期　　C. 输尿管阻塞　　D. 肾中毒

21. 下列不属于急性肾功能衰竭少尿期机体功能代谢变化的是(　　)
    A. 少尿甚至无尿　　B. 呼吸性酸中毒　　C. 高钾血症　　D. 氮质血症

22. 下列不属于慢性肾功能衰竭患者功能代谢变化的是(　　)
    A. 肾性贫血　　B. 肾性高血压　　C. 肾性骨营养不良　　D. 低磷高钙

23. 引起慢性肾衰最常见的疾病是(　　)
    A. 慢性肾盂肾炎　　B. 慢性肾小球肾炎　　C. 高血压　　D. 糖尿病

24. 肝性脑病患者的血氨升高的原因中,错误的是(　　)
    A. 肠道产氨增多　　　　　　　　B. 尿素通过肾脏排出增多
    C. 肝脏转化氨的能力障碍　　　　D. 门-体分流术患者

25. 假性神经递质是(　　)
    A. 多巴胺与去甲肾上腺素　　　　B. 苯乙胺与酪胺
    C. 苯乙醇胺与羟苯乙醇胺　　　　D. 5-羟色胺与肾上腺素

26. 肝性脑病血浆氨基酸失衡学说中,论述错误的是(　　)
    A. 芳香族氨基酸指苯丙氨酸与酪氨酸
    B. 血液支链氨基酸减少
    C. 血液芳香族氨基酸增多
    D. 血液支链氨基酸与芳香族氨基酸比值升高

27. 下列不属于 DIC 时患者机体变化的是(　　)
    A. 凝血酶原大量消耗　　　　　B. 血小板减少
    C. 继发性纤溶亢进　　　　　　D. 血管通透性降低

28. 下列不属于休克早期微循环灌流特点的是(　　)
    A. 多灌多流　　　　　　　　　B. 多灌少流
    C. 少灌少流,灌大于流　　　　　D. 少灌少流,灌小于流

29. 下列不属于引起血管收缩因子的是(　　)
    A. 儿茶酚胺　　B. 血管紧张素Ⅱ　　C. 内皮素　　D. 组胺

30. 下列说法正确的是(　　)
    A. 康复就是没有疾病　　　　　B. 没有疾病就是健康

C. 死亡的标准是脑死亡　　　　　　　　D. 不舒服就是疾病

二、判断题(每题 1 分,共 10 分,正确的打√,错误的打×)

1. 心力衰竭最常见的诱因是情绪激动。　　　　　　　　　　　　　　( )
2. 急性肾功能衰竭患者少尿期易发生代谢性酸中毒。　　　　　　　　( )
3. 休克第二期具有代偿意义。　　　　　　　　　　　　　　　　　　( )
4. 所有肝性脑病患者,血氨一定是高于正常值。　　　　　　　　　　( )
5. 严重高钾血症对患者心脏常有明显伤害。　　　　　　　　　　　　( )
6. 高渗性脱水患者血浆渗透压小于 310 mmol/L。　　　　　　　　　　( )
7. SB 是反映血浆碳酸氢根离子的指标。　　　　　　　　　　　　　　( )
8. 应激分生理性与病理性应激。　　　　　　　　　　　　　　　　　( )
9. 发热是一种疾病。　　　　　　　　　　　　　　　　　　　　　　( )
10. 所有休克患者早期微循环均处于收缩状态。　　　　　　　　　　　( )

三、填空题(每空 1 分,共 15 分)

1. 病理生理学的任务是_____。
2. 疾病的基本机制_____、_____、_____、_____。
3. 低渗性脱水的特点是 _____、_____、_____,细胞外液量_____。
4. 代谢性酸中毒以血浆_____原发性减少为特征。
5. 引起低张性缺氧的常见原因有_____、_____。
6. 属于再灌注损伤的反常现象包括_____、_____、_____。

四、名词解释(每题 5 分,共 20 分)

1. 缺血-再灌注损伤　2. 休克　3. DIC　4. 发热

五、问答题(共 25 分)

1. 论述弥散障碍的主要机制。(5 分)
2. 急性肾功能衰竭早期机体的功能代谢变化是什么?(10 分)
3. 心力衰竭患者病情严重时,为何出现端坐呼吸?(10 分)

模拟试卷(一)参考答案

一、单项选择题

1. A　2. C　3. A　4. D　5. D　6. D　7. B　8. A　9. C　10. D　11. A　12. B　13. A　14. C
15. D　16. C　17. B　18. B　19. A　20. D　21. B　22. D　23. B　24. B　25. C　26. D　27. D
28. D　29. D　30. C

二、判断题

1. ×　2. √　3. ×　4. ×　5. √　6. ×　7. √　8. √　9. ×　10. ×

三、填空题

1. 阐明疾病的本质,为疾病的预防、诊断和治疗提供科学的理论依据
2. 神经机制　体液机制　细胞机制　分子机制
3. 失钠大于失水　血清钠浓度<130 mmol/L　血浆渗透压<280 mmol/L　细胞外液明显减少
4. 血浆碳酸氢根离子
5. 吸入气氧分压过低　外呼吸功能障碍与静脉血分流入动脉
6. 氧反常　pH 值反常　钙反常

四、名词解释

1. 缺血-再灌注损伤：缺血基础上恢复血流后组织损伤反而加重，甚至发生不可逆性损伤的现象称为缺血-再灌注损伤。

2. 休克：休克是指机体在严重失血、失液、创伤、感染等强烈致病因素作用下，有效循环血量急剧减少，组织血液灌流量严重不足，微循环发生障碍，以致组织细胞缺血、缺氧及机体各重要器官发生功能、代谢障碍及结构损害的全身性病理过程。

3. DIC：继发于某些基础疾病或病理过程，以凝血系统和纤溶系统继相激活，并导致广泛微血栓形成及止血、凝血功能障碍为主要表现的临床综合征，是一种常见的临床危重病理过程，表现为严重的出血、休克、器官功能障碍及溶血性贫血等。

4. 发热：是指在发热激活物的作用下，使体温调定点上移而引起的调节性体温升高，体温升高超过正常值 0.5 ℃以上。

五、简答题

1. 答：①肺泡膜面积减少，见于肺实变、肺不张和肺叶切除等；②肺泡膜厚度增加，见于肺水肿、肺泡透明膜形成、肺纤维化及肺泡毛细血管扩张等。

2. 答：急性肾功能衰竭早期的功能代谢变化为：

(1) 少尿或无尿及尿成分的变化：少尿(<400 mL/d)或无尿(<100 mL/d)是此期的主要特征。

(2) 氮质血症：在少尿期，由于体内蛋白质代谢产物不能排出，血中非蛋白氮含量增高，称为氮质血症。

(3) 水中毒：由于肾脏排尿减少，体内分解代谢加强，使内生水增多，或补液过多等引起。因水潴留使细胞外液呈低渗，水继而转向细胞内，严重时可并发急性肺水肿、脑水肿和心力衰竭，这是导致死亡的重要原因。

(4) 代谢性酸中毒：由于肾脏排酸保碱功能障碍，体内分解代谢增多，使酸性代谢产物增多。酸中毒可抑制心血管系统和中枢神经系统，促进高钾的发生。

(5) 电解质改变：①高钾血症，为 ARF 最严重的并发症，常为少尿期致死的原因，因其对心肌有严重的抑制作用，诱使心脏停搏而死亡。高血钾发生的主要原因少尿时尿钾排出少，严重组织损伤、细胞分解代谢加强、缺氧及酸中毒使钾从细胞内向细胞外转移，输入含钾高的库存血。②低钙血症。

3. 答：左心衰患者易发生肺淤血、肺水肿。①端坐时血液向下半身转移分布，使肺淤血减轻；②端坐时膈肌和腹腔器官下移，胸腔容积相对扩大，肺活量增加；③端坐时可减少下肢水肿液的吸收，减轻肺淤血。

（孙银平）

模拟试卷(二)

一、单项选择题(每题1分,共30分)

1. 诱因是指( )
   A. 加重疾病发生发展的因素 B. 因果交替规律
   C. 影响疾病发生发展的因素 D. 损伤反应

2. 视为纯水的是( )
   A. 粪便 B. 心脏
   C. 尿液 D. 呼吸蒸发

3. 存在于细胞外的主要阳离子是( )
   A. 氢离子 B. 镁离子
   C. 钙离子 D. 钠离子

4. 频繁呕吐伴发热会导致( )
   A. 高渗性脱水 B. 高钾血症
   C. 等渗性脱水 D. 低渗性脱水

5. 引起代谢性酸中毒的原因( )
   A. 缺氧 B. 胃液引流
   C. 低钾血症 D. 大量输库存血

6. 下述属于基本病理过程的是( )
   A. 乙肝 B. 急性心肌炎
   C. 急性阑尾炎 D. 休克

7. 病理生理学的任务是研究( )
   A. 正常形态结构的变化 B. 诊断与治疗疾病
   C. 正常功能代谢的变化 D. 揭示疾病的本质

8. 左心衰患者的水肿主要是发生在( )
   A. 肝脏 B. 肺脏
   C. 脑 D. 下肢水肿

9. 对于因果交替规律,说法不恰当的为( )
   A. 原因和结果不能相互交替相互转化
   B. 即使原始病因已不存在,因果交替仍可推动疾病不断发展
   C. 是疾病发展的重要形式
   D. 常可形成恶性循环

10. 反复静脉注射甘露醇等脱水剂,患者会导致( )
    A. 水肿 B. 等渗性脱水
    C. 水中毒 D. 高渗性脱水

11. 引起呼吸性碱中毒原因是( )
    A. 糖尿病 B. 剧烈呕吐
    C. 缺氧 D. 过度通气

12. 导致呼吸性酸中毒的原因是(   )
    A. 输入大量库存血   B. 呼吸中枢抑制
    C. 喉头水肿   D. 休克

13. 低钙血症患者易发生(   )
    A. 心肌兴奋性降低   B. 心肌兴奋性增高
    C. 手足搐搦   D. 心肌传导性降低

14. 下列不属于影响血浆胶体渗透压因素的是(   )
    A. 白蛋白   B. 球蛋白
    C. 钠离子   D. 凝血酶原

15. 应激时下列哪项既有防御意义又对机体有不利影响(   )
    A. 心肌收缩力增强   B. 血糖增加
    C. 心脑血流增加   D. 儿茶酚胺增多

16. 下列不属于低钾血症对机体影响的是(   )
    A. 引起肌肉瘫痪   B. 引起代谢性酸中毒
    C. 横纹肌溶解   D. 引起严重的心律失常

17. 属于发热激活物的是(   )
    A. 白介素-1   B. 干扰素
    C. 细菌   D. 肿瘤坏死因子

18. 应激是一种(   )
    A. 特异性全身反应   B. 非特异性全身反应
    C. 损害性全身反应   D. 代偿性全身反应

19. DIC 导致的贫血,主要与下列哪项因素有关(   )
    A. 微血管内皮细胞大量受损   B. 白细胞的机械性损伤
    C. 血小板的损伤   D. 小血管内血流淤滞

20. 休克早期时下列临床表现中哪一项可以不存在(   )
    A. 烦躁   B. 血压下降
    C. 面色改变   D. 多尿

21. 导致左心衰竭的病因是(   )
    A. 三尖瓣膜病变   B. 高血压病
    C. 肺动脉高压   D. 肺动脉狭窄

22. 在损伤与抗损伤的发病规律中,以下哪种叙述是错误的(   )
    A. 贯穿疾病的始终   B. 两者不能相互转化
    C. 决定疾病的消长和转归   D. 同时出现,不断变化

23. 对发热的论述,错误的是(   )
    A. 发热时糖分解代谢加强   B. 脂肪合成代谢加强
    C. 可产生负氮平衡   D. 可发生脱水

24. 关于自由基的论述,错误的是(   )
    A. 自由基增多导致细胞膜脂质过氧化
    B. 羟自由基活性最强
    C. 以氧为中心的自由基称为氧自由基

D. 自由基是内层轨道上有单个不配对电子的各种原子、原子团或分子

25. 急性肾衰竭时,属于肾性因素的是(　　)
   A. 尿道狭窄　　　　　　　　　　B. 急性肾小球肾炎
   C. 休克早期　　　　　　　　　　D. 尿路梗阻

26. 引起乏氧性缺氧的原因是(　　)
   A. 一氧化碳中毒　　　　　　　　B. 氰化物中毒
   C. 亚硝酸盐中毒　　　　　　　　D. 静脉血掺杂

27. 细胞膜脂质过氧化反应可以引起(　　)
   A. 细胞膜的液态性增高　　　　　B. 细胞膜的流动性增高
   C. 细胞膜的脆性增高　　　　　　D. 细胞膜的稳定性增高

28. 动脉血氧分压降低见于(　　)
   A. 乏氧性缺氧　　　　　　　　　B. 血液性缺氧
   C. 循环性缺氧　　　　　　　　　D. 组织性缺氧

29. 应激性溃疡发病机制中,错误的是(　　)
   A. 胃肠黏膜缺血　　　　　　　　B. 胃肠黏膜糜烂
   C. 胆汁反流入胃　　　　　　　　D. 胃肠黏膜对 H^+ 缓冲能力增强

30. DIC 患者主要特征是(　　)
   A. 出血　　　　　　　　　　　　B. 休克
   C. 凝血功能失常　　　　　　　　D. 脏器功能障碍

二、判断题(每题1分,共10分,正确的打√,错误的打×)

1. 主动脉瓣狭窄可导致左室后负荷加重。　　　　　　　　　　　(　　)
2. 急性肾功能衰竭早期患者少尿甚至无尿。　　　　　　　　　　(　　)
3. 休克的补液原则是丢多少补多少。　　　　　　　　　　　　　(　　)
4. 肝性脑病患者主要是脑的功能和代谢发生异常。　　　　　　　(　　)
5. 肾脏是排出固定酸的主要器官。　　　　　　　　　　　　　　(　　)
6. 低钾血症患者神经肌肉兴奋性降低。　　　　　　　　　　　　(　　)
7. 急性缺氧,红细胞生成素增多,导致红细胞代偿性增多。　　　(　　)
8. 应激源均对人体有害。　　　　　　　　　　　　　　　　　　(　　)
9. 组织再灌注损伤程度与缺血时间无关。　　　　　　　　　　　(　　)
10. 病理生理学研究的侧重点是患病机体功能代谢的异常改变。　(　　)

三、填空题(每空1分,共15分)

1. 病理生理学的主要研究内容_____、_____、_____。
2. 疾病发生的普遍规律_____、_____、_____。
3. 高渗性脱水的特点是_____、_____、_____,以细胞_____减少为主。
4. 酸中毒常引起血钾_____,碱中毒常引起血钾_____。
5. 根据休克的微循环变化特点可把休克分为_____、_____、_____。

四、名词解释(每题5分,共20分)

1. 呼吸衰竭　2. 病理生理学　3. 急性肾功能衰竭　4. MODS

五、问答题（共25分）

1. 心力衰竭时心肌能量代谢障碍表现在哪些方面？（5分）
2. 水肿时，钠、水潴留的机制有哪些方面？（10分）
3. 为什么休克早期血压无明显降低？（10分）

模拟试卷（二）参考答案

一、单项选择题

1. A 2. D 3. D 4. A 5. A 6. D 7. D 8. B 9. A 10. D 11. D 12. D 13. C 14. C
15. D 16. B 17. C 18. B 19. B 20. D 21. B 22. B 23. B 24. D 25. B 26. D 27. C 28. A
29. D 30. C

二、判断题

1. √ 2. √ 3. × 4. √ 5. √ 6. √ 7. × 8. × 9. × 10. √

三、填空题

1. 病理生理学总论　基本病理过程　病理生理学各论
2. 损伤与抗损伤　因果交替　局部与整体
3. 失水大于失钠　血清钠浓度>150 mmol/L　血浆渗透压>310 mmol/L　内液
4. 增高　降低
5. 微循环缺血期　微循环淤血期　微循环衰竭期

四、名词解释

1. 呼吸衰竭：指由于外呼吸功能严重障碍，导致 PaO_2 降低，伴有或不伴有 $PaCO_2$ 升高的病理过程。
2. 病理生理学：研究疾病发生发展规律与机制的科学。
3. 急性肾功能衰竭：是指在病因的作用下，肾脏泌尿功能急剧降低，不能维持机体内环境的稳定，临床上以少尿、氮质血症以及水盐代谢障碍、酸碱平衡紊乱为主要特征的综合征。
4. MODS：是机体在遭受严重感染、创伤、烧伤、休克等急性损害24 h后，原无器官功能障碍的患者同时或相继出现两个或两个以上器官和(或)系统功能障碍甚至衰竭的临床综合征。

五、简答题

1. 答：①心肌能量生成障碍；②心肌能量储备减少；③心肌能量利用障碍。
2. 答：
(1) 肾小球滤过率下降：①广泛的肾小球病变；②有效循环血量明显减少。
(2) 近曲小管重吸收钠、水增多：①心房利钠肽分泌减少；②肾小球滤过分数增加
(3) 远曲小管和集合管重吸收钠、水增加：①醛固酮分泌增多；②抗利尿激素分泌增多。
3. 答：休克早期由于交感-肾上腺髓质系统兴奋，儿茶酚胺分泌增多，引起一系列的代偿反应，可维持血压无明显降低。主要机制是：①通过自身输血与自身输液，增加回心血量和心输出量；②心脏收缩力增强，心率加快；③血管外周总阻力升高。

（孙银平）

参考文献

[1] 王建枝,殷莲华. 病理生理学[M]. 8版. 北京:人民卫生出版社,2013.

[2] 商战平,王万铁,病理生理学[M]. 南京:江苏科学技术出版社,2013.

[3] 步 宏. 病理学与病理生理学[M]. 3版. 北京:人民卫生出版社,2012.

[4] 唐朝枢,刘志跃. 病理生理学[M]. 3版. 北京:北京大学医学出版社,2013.

[5] 王学江,姜志胜. 病理生理学[M]. 2版. 北京:人民卫生出版社,2013.

[6] 肖献忠. 病理生理学[M]. 3版. 北京:高等教育出版社,2013.

[7] 黄玉芳. 病理学[M]. 5版. 北京:中国中医药出版社,2012.

[8] 张根葆,杨 勤. 病理生理学[M]. 北京:高等教育出版社,2014.

[9] 金鲁明,尹秀花. 病理学[M]. 2版. 北京:中国医药科技出版社,2013.

[10] 朱大年,王庭槐. 生理学[M]. 8版. 北京:人民卫生出版社,2013.

[11] 葛均波,徐永健. 内科学[M]. 8版. 北京:人民卫生出版社,2013.

[12] 岳语喃,杨水祥. 舒张性心力衰竭的研究进展[J]. 中华临床医师杂志(电子版),2012,6(10):302-304.

[13] 金惠铭,王建枝. 病理生理学[M]. 8版. 北京:人民卫生出版社,2013.

[14] 习玥玥,许东. 肝性脑病发病机制的研究进展[J]. 中国中西医结合消化杂志,2014,22(4):226-229.

学习的记忆

小事拾遗：

学习感想：

学习的过程是知识积累的过程，也是提升能力、稳步成长的阶梯，大家的注释、理解汇集成无限的缘分、友情和牵挂，请简单手记这一过程中的某些"小事"，再回首时定会有所发现、有所感悟！

学习的记忆

姓名：_____

本人于20____年____月至20____年____月参加了本课程的学习

此处粘贴照片

任课老师：_____ _____   班主任：_____

班长或学生干部：_____ _____ _____

我的教室（请手写同学的名字，标记我的座位以及前后左右相邻同学的座位）